老年健康福祉 应用技术系列丛书

老年认知功能障碍的防治

刘世文◎主 编

SPM 南方出版传媒

广东科技出版社 | 全国优秀出版社

·广州·

图书在版编目（CIP）数据

老年认知功能障碍的防治 / 刘世文主编. —广州：
广东科技出版社，2022.1
（老年健康福祉应用技术系列丛书）
ISBN 978-7-5359-7717-5

Ⅰ．①老…　Ⅱ．①刘…　Ⅲ．①老年人—认知障碍
—防治 Ⅳ.①R749.1

中国版本图书馆CIP数据核字（2021）第168031号

老年认知功能障碍的防治
Laonian Renzhi Gongneng Zhang'ai De Fangzhi

出 版 人：	严奉强
责任编辑：	曾永琳　热尼亚
装帧设计：	友间设计
责任校对：	曾乐慧
责任印制：	彭海波
出版发行：	广东科技出版社
	（广州市环市东路水荫路11号　邮政编码：510075）
销售热线：	020-37607413
	http://www.gdstp.com.cn
	E-mail：gdkjbw@nfcb.com.cn
经　　销：	广东新华发行集团股份有限公司
排　　版：	广州市友间文化传播有限公司
印　　刷：	广州一龙印刷有限公司
	（广州市增城区荔新九路43号1幢自编101房　邮政编码：511340）
规　　格：	889mm×1 194mm 1/32 印张14.75 字数354千
版　　次：	2022年1月第1版
	2022年1月第1次印刷
定　　价：	49.80元

如发现因印装质量问题影响阅读，请与广东科技出版社印制室联系调换
（电话：020-37607272）。

编委会名单

主　编　刘世文

副主编　马　力　段长秋　邹　芬

编　者　赵雅雅　唐继军　戴汉新
　　　　　黄紫晶

前　言

古希腊作家埃斯库罗斯说过：记忆是一切智慧之母。当记忆变得模糊时，一种叫做阿尔茨海默病的疾病，可能已经悄悄降临。1906年，德国医生阿尔茨海默就发现了这种疾病，但是直到1994年，美国前总统里根宣布罹患阿尔茨海默病，这一疾病才引起全球的广泛关注。阿尔茨海默病又名老年性痴呆，是一种致命的脑部神经退行性疾病，它破坏脑细胞，导致记忆、认知、思考和行为能力出现异常，直至机体丧失功能。阿尔茨海默病有可能影响各行各业不同种族、不同信仰的男男女女。到目前为止，阿尔茨海默病无法治愈。随着全球人口老龄化，阿尔茨海默病将给世界各国带来沉重的疾病负担。

每年9月21日是"世界老年痴呆日"，在这一天，全世界60多个国家和地区都会组织一系列活动。2019年，据国际阿尔茨海默病协会《全球失智症态度调查报告》，估计全球有超过5 000万人患有痴呆症，到2050年，这一数字将增加到1.52亿。

1

每3秒钟就有一个人患上痴呆症，目前每年的痴呆症费用估计为1万亿美元，到2030年这一数字将翻一番。笔者在调查中吃惊地发现：三分之二的人仍然认为这个病是正常衰老的一部分，而不是一种神经退行性疾病。据2020年全国第7次人口普查数据显示，我国60周岁及以上老年人口达到2.64亿，占总人口的18.70%，与2010年相比，60周岁及以上人口的比重上升了5.44个百分点，人口老龄化程度进一步加深。2021年5月，中国老龄协会发布《认知症老年人照护服务现状与发展报告》，我国老年人的健康状况不容乐观，超过1.8亿老年人患有慢性病，其中老年痴呆症患者约有1507万。预测2030年我国老年痴呆症人数将达2 220万，2050年将达2 898万。同时，报告提出：虽然我国认知症老年人照护服务工作不断取得新进展，但仍存在专项政策制度不完善、专业照护服务供给不足、我国对老年痴呆症社会知晓率偏低、家庭照护经济压力较重等问题。

为应对这种严峻的现实，本书《老年认知功能障碍的防治》结合国情，并参照国内外的做法编写而成。本书首先从生理、心理及医学基础的角度，讨论了老龄群体认知心理的基本理论和障碍评价方法（第1章、第2章、第3章）；然后提出了老年认知功能障碍的健康对策（第4章）；接着又讨论了认知功能障碍与认知症的差异，轻度认知障碍的演化规律，然后提出了"合理使用大脑、生活习惯、健康饮食"三要素的痴呆预防原则及药物治疗措施（第5章）；另外介绍了各种运动训练、智能激活训练对认知能力低下的改善作用（第6章）；最后针对进入痴呆症的老人的介护原则、实际生活的心理照料技巧等方面，以案例分析形式进行了讨论（第7章），具有实际应用意义。

　　本书编写过程中得到了广东乾华生物科技有限公司的鼎力相助，无论是策划、组织专家队伍、社会调研，还是编辑审阅、定稿印刷等工作，都体现了贵公司高度的社会责任感，他们身上体现了中华民族几千年来关爱父母长辈、尊老敬老的孝道文化，笔者为之感动。历史告诉我们，在没有国家养老体制的时代，正是孝道这个传统支撑我们民族的繁衍生息。作为一代学子，有责任为振兴中华做出自己应有的贡献。热诚期待本书能够在改善老年认知障碍的工作中，发挥微薄之力。由于编写时间仓促，资料引用不全，甚至有误，恳请读者斧正。

刘世文

2021年于长春

目　录

第 3 章
老年认知功能
障碍

2

第 1 章

认知的医学基础

第 1 节 认知

学习指导:

1. 掌握认知的基本概念。
2. 熟悉感觉、知觉的产生机制。

认知是指人在认识客观事物的过程中,对感觉输入信息的获取、编码、操作、提取和使用的过程,是输入和输出之间发生的内部心理过程。这一过程包括感觉、知觉、注意、记忆及执行功能等。认知的加工过程是通过脑这一特殊物质实现的,认知过程是高级脑功能的活动。

一、感觉

感觉（sensation）分为外部感觉和内部感觉两大类。外部感觉包括视觉、听觉、触觉、味觉、嗅觉；内部感觉包括运动觉、平衡觉和内脏器官觉。

感觉以生理为基础。感受器受刺激是认识外界客观事物或现实的起始环节。感觉器官的感受器受到刺激而产生神经冲动，经传入神经传导到感觉中枢。不同感觉器官（如眼、耳、鼻、舌、皮肤、肌肉和关节、耳蜗、内脏感受器等）的感受器接受不同性质的刺激，并与刺激形成一对一的固定关系，例如：眼睛和光、耳朵和声波、鼻子和气味等。另外，感受器将感觉信息发送到脑的特定区域（即相应的感觉中枢），不同的脑区分别接受视觉、听觉、触觉、味觉、嗅觉、运动觉、平衡觉及内脏器官觉的信息。

因此，感觉是人脑对当前直接作用于感觉器官的客观事物的个别属性的反映。人们通过感觉来反映客观事物的不同属性，如色、香、味、冷、热和声音，反映自身体内发生的变化，如身体的运动和位置等。所以说，人的感觉反映的仅仅是客观存在。

二、知觉

人脑将当前作用于感觉器官的客观事物的各种属性（感觉）综合起来以整体的形式进行反映，即将感觉组织起来使之成为有意义的类型时，称为知觉（perception）。知觉过程是接纳感觉输入并将之转换为具有心理含义的过程，因此知觉是高于感觉的感知觉水平，是纯心理性的大脑皮质的高级活动。

在生活中，人实际上都是以知觉的形式来直接反映客观事物的。所谓"听""看"是感觉，而"听到""看到"则是知觉。因此，知觉以感觉为基础，但不是感觉的简单相加。

从感觉到知觉是一个发生在大脑皮质的信息加工的过程。各种感觉信息经多个联合皮质的"分析器"协同工作而成为有意义的知觉。人们最终看到或听到的已经不是特异性的感觉体验，而是对多种感觉刺激进行分析、综合并与以往经验和知识整合的结果。

知觉一般可分为两大类——简单知觉和综合知觉。简单知觉分为视知觉、听知觉、触知觉、嗅知觉和味知觉。综合知觉是一类复杂的知觉，按其所反映对象的性质分为时间知觉、空间知觉和运动知觉。

三、注意

注意（attention）是心理活动指向一个符合当前活动需要的特定刺激，同时忽略或抑制无关刺激的能力。在多数情况下，需要排除外界刺激的干扰，借助自己的意志努力使注意力较长时间地集中在某种特定的对象上。从信息加工的角度而言，注意被认为是在一定时间内，从现有的信息中为进一步信息加工而选择刺激的过程。

四、记忆

记忆（memory）是过去经历过的事物在头脑中的反映。用信息加工的观点看，记忆就是人脑对所输入的信息进行编码、存储及提取的过程。记忆功能的存在使人们能够利用以往的经验来学习新的知识。

五、执行功能

执行功能（executive function）指人独立完成有目的的、自我控制的行为所必需的一组技能，包括计划、判断、决策，不适当反应（行为）的抑制、启动，与控制有目的的行为、反应转移、动作行为的序列分析、问题解决等心智操作；是一种综合的运用能力。

复习题

一、名词解释

1. 认知。

2. 知觉。

3. 注意。

4. 记忆。

5. 执行功能。

二、论述感觉、知觉的产生机制。

第 2 节 脑与认知功能的关系

学习指导：

1. 熟悉脑与认知的关系。

2. 熟悉认知功能障碍的临床表现。

认知功能与大脑密不可分，我们发现不同部位的脑损伤会出现相应的一系列表现，经系统地整理归纳，大致包括以下几个方面。

一、脑结构与认知功能的关系

1. 额叶

对信息的顺序化和对刺激作出分类后的整合（主管注意和注意集中、抽象概括、推理判断、概念形成、问题解决、言语）。意念产生、概念形成、动作步骤的组织与排序、时间安排、动作的启划、判断、抽象思维、记忆、言语运动的编程、智能、情绪等都与额叶有关。

2. 顶叶

精细触觉、本体感觉、运动觉的接收、加工、整合；视觉、触觉、听觉输入的识别。运动顺序所需的视运动记忆痕迹或程序的储存（运用）；人体姿势模式，身体各部位及其空间位置；词语的理解，语调的解释，词语的强度与时序，声音的调制。

3. 颞叶

记忆、较高级视作业和听觉模式的学习、情绪、动机、人格。言语理解、声音调制、音乐知觉、记忆；听觉接收。

4. 枕叶

视觉信息的合成与整合、视空间关系知觉、视记忆痕迹形成、语言和言语前置结构的理解、视运动记忆痕迹形成；视觉接收。

5. 边缘叶

在情绪活动中起整合作用。复杂和灵活的行为模式是在经验的基础上，加入情绪因素，最后通过运动系统表达出来的。边缘叶与皮质联合区之间存在密切的联系，顶颞、枕叶联合区的信息通过边缘叶的扣带回传至额叶联合区。此外，边缘叶与皮质下结构的功能亦密切相关。

6. 丘脑和下丘脑

丘脑为联络站，将所有感觉信息转运到皮质。丘脑与复杂的智能加工、情绪和记忆密切相关。下丘脑在维持内环境稳定上扮演重要角色，通过直接或间接途径调节控制内分泌、体温、摄食、情绪及其他相关行为。

7. 胼胝体

胼胝体是联系左、右大脑半球的纤维，负责将左运动前皮质编制的运动计划和程序传递至右半球。胼胝体损伤后会出现单侧肢体的意念运动性失用。（图1-1为脑结构与认知功能的关系）

二、左右大脑半球与认知功能的关系

大脑两半球与胼胝体相连，且结构大体相同。大脑处理感觉信息和运动信息的方式及大脑外周感觉的传导，甚至运动器官通过大脑联系的传导通路，基本上是左右交叉、两侧对称的。

然而，大脑两半球存在着功能上的不对称性。美国心理学家Sperry与他的同事从20世纪50年代开始就对人类大脑两半球的不对称性做了大量的研究，他们发现大脑皮质的高级功能在两个半球并非对称分布，而是有一定的专门性分化（表1-1）。

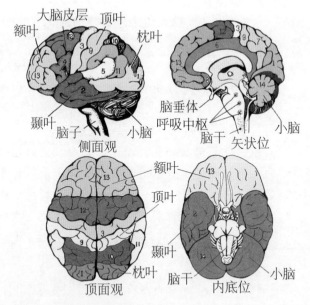

大脑皮层功能区

1 视觉区　视力、图像识别、形象感知

2 联络区　短期记忆、平衡性、情绪

3 运动功能区　自主肌群运动

4 布洛卡氏区　（语言区）语言肌

5 听觉区　听力

6 情感区　疼痛、饥饿、"斗争"反应

7 感觉联合区

8 嗅觉区　嗅觉

9 感觉区　肌肉和皮肤的感觉

10 躯体感觉联合区　重量、质地、温度等的辨识

11 韦尼克氏区　书写及语言理解中枢

12 运动功能区　眼球运动和方向

13 高级心理机能　专注力、计划性、判断力、情感表达、创造力、抑制力、小脑功能区域

14 运动功能　感觉感知、协调性和运动控制

图1-1　脑结构与认知功能的关系

表1-1　大脑左右半球功能的分化

大脑	功能
左半球	言语、命名、句法、阅读、字母的触觉识别、书写、时间顺序的分析与感知、数学、计算、词语学习、记忆、概念形成、概念相似性辨认、左右定向、手指、肢体及口腔运动的随意结合
右半球	二维、三维形状知觉、颜色、朝向、空间定位、定向、形状触觉、音乐的和声与旋律、乐声的音色与强度、模型构造、非词语成分学习、对感受视野的直接注意、面容识别、简单的语言理解、基本时间知觉能力、感情色彩与语调形式、创造性联想

正常情况下，大脑两半球各自处理不同类型的信息，这种分工通过半球间的联络纤维传送信息来协调。从总体上看，左半球专管语词能力，如语言、阅读、书写，也涉及数学能力和分析能力；右半球是非语词性的，它以形象而不是以词语进行思维，主管与空间合成或概念有关的能力，如空间认知和旋律等。

正常人的脑活动在左右半球分工的基础上以整体进行，高级脑功能需要两个半球共同合作来完成。在一个刺激中，大脑左右半球各自处理不同的信息。有学者认为，左半球具有"分析器"功能，而右半球则具有"合成器"功能。

大脑左右半球功能的偏侧化以左右半球的结构不对称性为基础，结构不对称又与功能不对称相互联系。例如：

大量研究证实，大脑左半球语言区明显大于右半球相应部位，而右半球听觉中枢区域又是左半球相应部位的两倍。此外，右侧额叶较左侧额叶更加宽而大。大脑功能偏侧化是大脑对颅内容积有限性和功能多样化的进化的适应。

近年来，关于脑功能定位的研究从两半球功能偏侧化理论走向模块论与生态论。运用无创伤脑成像技术获得的大量扫描图显示：脑功能定位是相对的，在任何时候都不存在只有一个脑区活动的情况。每一高级功能都不存在单一的特异中枢，而是由大量脑结构形成动态功能系统或模块；反之，每一脑结构在不同时刻可参与不同的高级功能系统，即脑的功能模块瞬息万变。

三、大脑联合皮质损害与认知功能障碍的关系

大脑皮质的不同部分各司其职，控制不同的功能。当损伤发生在初级感受性区域（各种感觉中枢和运动中枢）时，大脑会产生明确的定位症状，即相应的肢体或感觉功能障碍；次级联合区皮质损伤仅仅是使一种特异感觉类型的信息加工系统受到损害，因此常引起单一模式的缺陷或障碍；而高级联合区皮质损伤，由于信息来自多个不同的感觉区和脑的其他部位，会导致不同类型的认知功能障碍。

此外，皮质间的联系在信息加工和相关障碍中也具

有重要的作用。某一部位的损伤致使皮质间的联系中断，从而使非邻近联合区信息加工所必需的信息无法传入。此时，即便信息源部位和信息到达部位均未受损伤，亦可以引起远处区域的功能障碍，即所谓的切断综合征。纯词盲（不伴有失写症的失读症）就是一个例子。纯词盲最常源于左半球大脑后动脉供应区梗死，该损伤使右视觉皮质与左半球语言中枢的联系中断，左侧视觉皮质被破坏，导致患者在左侧视野正常的情况下不能阅读，但其他语言功能正常。

由此可见，认知功能障碍并非一对一式的局部损伤所致，而是中枢神经系统中产生某种特定行为或情绪的加工系统中不同部位损伤的结果。这一加工系统分散在脑的不同区域，加工过程或路径上任何环节出现错误，都会导致不同类型的高级脑功能障碍。

大脑左右半球各联合皮质的损伤会产生不同类型的认知障碍。例如：右侧前额叶损伤可引起集中注意力、短时记忆、计划等方面的困难，出现情绪冷漠、反应迟钝等；左侧顶叶联合区损伤可出现失用症，而右侧顶叶联合区损伤则可导致空间关系障碍；顶、颞、枕叶交界区皮质的损伤可导致各种失认症等。

复习题

一、填空题

1. 大脑左右半球各联合皮质的损伤会产生不同类型的认知障碍。例如：右侧前额叶损伤可引起_____等方面的困难，出现情绪冷漠、反应迟钝等；左侧顶叶联合区损伤可出现_____，而右侧顶叶联合区损伤则可导致_____；顶、颞、枕叶交界区皮质的损伤可导致各种_____等。

2. 认知障碍并非_____的局部损伤所致，而是_____中产生某种特定行为或情绪的加工系统中不同部位损伤的结果。这一加工系统分散在脑的不同区域，_____出现错误，都会导致不同类型的高级脑功能障碍。

3. 正常人的脑活动在左右半球____的基础上以整体进行，高级脑功能需要两个半球____来完成。

4. 大量研究证实，大脑左半球____明显大于右半球相应部位，而右半球____区域又是左半球相应部位的两倍。

二、简答题

1. 正常情况下，左右半球如何处理不同类型的信息？

2. 大脑皮质的不同部分如何控制不同的功能？

第 2 章

认知功能障碍及分类

认知活动是脑的高级功能，是获取和理解信息进行判断和决策的过程。一个人如果不能启动和控制这种精神活动，就会出现某些行为障碍，如注意、记忆与学习障碍以及思维、执行功能障碍等。

各种原因引起的脑部组织损伤会导致患者记忆、语言、视空间、执行、计算和理解判断等功能中的一项或多项受损，影响个体的日常或社会活动能力。这被称为认知功能障碍，又称高级脑功能障碍，包括知觉障碍、注意障碍、记忆障碍和执行功能障碍。

知觉是人类对客观事物的整体认识，人类认识客观事物始于感觉输入，感觉器官将外界的刺激信息输入到神经系统进行识别和辨认，从而产生知觉。知觉是人们认识客观事物最重要的环节，它以感觉为基础，但不等于各种感觉信息的总和，比感觉信息的叠加要复杂。

　　知觉障碍是指在感觉传导系统完整的情况下，大脑皮质联合区的特定区域对感觉刺激的解释和整合障碍，可见于各种原因所致的局灶性或弥漫性脑损伤患者。损伤部位和损伤程度不同，知觉障碍的表现亦不相同。临床上常见的障碍主要有：躯体构图障碍、视空间关系障碍、失认症及失用症等，每一种类型的障碍又分为若干亚型（图2-1）。

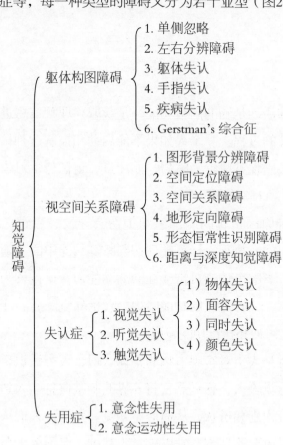

图2-1　知觉障碍的分类

第 1 节 知觉障碍分类

学习指导：

1. 熟悉知觉障碍的分类。

2. 熟悉单侧忽略的临床表现。

3. 掌握单侧忽略的评定方法。

一、躯体构图障碍

躯体构图（body scheme）指本体感觉、触觉、视觉、运动觉及前庭觉传入信息整合后形成的神经性姿势模型，其中包含了对人体各部分之间相互关系的认识。对人体各部分之间的相互关系的认识是一切运动的基础，身体的哪一部分移动、向哪里移动及如何移动均有赖于对身体各部分及其关系的正确认识；认识身体及其各部分之间的关系也是理解人与物之间的空间关系的前提，如一个人穿衣服的能力部分依赖于躯体构图的完整。

认识自己身体和他人身体的能力是人类认知的重要方

面。一个人失明后依靠其他感觉仍然能够完成各种工作；但丧失身体的知觉后则不能认识自己的身体，无法组织和协调身体的运动，并可能由此导致彻底的卧床不起。因此，正常的躯体知觉是保证人体能够在任何情况下无意识地自由移动的必要条件。

体像（body image）与躯体构图不同，体像以视觉记忆、情绪和思想为基础，除神经学基础（即躯体构图）外，体像还包含人体的心理和社会含义。如果说躯体构图是自身躯体的知觉模型，体像则是躯体的社会或情绪模型。因此，体像障碍不但可以是神经损伤的结果，亦可以是由心理或社会问题所致的结果。

躯体构图障碍指与人体知觉有关的一组障碍，包括单侧忽略、左右分辨障碍、躯体失认、手指失认、疾病失认及古茨曼综合征，常见于脑血管病、脑外伤和截肢后幻肢现象。

（一）单侧忽略

单侧忽略（unilateral neglect），又称单侧不注意、单侧空间忽略、单侧空间失认，是脑损伤尤其是脑卒中后立即出现的最常见的行为认知障碍之一。此类患者的各种初级感觉完好无损，却不能对大脑损伤灶对侧身体或空间呈现的刺激（视觉、躯体感觉、听觉及运动觉刺激）作出反应。单侧忽略的发病率未见统一报道，大约有11.0%～37.8%的脑损伤患者出现单侧忽略。许多单侧忽略患者可在发病后几周内自然恢复，部分患者的症状则可持续数月或数年。

1. 单侧忽略的发生机制

神经心理学研究发现，大脑存在不同功能的模块用于信息加工。例如，大脑存在两条单独的皮质视觉通路，一条通路对物品识别起反应，另一条通路用于视空间分析。损伤其中一条视觉通路将导致患者不能识别物品，损伤另一条视觉通路则引起这个物品"在哪里"的问题，即患者不知道物品的空间定位。局部脑损伤后出现的这种分离现象使认知科学家们更多地了解到这些模块在视知觉的认知加工中的工作方式。

单侧忽略症患者不能对物品和刺激作出反应和报告，但视野正常而无缺损。患者为什么不能清楚地知道位于正常视野内的物品即关于单侧忽略的发生机制，神经心理学研究尚无明确定论。目前有两种学说常被用来解释单侧忽略症的不同现象或表现——注意损伤学说和内表现学说。

（1）注意损伤学说（attentional theory）：注意损伤学说认为，单侧忽略是皮质感觉加工通路损伤所引起的一个注意-觉醒缺陷。Helmand等人认为注意和定向反应的加工通路为自网状结构，经边缘系统至皮质。大脑每一侧半球都有自己的网状结构-边缘系统-皮质通路，但大脑左半球仅仅注意来自对侧（右侧）的刺激，而右半球同时注意来自双侧的刺激。因此，右半球被认为是空间注意控制的优势半球。左侧大脑损伤时，右侧大脑仍然能够通过继续注意来自同侧（右侧）的刺激代偿损伤的左侧脑，故不会引起明显的右侧忽略。但是，右脑损伤时由于左半球缺乏同侧注意机制而会引起左侧单侧忽略（图2-2）。

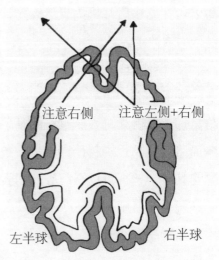

注意右侧　　注意左侧+右侧

左半球　　　　　　右半球

图2-2　左侧半球空间忽略示意图

该学说与临床观察一致，临床上右脑损伤引起的左侧忽略最为常见；即便出现左脑损伤所致的右侧忽略，其症状也不及右脑损伤引起的症状重。注意损伤所引起的单侧忽略被称为知觉性单侧忽略。

（2）内表现学说（internal representational theory）：单侧忽略的另一种表现形式为再现性单侧忽略。意大利神经心理学家做了一个著名的实验，要求单侧忽略症患者想象自己站在米兰大教堂的台阶上观望大教堂广场，对大教堂广场左右两旁的细节特征进行描述。患者准确地描述了广场右边的特征，却忽略了左边的很多细节。接着神经心理学家要求患者想象自己站在广场的另一端面对广场，并再做描述。结果正相反：患者能够描述广场右侧的所有特征（先前被忽略的特征），却忽略了左边的特征（先前已被报告的特征）。

再现性或视意象单侧忽略的发生机制尚未被清晰确定，不同学者分别从多种角度来探讨其机制。有学者认为，对侧视觉空间的内表现（即再现能力）有赖于视觉与非视觉皮质广泛的相互作用，需要视觉信息传入与记忆提取的结合，因此，切断二者之间的联系可以导致单侧忽略。另一种观点认为，人的大脑右半球负责建立一个类似直接感觉体验的中枢性的空间地图，再现性单侧忽略症是中枢性空间地图被破坏的结果。还有学者认为，再现性或视意象单侧忽略是由心理性表现的构建遭到破坏所致，这种空间结构的破坏干扰了患者对一侧真实或想象空间的心理性表现能力。

注意损伤学说和内表现学说能够分别解释单侧忽略的各种不同的现象或表现，单侧忽略的某些特征如暗示的影响与注意理论吻合；心理意象（心理性表现即视意象）的忽略用内表现学说解释更为合理。但是，由于忽略现象的复杂性，至今为止没有一个单一理论能够完全对单侧忽略的各种现象作出令人信服的解释。

2. 病因及损伤定位

脑血管病是单侧忽略的常见病因，脑肿瘤等其他疾患也可引起单侧忽略。大多数单侧忽略由右侧半球损伤引起，损伤部位涉及皮质和皮质下结构。大多数研究认为，大脑右半球顶下小叶和额叶上部是引起左侧忽略的重要损伤部位；额叶、丘脑、基底节的病变也可引起左侧忽略。

高科技影像技术的发展使脑功能及其功能定位的研究成为可能和变得更加准确。Karnath和Ferber等人（2001年）在对49例脑卒中（其中33例皮质损伤、16例基底节或丘脑损伤）引起的单纯性空间忽略的患者进行功能磁共振成像（fMRI）检查后，明确地提出右侧壳核、丘脑后结节、尾状核与颞上回在空间忽略的发生上形成了一个皮质-皮质下网状结构，并进一步指出右侧颞上回是发生左侧空间忽略的皮质损伤部位；右侧壳核、丘脑后结节及尾状核是发生左侧空间忽略的皮质下损伤部位。

3. 临床表现

单侧忽略的症状表现轻重不一。症状轻者并不影响功能活动，仅在检查中被发现，检查时患者表现为对刺激无反应或反应缓慢。患者可以对仅来自对侧的刺激作出反应，但同时接受来自双侧的刺激时就会出现问题。右侧半球损伤引起的单侧忽略症状常常比左半球损伤引起的症状重。症状严重者不仅在检查中明显可见，日常生活和学习活动如吃饭、穿衣、梳洗、走路、阅读等也受到显著影响，患者表现为单侧空间忽略或单侧身体忽略，以下以左侧忽略为例介绍临床表现。

（1）单侧空间忽略：单侧空间忽略有知觉性忽略和再

现性忽略两种表现形式，前者指不能"看到"脑损伤对侧的实际空间环境，后者指不能在脑海中重现脑损伤对侧的空间环境。单纯性再现性忽略很少见。

左侧知觉性单侧忽略的典型表现：①进食时，患者吃完盘中右半边的饭菜，剩下盘中左半边的饭菜，但此时患者并未吃饱。症状严重者，吃饭时将整个身体远离患侧而向右倾斜，并逐渐将盘子推向右边。②无论是穿衣还是梳洗时，不注意或不使用放在左侧视野内的用品。③无论患者驱动轮椅还是行走，都可能会撞到位于左边视野的门框或家具。④在与他人交流时，尽管可以听见和听懂谈话，但并不注视坐在左边与他谈话的人。⑤阅读时，常常从页面的中线开始阅读而不是从左边开始，因此患者不能理解所读文章。写字时，从纸的中线或偏右侧开始向右写下去。

左侧再现性单侧忽略的典型表现：当患者想象自己在一个以往熟悉的特定环境中，如走在一条熟悉的街道上时，患者能够准确地描述位于右边的建筑物，却不能想起位于左边的建筑物。反过来行走时，位于左边的建筑物是先前位于右边的建筑物，而先前位于左边的建筑物此时变为右边的建筑物。十分有趣的是，患者仍然只能描述目前位于右边的建筑物。

（2）左侧身体忽略：①坐着时，头、眼和躯干明显向健侧倾斜。②进餐时，忽略患侧上肢不用，患者的右手可能会在不注意的情况下放到左边的汤碗或菜碗里。③穿上衣时，只穿健侧的袖子，不穿患侧的袖子便接着去做其他事，这是穿衣失用的一种表现形式。单侧忽略是穿衣失用的原因之一。④梳洗时，仅梳右半边头发；刮胡子仅刮右半边。⑤从床边转移到椅子上时，由于患者只顾及健侧而使椅子的右半边空着，左半边身体悬空于椅子外。⑥严重时合并疾病失认。

4. 单侧忽略的评定

（1）二等分线段测验：由Schenkenberg等人设计。在一张白纸上，平行排列三组水平线段，每组含6条线段，长度分别为10cm、12cm、14cm、16cm、18cm、20cm，最上端及最下端各有1条15cm的线段作为示范之用，不作为结果统计。患者挺胸坐立，嘱其用笔在每条线的中点处做标记，使线段等分为二。要求患者注意每一条线段，尽量不要遗漏。每条线上只能画一个标记（图2-3）。

最后计算出每一个患者的平均偏离百分数。切分点偏移距离超出全长10%，或与正常组对照，偏离大于3个标准者为异常。左侧忽略患者，切分点常向右偏离，临床病例观察显示，切分点偏离与线段的长度有关，线段越长，左侧单侧忽略症患者所做的切分点越偏向右。

（2）划销测验（图2-4）：在一张26cm×20cm的白纸上，有40条线段，每条长2.5cm，线条排列貌似随机，实质上分为7纵行，中间一纵行有4条线段，其余每纵行有

6条线段，分别分布在中间行的两侧。测验中要求患者划销所看到的线段，最后分析未被划销的线条数目及偏向（图2-4）。正常者可划销所有线段。左侧忽略患者，左侧线段划销少，甚至不划。

在此实验中，也可令患者划销字母、数字、符号，或将一段文章中的某个同样的字用红笔圈起来，如所有的"是"。

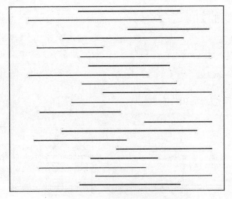

图2-3　二等分线段测验

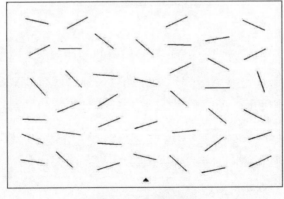

图2-4　划销测验

（3）画图测验：检查者将画好的房子给患者，要求患者按照样本临摹。只画出了图形的一半，一侧缺失（左侧），或临摹的图画显著偏置在纸的右侧，均提示存在单侧忽略（图2-5）。

在此测验中，也可要求患者在已经画好的表盘里填写代表时间的数字，并将指针指向"10：15"。单侧忽略患者要么将所有数字都挤在一边（右半边），要么不填写表盘内左半边的时间数字。

患者在默画一个人的时候，表现为左侧部分缺失、左半侧身体较瘦，或身体的某些部分歪斜向右侧；在画花时，左侧的花瓣和叶子缺失。

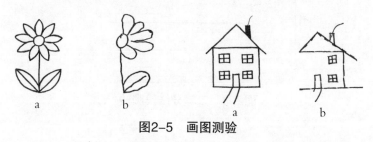

    a   b   a   b

图2-5　画图测验

（4）双侧同时刺激检查：首先进行单侧感觉（视觉、听觉、触觉）刺激反应检查，然后双侧同时给予刺激，观察患者的反应。单侧忽略症状较轻或处于恢复阶段时，仅给损伤灶对侧以感觉刺激（如耳边铃声）的情况下会出现反应，但双侧同时给予刺激则会出现刺激损伤灶同侧有反应而患侧不能反应或不能快速反应。

（5）功能检查：功能检查包括阅读、书写、命名放在患者视野中线上的物品等。检查一侧肢体忽略时，可要求患者根据指令指出或移动指定的肢体部位。

5. 结果分析

单侧忽略的诊断并不难，当患者不能完成脑损伤对侧的上述活动或作业时，应考虑单侧忽略的存在。同时应注意单侧忽略与偏盲的鉴别，单侧忽略可以伴有偏盲，亦可以单独存在。左侧忽略和左侧同向偏盲似乎都表现为"看不见"左边的事物，但两者是性质完全不同的障碍。同向偏盲所表现出的视野缺损是由视束和初级视觉中枢受损所致的感觉缺损（图2-6）。

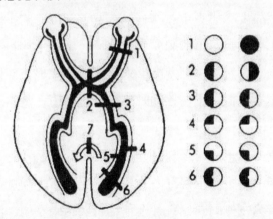

1 视神经—患侧全盲　　　　2 视交叉中部—两眼颞侧偏盲

3 视束—对侧同象限偏盲　　4 视辐射的下部—对侧上象限偏盲

5 视辐射的上部—对侧下象限偏盲

6 视辐射全部—对侧同向偏盲

图2-6　视觉中枢损伤及视野缺损

鉴别两者的方法包括视野检查和代偿动作检查。

视野检查：让患者背光与检查者对坐，相距约60cm。各自用手遮住相对的眼睛（患者遮左眼，检查者遮右眼）。对视片刻，保持眼球不动，检查者用示指自上、下、左、右向中央慢慢移动，至患者能见到手指为止。注意手指位置应在检查者与患者之间。之后将检查者和患者的视野进行比较，可粗测患者的视野是否正常，如检查者视野正常，患者应与检查者同时看到手指。精确测定要用视野计。

在鉴别是否存在单侧忽略时，检查者分别在患者的左侧、右侧（单侧刺激）或双侧（双侧刺激）视野内同时移动示指，然后要求患者示意哪一侧或双侧视野内的手指在移动。当患者不能对单侧刺激作出反应时，提示偏盲或单侧忽略；当患者对单侧刺激能够作出正确反应但在双侧刺激时仅表示有一侧手指在移动时，提示患者正在忽略未报告的一侧。

代偿动作检查：视野缺损的患者通常了解障碍的存在，为了能够看见缺损视野内的目标，患者常主动进行代偿，如患者为左侧同向偏盲时则主动将头转向左侧。但单侧忽略的患者并没有意识到问题的存在，因而无主动的转头动作，即便反复提醒，也并不云尝试。单侧忽略患者无视野缺损时，虽然能够自由移动视线，但仍对一侧刺激表现为"视而不见"。

（二）左右分辨障碍

1. 定义

左右分辨（right/left discrimination）是指理解、区别和利用左右概念的能力，包括理解自身的左与右和对面检查者的左与右。左右分辨障碍的患者不能命名或指出自身与对面方身体的左、右侧（图2-7）。

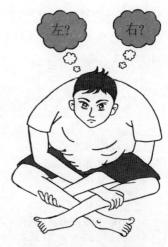

图2-7 左右分辨障碍

2. 损伤定位

损伤灶位于左侧顶叶。

3. 临床表现

患者由于左右不分而影响日常生活能力，如不认路或穿衣服时左右颠倒，不能分辨坐在对面的人的左、右侧，不能准确模仿他人的动作等。患者还会出现与语言能力受到损害有关的表现，包括不能执行含有"左-右"概念的口令，如"在十字路口向右拐"。左侧脑损伤合并左右分辨障碍的患者常常存在失语症。

4. 检查

（1）按照口令做动作：检查者发出动作要求，患者执行。例如："伸出你的左手""用你的左手摸你的右耳"。

（2）动作模仿：检查者做一个动作要求患者模仿，如将右手放在人腿上，观察患者是否存在镜像模仿。Benton

于1983年发表了一个标准化检查方法：治疗师坐在被检查者对面，被检查者按照指令分别指出自己、对方或人体模型的左、右侧（表2-1）。

表2-1　Benton左右定向检查表

序号	检查项目	得分	
1	伸出你的左手	1	0
2	指出你的右眼	1	0
3	触摸你的左耳	1	0
4	伸出你的右手	1	0
5	用你的左手触摸你的左耳	1	0
6	用你的左手触摸你的右眼	1	0
7	用你的右手触摸你的右膝	1	0
8	用你的右手触摸你的左眼	1	0
9	用你的左手触摸你的右耳	1	0
10	用你的右手触摸你的左膝	1	0
11	用你的右手触摸你的右耳	1	0
12	用你的右手触摸你的左眼	1	0
13	指我的左眼	1	0
14	指我的左腿	1	0
15	指我的左耳	1	0
16	指我的右手	1	0
17	用你的右手摸我的左耳	1	0
18	用你的左手摸我的左眼	1	0
19	把你的左手放在我的右肩上	1	0
20	用你的右手摸我的右眼	1	0
	总分		

注：正确做出指令要求计1分，否则计0分，满分20分，17～20分为正常，＜17分为异常。

5. 结果分析

左右分辨障碍的患者不能执行检查者提出的包含左、右概念的口令，或在模仿对面检查者的动作时表现出镜像关系即动作准确完成，但所用左、右侧肢体正相反。诊断左右分辨障碍时首先应排除躯体失认、感觉性失语对检查的影响，右顶叶损伤的患者也会出现左侧视觉忽略和空间障碍，这些障碍也会造成患者对物品和自身进行左右定位的困难，因此也容易出现左右误判的表现，诊断时应予以注意。

（三）躯体失认

1. 定义

身体部位识别是指识别自己和他人身体各部位的能力。这种识别障碍称躯体失认（somatognosia）。躯体失认患者缺乏人体结构的概念，有此障碍的患者不能区别自己和检查者身体各个部位及各部位之间的相互关系。该症状在临床上并不常见，较少独立存在，多与其他认知障碍同时存在，如疾病失认、失用症、言语困难、空间知觉障碍等。

2. 损伤定位

一般认为，损伤部位在优势半球顶叶或额叶后部，因此，该障碍主要见于右侧偏瘫的患者，但也有临床病例显示损伤部位在右顶叶。

3. 临床表现

见于脑卒中后偏瘫患者，多在急性损伤后立即出现，持续若干天后症状减轻。最初表现为否认偏瘫肢体是自己的，认为自己的肢体不存在任何问题，随后可能承认偏瘫的肢体，但仍然坚持是长在别人身上的。当医生要求躯体失认患者"举起你的右手"，患者的反应可能是"我确实看到它了，它就在周围的某一个地方。我猜想中午吃饭时我将它落在食堂里了"；如果医生问"请指一下你的眼睛"，患者会回答"它们在那儿"，并用手指指向墙壁。

患者不能执行需要区别身体各部位的各种指令，在进行转移动作训练时也不能执行动作口令，如："以双脚为轴心移动你的身体，将手放在椅子的扶手上"；"双手在胸前交叉并触摸肩部"等。患者也不能模仿他人的动作。有的患者还表现出对自己身体的感知产生歪曲变形而将身体或身体的某一部位看得比实际的大或比实际的小。患者常常感到患侧肢体有沉重感。有的躯体失认患者也会出现穿衣障碍。患者虽然不能识别身体的各部位，但却可以识别物体的结构，如汽车的各个部分。

自身失认（autotopagnosia）患者不能按照指令识别、命名或指出自己身体的各部位。自身失认患者能够自己穿衣服，可以准确地使用身体的每一部分，却不能正确地报告和描述自己的身体，也不能识别布娃娃的身体结构。自身失认患者比较容易指认其他人的身体部位。

4. 检查

（1）观察是躯体失认的主要检查方法。观察的内容包括：患者如何摆放偏瘫的肢体；患者如何看待自己的偏瘫肢体，如是否表示自己的肢体是属于其他人的；患者是否能够自发地认识到一侧肢体功能的丧失。

（2）按照指令指出人体部位：被检查者要按照指令来回答自己、检查者、人体画或人体拼图的身体部位的名称，如：嘴、颏、鼻子、头发、肘、肩、膝、脚、后背。在检查躯体失认时不要使用"左"和"右"字，避免合并左右分辨障碍的患者被误诊。

在合理的时间内能够正确地说出所有部位的名称者为正常，否则提示异常。躯体失认患者不仅在人体部位识别检查中表现异常，左右分辨亦会表现异常，单纯左右分辨障碍的患者却能较好地辨别身体各部位。

（3）模仿动作：要求患者模仿检查者的动作，如触摸下巴、左手、右小腿等。由于不是检查左右分辨障碍，因此患者模仿时即便是镜像反应也非异常。

（4）检查者要求患者回答以下问题：①一般来说，一个人的牙齿是在嘴的里面还是外面？②你的腿是在你的胃下面吗？③你的脚和胃，哪一个离你的鼻子更远？④你的嘴是在眼睛的上方吗？⑤脖子和肩膀，哪一个距离你的嘴更近？⑥你的手指是在肘和手之间吗？⑦什么在你的头顶上，头发还是眼睛？⑧你的背是在前面还是在后面？

正常者应能在合理的时间内正确回答所有问题。

（5）画人体图：给患者一支笔和一张白纸，嘱咐患者在纸上画一个人，要求画出人体的10个部分，这10个部分是：头、躯干、右臂、左臂、右腿、左腿、右手、左手、右脚、左脚。画出1个部分计1分，共计10分，10分为正常，6~9分为轻度障碍，5分以下为重度障碍。

5. 结果分析

根据症状和检查结果作出诊断并注意排除单侧忽略、结构性失用症和感觉性失语症的影响。

（四）手指失认

1. 定义

手指失认（finger agnosia）是躯体构图障碍的一种表现形式，指在感觉存在的情况下不能按照指令识别自己或他人的手指（图2-8），包括不能命名或选择手指，不能指

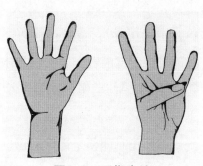

图2-8　手指失认

出被触及的手指，可以表现为单手失认或双手同时失认。手指失认被认为是触觉和躯体感觉信息不能传送到代表躯体构图的联合皮质，即该联合皮质受到破坏的结果。

2. 损伤定位

无论左利手还是右利手，损伤均位于左侧半球顶叶

角回或缘上回。由于脑卒中常常引起较小范围的局部损伤，因此手指失认最常见于脑卒中患者。手指失认很少单独出现，多与失语症或其他认知障碍合并存在。双侧手指失认同时合并左右分辨障碍、失写、失算，时称为古茨曼（Gerstmann）综合征。古茨曼综合征与优势半球角回的损伤有关。

3. 临床表现

手指失认常表现为双侧性且多见于中间三个手指的命名或指认错误。手指失认一般不影响手的实用性，但严重时会影响患者手指的灵巧性，进而影响与手指灵巧性密切相关的活动能力，如系扣子、鞋带、打字等。

4. 检查

（1）手指图指认：检查者在患者面前出示一张手指图，嘱咐患者将手掌朝下放置于桌面上。而后检查者触及其某一手指，要求患者从图中指出刚刚被触及的手指，如右边第二个手指、左边第三个手指、右边第四个手指等。要求患者睁眼和闭眼分别指认5次，然后进行比较。

（2）命名指认：检查者说出手指的名称，要求患者分别从自己的手、检查者的手及手指图上进行指认（各10次）。

（3）动作模仿：患者模仿手指动作，如示指弯曲、拇指与中指指对指。

（4）绘图：要求患者画一张手指图，观察各手指的排列及分布。

5. 结果分析

不能对手指进行指认和不能模仿检查者的手指动作，或所画手指的空间排列混乱，均可确定诊断。诊断时应注意排除是否存在感觉障碍，感觉性失语患者可能对检查者说出的手指不理解，运动性失语患者由于有命名障碍而可能表现出手指失认。通过手指图指认可以对失语症和手指失认加以区别。

（五）疾病失认

1. 定义

疾病失认（anosognosia）或疾病感缺失是一种严重的躯体构图障碍，患者否认、忽视或不知道其患侧肢体的存在。患者的初级感觉系统功能正常，但不能表现出与之相应的知觉。

2. 损伤定位

损伤部位在非优势半球顶叶缘上回，因此，疾病失认常见于右侧脑损伤的患者。

3. 临床表现

典型的患者总是坚持一切正常或否认瘫痪的肢体是自己的，有的患者声称这个肢体有自己的思想等。由于疾病失认常常是急性脑卒中后的短暂性表现，因此进入康复期后该症较少见。

4. 检查

（1）躯体感觉检查：系统的躯体感觉检查有助于诊断。

（2）与患者交谈，通过交谈来观察患者：是否意识到瘫痪的存在；对于瘫痪的主观感觉（是否漠不关心）；如何解释胳膊为什么不能动。如果患者否认肢体瘫痪的存在或者编造各种原因来解释肢体为何不能正常活动，均提示存在疾病失认。

5. 结果分析

脑血管疾患常常造成脑损伤对侧的躯体感觉障碍，当感觉丧失时常常忽视可能同时存在的疾病失认。初级躯体感觉区损伤将使脑损伤对侧的触觉、本体感觉及其他起源于皮肤表面的各种感觉丧失。患者一般知道自己有感觉缺失但并不忽略患侧。如果患者忽略脑损伤的对侧躯体并表现出患侧仿佛不存在时，应考虑损伤可能累及负责组织、调节完整的躯体构图的顶叶联合区。再者，疾病失认常常与单侧忽略同时存在。单侧忽略的临床表现具有明显的特征，鉴别诊断并不难。

（六）古茨曼综合征

1. 定义

古茨曼综合征是由四种基本症状组成的神经学障碍，这四种症状包括失写症（书写不能或书写困难）、失算症（计算不能或计算困难）、左右分辨障碍及手指失认。

该综合征分为发育性和获得性两种类型。前者见于儿童且病因不明，多在上学后发现。患儿表现出笔迹拙劣，加、减、乘、除运算困难。除古茨曼综合征的四种症状外，患儿常有阅读困难或结构性失用（即不能复制线条图）的表现。后者见于成人，多由脑卒中或与顶叶损伤有关的病损引起。除了出现综合征症状外，许多患者同时也表现出言语障碍，如口语、文字表达障碍，听和阅读理解障碍。

2. 损伤定位

获得性古茨曼综合征又称角回综合征。定位十分明确，即损伤位于左顶叶角回。

3. 临床表现

左右分辨障碍和手指失认已在较前部分讨论。以下重点描述失写症和失算症。

（1）失写症（agraphia）指书写能力丧失，表现为三种形式，即不能完成抄写、不能完成听写、不能完成自发性书写。左顶叶角回为高级联合区，它接受并整合视觉、听觉和躯体感觉信息后产生书写能力，因此，该区损伤会导致书写能力下降或丧失。

（2）失算症（acalculia）根据损伤部位不同有三种表现形式：①不能理解或书写数字，此种情况常与韦尼克脑病致使的失语并存。②能正确识认和理解数字但不能进行加、减、乘、除运算，常见于阿尔茨海默病患者。左顶叶角回对计算能力具有重要作用，古茨曼综合征为此种类型的计算障碍。③笔算障碍，又称空间计算障碍，患者不能列竖式和运算，因右半球损伤所致。左顶叶角回损伤导致患者不能进行数学运算时，计算错误可以表现为使用错误运算规则，如减法变加法；用数数字代替运算，如3+4=5；持续状态，如3+4=44；或将数字简单结合而不做运算，如3+4=34；尽管韦尼克脑病致使的失语与失算症密切相关，但失算症可独立存在。

4. 检查

（1）失写症：检查自发性书写句子，听写及抄写句子。

（2）失算症：评定简单运算和较高级水平的复架运算。简单运算指加、减、乘、除运算，包括口算和笔算；复杂运算指理解应用题和运用数学概念解决实际问题。

5. 结果分析

失写症可以与失算症同时存在，失算症常与韦尼克脑病致使的失语并存。评定时应注意区分。

二、视空间关系障碍

（一）基本概念

空间知觉（space perception）是物体的空间特征如形状、大小、远近、方位在人脑中的反映，主要包括形状知觉、大小知觉、深度知觉、方位知觉。其中，深度知觉又包括绝对距离知觉（距离知觉）和相对距离知觉（立体知觉）。空间知觉是后天习得的，它是视觉、触觉、动觉等多种感觉系统协同活动的结果，其中视觉起重要作用。

组织并解释看到的信息并赋予其一定意义的信息加工能力称为视知觉技能。视知觉技能包括图形背景分辨、形状恒常性、空间关系、空间定位、视觉性闭合、视觉记忆、视觉形象化等。当这些技能因脑损伤而受到损害时，患者会产生视空间关系障碍。

视空间关系障碍（spatial relations deficits）包含多种症状，其共同之处在于在观察两者之间或自己与两个或两个以上物体之间的空间位置关系上表现出障碍。视空间损害的患者不能或难以定位处在二维和三维空间的物品，即便用手接触和用眼睛观看能够了解物品本身的信息，但仍有判断方向、角度和距离等方面的困难。

（二）障碍分类

根据视知觉技能的损害特征及与日常生活能力的密切关系，视空间关系障碍分为图形背景分辨障碍、空间定位障碍、空间关系障碍、地形定向障碍、形态恒常性识别障碍及距离与深度知觉障碍等。其中，图形背景分辨障碍、空间定位障碍、空间关系障碍、地形定向障碍、形态恒常性识别障碍共同构成空间关系综合征。鉴于结构性失用和穿衣失用也是空间关系障碍的结果，故将这部分内容放在本节讨论。

（三）损伤定位

大脑右半球是视空间知觉的优势半球。因此，视空间关系障碍最常见于右半球后部损伤，以顶叶损伤为主。但是，当一项作业或任务需要言语推理时则要求左半球的参与；当记忆成为某一项任务的要素（如地形定向）时，需要右半球颞叶参与视空间关系的记忆。因此，损伤部位主要位于右半球顶叶，但也可以是与视空间分析相关的其他部位。

1. 图形背景分辨障碍

（1）定义

图形背景知觉是从背景中区别前景或不同形状的能力，这种能力使人们很容易在抽屉里发现要找的东西，在开车的时候能够专心注视道路情况，忽视其他与安全无关的环境与事物。视觉图形背景分辨障碍（difficulty in figure‑ground identification）指患者由于不能忽略无关的视觉刺激和选择必要的对象，因而不能从背景中区分不同的形状。

（2）临床表现

图形背景分辨障碍患者不能在视野范围内的不显眼处发现重要的或所需的物品，如不能从笔记本或抽屉中找到所要的东西；不能从衣服上找到扣子，不能从单一颜色的衣服上找到袖口；在下楼梯时，不能告知本层楼梯的结束与下一层楼梯的开始；不能在白色床单上找到白衬衫；不能在轮椅上找到手闸；不能在杂乱的抽屉里找到眼镜等。由于图形背景分辨障碍患者很容易分散注意力，故常导致注意广度缩短，独立性和安全性下降。

（3）检查

①辨认重叠图形：给患者出示一张三种物品重叠在一起的图片，然后要求患者用手指点或者说出所见物品的名称，限1分钟内完成辨认（图2-9）。

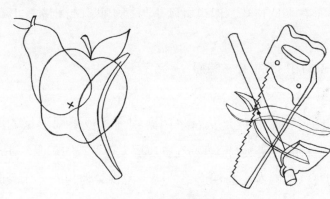

图2-9　重叠图形辨认

②功能检查：在卧室里，从白床单上拿起白色的浴巾或洗脸毛巾，或将衬衣按袖子的长短分开摆放；穿衣时，找到袖子、扣子、扣眼儿及衬衫的下部；在厨房里，从橱柜里找出一件用具或从未按分类摆放的抽屉中找出勺子（图2-10）。

（4）结果分析

重叠图形能够全部辨认者为正常，反之则为异常。功能检查时患者应在合理的时间内完成任务。检查时注意排除视力差、同向偏盲、视觉失认、失语对检查结果的影响。

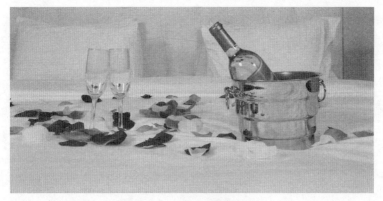

图2-10　实物重叠辨认

2. 空间定位障碍

（1）定义

空间定位（position in space）知觉即方位知觉，指对物体的方位概念如上、下、前、后、左、右、内、外、东、西、南、北等的认识。判断物体所处方位，除了视空间关系外，还需要语言理解。空间定位障碍者不能理解和判断物体与物体之间的方位关系。

（2）临床表现

方位概念丧失会使患者的功能活动受到影响，主要体现在家人或治疗人员的口头指令中包含方位性介词时。例如，让患者将上肢举到头的"上"方或是把脚放在轮椅的脚踏板"上"，或要求患者将废纸扔进桌子"下"面的纸篓里时，由于缺乏方位概念，患者表现为不知道做什么。

（3）检查

①绘图：将一张画有一个盒了的纸放在患者面前，令

其在盒子下方或上方画一个圆圈。

②图片检查：将几何内容相同的图片呈"一"字排列在患者面前。每一张图片中都画有两个不同的物品，如一只鞋和一个鞋盒子，但每张图片中的鞋相对于鞋盒的位置均不同，如鞋子位于盒子的上方、侧方、后方及盒内、盒外。要求患者描述每一张图片中鞋与鞋盒子之间的位置关系。

③功能性检查（实物定位）：将一些物品如杯子、勺、茶盘放在患者面前并根据要求安排这些物品的位置，如"将杯子放到盘子上""将勺子放到杯子里""将茶盘放到杯子旁"等。亦可将两块正方形积木放在患者面前，要求患者将其中一块积木围绕另一块积木来变换摆放位置，如放在它的上面、两侧、前面、后面。

（4）结果分析

不能根据口令完成上述绘图、图片观察或/和实物定位的患者，应考虑其存在空间定位障碍。诊断时注意排除图形背景分辨障碍、偏盲、单侧忽略、失用症、协调性障碍及理解障碍对评定结果的影响。

3. 空间关系障碍

（1）定义

空间关系（spatial relation）知觉指对两个或两个以上的物体之间及它们与人体之间的相互位置关系的认识，如距离和相互间角度的知觉的建立等。如：一个人在穿珠子时必须协调好珠子、穿线与其本身各自的位置和角度才可能准确、快速地把珠子穿起来；篮球运动中，准确地投篮要求准确地判断篮筐和球员之间的距离和相对角度。不能判断两个物体之间的空间位置关系及物体与自身之间的位置关系时，患者就被认为存在空间关系障碍。

（2）临床表现

空间关系障碍会影响患者的日常生活活动能力。

①穿衣：患者由于区别一件衣服的前与后、里与外有困难而前后、里外反穿；患者找不到袖子、裤腿或扣眼（图形背景分辨障碍），因此穿衣时出现将领口当袖口，两条腿同时穿进一条裤腿中，错位系扣等的情况。

②梳妆：患者戴眼镜时上下颠倒，将下列假牙安在口腔内上方。重症空间关系障碍患者还会给镜子里的人刷牙或洗脸，这种情况提示患者同时存在躯体失认。

③转移和移动：当家属或治疗人员帮助患者从床边（坐位）站起时，患者的躯干不是配合前倾而是向后倾斜。偏瘫患者一手驱动轮椅时，将健手错误地放在轮椅的扶手上并向前下方压和推，仿佛在驱动轮椅的轮子。

④结构性失用：饭前在餐桌上摆放餐具时，不能将盘子、碗、筷子等餐具放在合适的位置。由于不能判断挂钟的时针与分针的相对位置关系，因而不能说出正确的时间。

⑤失算症：由于视空间关系障碍，患者不能列竖式进

行算术运算，如32乘以24。

（3）检查

①连接点阵图：一张纸的左半边有一个点阵图，各点之间用线连接后形成一个图案。纸的右半边有一个相同图案的点阵图，要求患者用线将点连接成一个和左侧一模一样的图案。

②十字标：准备一张空白纸、一张示范卡片、一支笔，在示范卡片的不同的位置画若干个十字标。要求被检查者完全按照示范将十字标及其位置在白纸上准确无误地复制出来。如果患者不理解指令，检查者则需要给患者做示范。

③结构性运用检查：要求被检查者绘出花儿、表盘等图。观察画面的布局、表盘内数字的排列情况。

④日常生活能力检查：在穿衣、梳洗、转移、进食等活动中观察患者取、放物品时，身体相应位置的变化等。

（4）结果分析

当患者不能正确完成上述检查时，应考虑患者存在空间关系障碍。诊断时注意排除单侧忽略、偏盲、手眼协调性差及持续状态等。空间关系障碍时常合并意念性失用，因此，患者没有按正确的方法和顺序进行穿衣、转移等活动时，如果怀疑其存在意念性失用，应询问患者在找什么、想要什么、怎么做、问题出在哪里。如果患者不能正确叙述动作的计划，则应考虑意念性失用的存在。

4. 地形定向障碍

（1）定义

地形定向（topographical orientation）指判断两地之间的关系。从一个房间走到另一个房间，在一个大的购物中心里寻找一家商店，或者在一个城市旅游，均需要正常的地形定向知觉能力。地形定向障碍（topographical disorientation）指不能理解和记住两地之间的关系，在形成空间地图并利用它去发现到达目的地的路线或解决有关地形问题时出现种种错误。地形定向障碍很少独立存在，常与空间关系综合征的其他问题并存。地形定向障碍是由于不能回忆以往熟悉的环境，还是由于不能利用视意象作为一个加工工具来解决患者面对的地形问题，至今尚难以确定。有学者认为，地形定向障碍是失认性障碍和遗忘共同导致的结果。

（2）临床表现

地形定向障碍患者无论是使用地图还是不使用地图，均无法从一地走到另一地。住院期间尽管天天走，也不能从训练室回到自己的病房；找不到回家的路；在熟悉的环境中

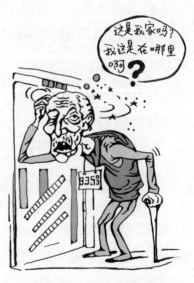

图2-11　地形定向障碍

迷路等；严重时，即使在家里也找不到自己的房间；患者不能描述熟悉的路线或环境特征，如卧室布局；不能学习新的路线；有些患者不能识别路标（图2-11）。

（3）检查

①了解日常情况：向家属或陪护了解患者日常生活中有无迷路的情况。

②使用地图：将一张所在城市的交通地图展开放在患者面前，检查者指出当前所在地点，嘱咐患者从该点出发并找出其回家的路线。

③功能评定：要求患者描述一个熟悉的路线或画一个熟悉的路线图，如所住街区、居住的位置及主要的十字路口。

（4）结果分析

地形定向障碍患者一般不能根据地图发现自己的回家路线，不能描述或不能画出一个熟悉的路线图；即便能画或能描述，却仍然不能按路线图或所描述的路线行走，也提示存在地形定向障碍。

5. 形态恒常性识别障碍

（1）定义

（物体）形态恒常性（form constancy）指识别两个具有相似形状但大小和位置不同的物体的能力。例如，区别b和d、p和q、m和w时需要具备这种能力。形态恒常性识别障碍患者不能观察或注意物体的结构和形状上的细微差异。患者不能鉴别形状相似的物体，或者不能识别放置于不同角度（非常规角度）的物品，属空间关系障碍。

（2）损伤定位

损伤部位在右半球顶-颞-枕区（后部联合区）。

（3）临床表现

患者会将笔和牙刷、大水罐和尿盆、手杖和拐杖等相互混淆。

（4）检查

将物品非常规摆放，如反放手表，或将形状相似、大小不同的几种物品混放在一起，要求患者一一辨认。例如，一组物品为铅笔、钢笔、吸管、牙刷、手表；另一组物品可以是钥匙、曲别针、硬币、戒指。每一物品从不同角度呈现若干次（上下、正反颠倒）。

（5）结果分析

形态恒常性障碍需要与视觉性物体失认相区别。失认症检查时，需要将物品一个一个分别呈现在患者面前让患者逐一识别，而不是将几种物品放在一起。不能识别者提示视觉物体失认。

6. 距离与深度知觉障碍

（1）定义

距离与深度知觉障碍（distance and depth perception disorder）指对物体的距离及深度的判断常常有误。空间定向障碍是导致距离与深度知觉障碍的重要因素。

（2）损伤定位

病灶位于大脑右半球枕叶。

（3）临床表现

因不能准确判断距离，可能会撞到不该撞到的地方；或在伸手取物时，由于不能准确地判断物品的位置，或未达该物而抓空，或伸手过远将物品碰倒；吃饭时因低估实际距离而取不到饭菜或不能将饭菜送进口中；放置物品时也不能正确判断应放的位置；不能准确地坐到椅子上；上下楼梯时因距离不清而缺乏安全感；往杯子里倒水时，杯子里的水虽已满但还不停地接着倒。

（4）检查

①距离知觉：令患者将摆放在桌子上的一件物品拿起来；或将物品悬吊在患者面前让其抓取（图2-12）。

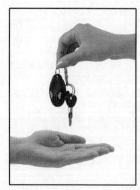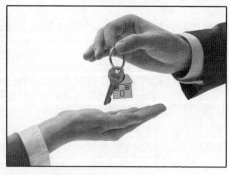

图2-12　距离知觉辨认

②深度知觉：令患者倒一杯水，观察水是否从杯中

溢出。

（5）结果分析

距离知觉障碍患者在抓握物品时表现为伸手过近或过远而未抓到。深度知觉障碍患者在杯子里的水倒满时仍然继续倒水。

7. 结构性失用

（1）定义

结构性失用（constructional apraxia）是组合或构成活动障碍。在进行任何组合性活动时，清楚地观察每一个细节并理解各个部分之间的关系是将各部分正确地组合在一起，使之成为一个整体的基本要求。当一项作业需要将各个部分以一定的空间关系组合成一个整体结构时，患有结构性失用的患者就会感到困难，这是因为结构性失用患者丧失对任务的空间分析能力，不理解部分与整体的关系。作为视空间关系障碍的结果，患者在需要空间能力的结构性活动中表现出困难，如无法复制和根据口令画图，难以组装二维和三维的模型或结构。结构性失用的发病率虽无文献报道，但其临床病例并不少见。

（2）损伤定位

结构性失用是顶叶后部病变所引起的涉及视空间功能的运用技巧障碍，但完成这些活动也需要运动技巧和运用功能。因此，虽然临床上以右半球损伤多见且症状较重，但脑的其他部位如左半球（包含运动机能和运用功能）损伤的患者也可能出现有关空间结构任务的困难。临床病例观察亦证实，左右半球损伤均可引起结构性失用。人们推断左、右脑损伤所致的结构性失用的病理基础各不相同。右脑损伤所致的结构性失用被认为是视空间关系障碍的结果，左脑损伤所致的结构性失用是执行或概念障碍的结果。

（3）临床表现

结构性失用最常见的表现是不能自发地根据指令用图画、积木或其他零件、物品制作或组装出二维或三维结构。患者虽然认识每一个部件，却不能将它们正确地组合在一起。

严重的结构性失用将影响那些需要将不同部分或零件组装在一起的活动，如穿衣、摆放餐具、做夹馅儿的食品、裁剪衣服、组装家具、制作手工艺品及玩具、画一座房子的布局等。

（4）检查

①复制几何图形：复制三维几何图形，如长方体、立方体，或者复杂的二维平面几何图形，如简易精神状态检查（MMSE）量表（见附录）中的两个相互交叉重叠的五边形。Rey-Osterrirth复杂图形测验也可用于结构性失用的检查。

②复制图画：被检查者默画房子、花、钟面，一张白纸画一幅图。手眼协调性差的患者在表盘内填写代表时间

的数字时，可选用数字模型代替手写（图2-13）。

③复制模型：根据积木、木棍或木钉盘模型设计进行复制。Goodglass和Kaplan共同设计的顶叶成套测验中也包括了木棍设计记忆检查，一共14个方案，逐一检查。每一图案呈现10秒后收起，要求患者再现图案（图2-14）。

④拼图：出示所拼图案，图案不宜过于复杂。

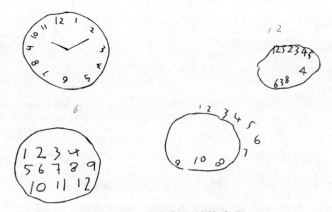

图2-13 图画复制结构失用

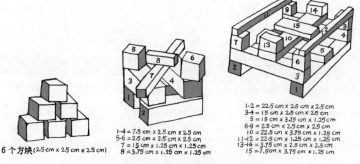

图2-14 模型仿照摆放示意图

⑤功能活动：采用立体拼插、组装玩具进行实物组装。通过穿衣、做饭、剪裁、组装家具等活动观察患者日常生活能力是否受到影响。

洛文斯顿作业疗法的认知功能评定量表（LOTCA）中包含了木块设计、复制图形、画图、钉盘设计等。

（5）结果分析

所绘之图无缺失或多余的线条，空间排列正确者属于正常；一些线段缺失或弯曲，空间排列不合理，但尚不妨碍识别图形者则提示结构性失用存在；无法识别所模仿的图画者则提示重度结构性失用。复制模型如积木时，遗漏、角度偏斜或错放位置均提示异常。注意排除手功能失调、失用症所产生的影响。

左、右脑损伤所引起的结构性失用在绘画和搭积木时的表现存在区别。右脑损伤患者的图画具有视空间关系障碍的特征，如缺乏透视感和缺乏分析各部分之间相互关系的能力；图中各部分相互分散、错位而不能形成合理的空间关系；画图的位置偏向右边而不在纸的中央；图画的线条比较复杂且不易辨认，画线时有持续症表现。由于缺乏透视感，右脑损伤患者不能根据实物模型或有轮廓线的图画进行正确地复制，表现出整体错误（图2-15）。

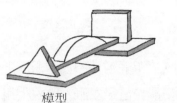
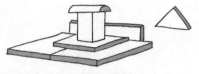

模型 　　　　　　　　　　　患者的复制品

图2-15　结构性失用模型复制图（右脑损伤）

　　反复练习后，状况的改善也不太明显。有人认为，这是因为右脑损伤患者的短时视觉记忆极差，因此不能记住模型。

　　左脑损伤患者的图画在线条使用上过于简单，缺乏细致的笔画，常常不会画（拐）角，画图时下笔犹豫。要求患者根据模型复制时，患者会将自己手中的积木直接放到模型上或不能集合成为一个整体结构，这与右脑损伤正相反，表现出非整体性的错误（图2-16）。

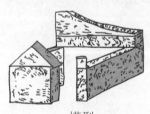
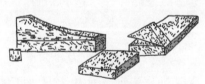

模型 　　　　　　　　　　　患者的复制品

图2-16　结构性失用模型复制图（左脑损伤）

　　出示模型、有轮廓线的图画及反复实践均有助于左脑损伤患者完成三维设计作业，这一点与右脑损伤患者不同。左脑损伤患者听觉记忆短暂，因而患者不能根据口令来画图。

8. 穿衣失用

（1）定义

穿衣失用（dressing apraxia）指患者辨认不清衣服的上与下、前与后、里与外，因而不能自己穿衣服。穿衣失用是视空间关系障碍，因而穿衣失用可以是结构性失用、躯体构图障碍或单侧忽略的结果。

（2）损伤定位

损伤部位常见于大脑右半球顶叶或枕叶。

（3）临床表现

穿衣失用因损伤原因的不同而表现各异。视空间关系障碍患者由于区别一件衣服的前与后、里与外有困难而前后、里外反穿，或找不到袖子、裤腿或扣眼，导致将领口当袖口，两条腿同时穿进一条裤腿中，错位系扣等。躯体失认患者可能出现将上衣当裤子穿的情况。右侧单侧忽略患者会忽略穿左半边的衣服。

（4）检查

采用功能评定方法。嘱咐患者脱下或穿上衣服，观察其动作表现。如患者是否不能决定从哪个部位开始穿或从哪儿找到袖孔？是否忽略穿身体左半侧的衣服？是否在穿衣时将衣服的里外及前后颠倒？扣子是否扣到错误的扣眼？回答肯定就是穿衣失用的临床表现，而非运动瘫痪引起。也可用结构性失用的评定方法检查穿衣失用。

（5）结果分析

患者穿、脱衣裤动作的过程和结果异常，且异常并非肢体功能障碍所致，应考虑穿衣失用的存在。由于患者的穿衣失用并不是因为肢体功能障碍，而是因为结构性失用、单侧忽略或躯体构图障碍等，因此，还需进行病因诊断。

三、失认症

（一）基本概念

失认症（agnosia）是对物品、人、声音、形状或气味的识别能力丧失的总称，指在特定感觉正常的情况下，患者不能通过该感觉方式认识以往熟悉的事物，但仍可以利用其他感觉途径对其进行识别的一类症状。失认症并非由感觉障碍、智力衰退、意识不清、注意力不集中等情况所致，而是感觉信息向概念化水平的传输和整合过程受到破坏的结果。见于脑外伤、脑卒中、痴呆及其他神经疾患，多由枕叶或顶叶特定区域的损伤导致。因此，失认症是大脑皮质功能障碍的结果。失认症的存在将使患者的日常生活活动能力和生活质量受到影响。失认症可局限于一种感觉方式上，根据感觉方式的不同，失认症分为视觉失认、听觉失认和触觉失认。

（二）认识的神经学基础

认识（gnosis）是通过感官（感受器）将各种感受变为有意识的感知，并将接受的感觉与以前的经验进行比较和联想进而达到认识该物。这个认识的过程以许多不同的脑区共同活动为基础。不同感觉的认识都有其特定的神经加工途径。

失认症不是运动或动作时感觉信息的传入障碍，而是在更抽象概念层面上感觉信息的组织破坏。与视觉、听觉、触觉有关的联合皮质受损或各联合皮质间联系中断时将导致不同类型的失认症。

（三）视觉失认

1. 定义

视觉失认（visual agnosia）指不能识别视觉刺激的意义。患者能看见视觉刺激物（目标）但不能赋予其意义，即不知其是什么。视觉失认症状时有波动，此时非常严重致使不能识别某物，彼时又完全消失而能够识别。

2. 损伤定位

视觉失认的神经损伤基础通常是大脑左右半球视觉中枢周围的视觉联合区（皮质）或连接视觉联合区与脑的其他部位的传导束的损害，使得视觉信息向高级联合皮质的传递中断。

物体失认患者的脑损伤通常发生在双侧枕叶或颞叶皮质下部，亦有仅左半球损伤（颞-顶叶后部）而引起物体失认的病例报道。

面容失认与双侧下部枕-颞叶的损伤密切相关，亦有单纯右侧损伤的病例报道。

同时失认的病灶位于双侧顶-枕区。这部分的损伤导致视觉中枢与顶叶联合皮质之间有关视空间信息的传递中断。

颜色失认由局部脑损伤所致，中枢性色盲多见于双侧枕叶或枕-颞区损伤。

总之，视觉失认与大脑左、右半球颞、顶、枕叶联合皮质的损伤密切相关。颞-顶-枕联合皮质（区）负责整合与记忆有关的视觉刺激。

3. 临床表现

其临床表现包括物体失认、面容失认、同时失认及颜色失认。

（1）物体失认（object agnosia）：物体失认是失认症中最常见的症状，指在视力和视野正常的情况下，患者不能通过眼睛来识别常用物品。虽然患者视神经功能正常——视觉刺激能够正常通过眼睛和视束到达视觉中枢，但由于对所见物品的各种属性和以往经验进行合成的功能受到损害，使得物品不能得到正确的解释，患者却仍然可以通过其他感觉如触觉、听觉识别出该物品。例如：拿一支铅笔问患者，"这是什么？"患者不认识，但用手触摸后知道是铅笔。

（2）面容失认（prosopagnosia）：指脑损伤后不能识别以往熟悉的面孔。面容失认患者可以分辨不同的面部表情，但不能分辨他/她是谁。患者仅通过脸部特征不能认出熟人，还必须依赖其他提示，如说话的声音、步态、服装或发型等才能识认。症状严重时，患者甚至不能识别亲朋好友，不能从镜子里认出自己。例如，面容失认患者的妻子来医院探视，当她走进病房时，患者可以认出来者是一个女性及其面部的一些突出特征，如高颧骨、方脸盘等，但却不能认出这个人就是他的妻子；但是当他妻子开口说话时，患者立即能够通过声音辨认出她是谁。面容失认的本质是在同一种类中不能区别不同的项目。因此，除了区别别人的面孔有困难外，在区别其他种类时也会出现类似的情况，如识别动物或汽车。面容失认常与视野缺损或其他视觉失认并存，亦可在无物体失认的情况下独立存在（图2-17）。

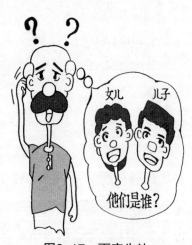

图2-17　面容失认

（3）同时失认（simultaneous agnosia）：指不能同时完整地识别一个图像。患者在观看一组动作或一幅故事图画时可以识别局部微小的细节，但每一次只能理解或识别其中的一个方面或一部分，不能获得整体感，因而不能指出该幅图画的主题。复制时可将主要的具体细节分别记录下来，但不能将每一部分放在一起组成一幅完整的画。同时失认是视觉信息的整合障碍，常见于脑血管病、双侧肿瘤。

（4）颜色失认（color agnosia）：患者能感觉和区别两种不同的颜色，但不能将颜色分类，即不能选择或指出检查者说出的颜色，是颜色信息的提取障碍；患者有颜色命名障碍时不能根据检查者的要求（出示指定颜色）说出颜色的名称。由于不能命名颜色，因此不能将颜色的名称与颜色进行匹配，反之亦然。

颜色失认也是中枢性色盲（central achromatopsia）的特征性表现。中枢性色盲患者在按照模板给一幅画着色时，能够认识模板的图形，但不能区别图形中的各种颜色。如果问患者"树叶是什么颜色，香蕉是什么颜色"，患者会回答"绿色、黄色"，尽管回答正确，但在着色时还是不能涂上正确的颜色。大脑局部损伤虽然使色觉受损，但仍然保留了其他视觉功能，如运动知觉和形状知觉。左侧偏盲、失读症及颜色失认同时出现被称为枕叶综合征。颜色失认常与面容失认或其他视觉失认并存。

4. 检查

（1）物体失认。①物品命名：将一些常用物品，如梳子、眼镜、钥匙、铅笔、硬币、牙刷等实物或照片逐一呈现，要求患者辨认并命名。患者有运动性失语时，可由检查者说出物品的名称，要求患者从上述诸多物品中挑出指定目标，如指出哪个是钥匙（物品选择）。检查者也可以拿出一件物品，如一把钥匙，然后让患者从一张字词表中挑出"钥匙"一词（名称选择）。②物品特征描述和模仿应用：要求患者针对实物或照片做特征性描述，包括形状、轮廓、表面特征、颜色及用途等。③复制图画：出示绘有常用物品的线条图画，如花、自行车、房子等，要求患者复制并命名。④提示性视觉分辨：将一些常用物品放在患者面前，根据检查者描述的特征，要求患者指出物品。例如，"医生用来听心脏的东西"。⑤触摸命名：要求患者闭目，用手触摸物品后对其命名。

（2）面容失认。怀疑患者有面容识别障碍时可进行下列检查。①面部特征描述：检查患者分析和描述面部组成特征的能力。②面部识别和命名：辨认和称谓亲人、朋友或公众人物，如国家领导人、体育名人、电影明星或歌星等照片；也可以让患者照镜子，观察其是否能认出自己。③面部匹配：从若干照片中挑选出两张相同的照片（面部的拍摄角度和光线可不一样）。④其他特征识别：从声音、步态、服装等特征来识别熟人。

（3）同时失认。①数点：出示一张整版印有印刷符号如小圆点的作业纸，要求患者数点。观察患者是否仅注意排列在中央的部分或其他某一部分。②描述或复制图画：要求患者就一幅通俗的情景画做描述；还可以让患者复制一幅画，观察其是否复制完整。

（4）颜色失认。怀疑患者存在颜色失认时可进行下列检查。①颜色辨别：将两种不同的颜色放在一起，要求患者回答是否相同。②颜色分类（颜色-物品匹配检查）：检查者命名一种颜色，要求患者从色卡或物品中挑出指定颜色，或在许多色卡中匹配相同颜色。③颜色命名（视觉-言语检查）：检查者出示一种颜色，要求患者说出颜色的名称，即对所见颜色进行命名。④颜色知识（非颜色视觉检查）及应用：检查有关颜色信息的提取能力。向患者提问，如香蕉是什么颜色、树叶是什么颜色等，然后给患者绘有苹果、橘子、香蕉形状的无色图形，要求患者用彩笔涂上相应的颜色（自由填充）。

5. 结果分析

（1）物体失认：患者存在下列表现时应考虑存在物体失认。①不能描述或命名所见物品，"看"后不能说出物品名称但触摸后可正确回答。②不能根据检查者的要求从陈列品中选择一件物品。在挑选指定物品时，患者如果表现随意且不确定，即有时指向指定目标，有时又指向其他物品，则应考虑患有物体失认的可能。③不能为一件物品从单词表中选择一个正确的名字。④物品失认患者常常可以复制物品——将所见物品画下来或复制出物品的主要特征，但不知是何物。

物体失认和失语症都有命名障碍。通过物品命名、物品选择和名称选择等检查可区分物体失认与失语症（表2-2）。

表2-2　物体失认与失语症鉴别诊断

检查项目	视觉失认	失语症	
		Broca失语	Wernick失语
物品命名	不能命名或错误命名	命名正确	使用语义相关词或创造新语
物品选择	错误（任意选择）	很好	较好
名称选择	错误（任意选择）	很好	较好

（2）面容失认：面容失认患者不能识别亲人、朋友、熟人或著名公众人物，但可以通过其他特征（声音、步态、服装等）认出以往的熟人。面部特征描述和肖像匹配则提示正常。

（3）同时失认：如果患者数点时仅注意版面的某一部分，提示存在同时失认的可能。患者仅仅描述情景画的具体细节而不能对其做整体描述，应考虑患者存在同时失认。检查同时失认时，首先需要排除患者是否存在视野缺损。单纯同时失认的患者，其视野正常。

（4）颜色失认：颜色失认患者能够区别两种不同的颜色，即指出两种颜色是相同还是不同，但不能说出是什么颜色。颜色分类、颜色命名、颜色匹配检查异常，但保留非视觉性回答物品颜色的能力。不能正确完成填充颜色作业。

颜色失认与色盲不同。所谓色盲指辨色能力丧失。视网膜锥状细胞内含红、绿、蓝三种感光色素，如果因病变而导致某一种或三种感光色素无法产生，就会造成"色盲"。因此，色盲患者表现为不能分辨不同的颜色，如红色盲不能分辨红色和绿色，绿色盲不能看见光谱中的绿色波长，蓝色盲则不能分辨蓝色和黄色。全色盲患者看周围的环境如同黑白电视。色盲分先天性色盲和后天性色盲，先天性色盲为性连锁遗传，后天性色盲多继发于一些眼底疾病，如视网膜黄斑退化、白内障、视网膜或视神经外伤、病变，或某些药物中毒。通常以点状颜色图表内隐藏字画的方式来测验是否色盲。色盲患者的日常生活会受到严重影响。

（四）听觉失认

1. 定义

听觉失认（auditory agnosia）指不能识别一个声音的意义。听觉失认患者的听觉完全正常，患者可以判断声音的存在，但失去领会任何声音意义的能力。听觉失认分为非言语性声音失认和言语性声音失认。

听觉失认为大脑皮质的损伤所致。病因包括脑卒中、脑外伤、肿瘤、感染或代谢异常。听觉失认常与其他神经学症状如失语症和感觉运动障碍并存。虽然非言语性皮质性听理解障碍（即非言语性声音失认）在临床上少见，但为了与失语症相区别并制订正确的康复治疗计划，有必要认识这一障碍。

2. 损伤定位

听觉联合皮质受损将导致听觉性识别障碍。单纯言语性听觉失认患者的皮质损伤位于右侧颞叶；言语性和非言语性声音的识别障碍同时存在时，大多数临床病例报道显示为双侧颞叶损伤（多为大脑中动脉梗塞）。

3. 临床表现

非言语性声音失认指患者不能将一种物体和它所发出的声音联系在一起，表现为不能分辨各种声音的性质，如钟表声、门铃声、电话铃声、流水声、汽笛声。狭义的听觉失认即指非言语性声音的识别障碍。

言语性声音失认是听觉性言语失认，又称纯词聋，指仅仅不能识别言语声音的意义，而言语声音以外的所有的听觉认识包括非言语声音的理解都被正常保留。患者仅有听理解的损伤，其他语言功能如阅读理解、书写和自发语均正常。由于言语声音的理解受到损害而使纯词聋患者不能复述和听写。

实际上，单纯非言语性听觉失认在临床上很少见。大多数患者为混合性，即言语性和非言语性声音失认的同时存在。

4. 检查

（1）听力检查：可采用粗测或精测的方法进行检查。粗测的方法为：在安静的房间内，嘱咐患者闭目坐于椅子上，并用手指堵住一侧耳道，检查者持机械手表自1m以外逐渐移近患者耳部直至患者听到声音为止。测量患者听到机械表声的距离，并将结果与正常人测出的距离对照，听力正常时约在1m处即可听到机械表声。精测时须使用规定频率的音叉或电测听设备进行测试。

（2）非言语性听觉失认：检查时可在患者背后发出各种不同的声响，如敲门、杯子相碰、拍手等，看患者能否判断是什么声音。

（3）言语性听觉失认：检查听理解、阅读理解、书写、自发语、复述、听写。

5. 结果分析

听觉完全正常，但不能辨别或理解言语性或非言语性声音时，应考虑存在听觉失认。非言语性听觉失认患者在分辨各种声响时会出现错误；言语性听觉失认患者不能理解口语，但可分辨各种非言语性声音或声响。言语性听觉失认（纯词聋）的发病在早期常常被认为是韦尼克脑病致使的失语。言语性听觉失认仅有听理解的破坏，而阅读理解、书写和自发语均正常。韦尼克脑病致使失语患者有听理解障碍，同时书面语的理解也受到损害，书写时字形保留但错写较多，尽管自发语流畅但音节性错误和错语较多。

（五）触觉失认

1. 定义

触觉失认（tactile agnosia）指不能通过触摸来识别物品

的意义。

2. 损伤定位

触觉失认与顶叶损伤使躯体感觉皮质与躯体感觉联合皮质及脑的其他部分失去联系有关。当躯体感觉联合皮质与位于颞叶下部的语义记忆储存系统之间的联系（即触觉-语义传导路）被切断时，可能发生触觉失认。有病例报道证实，一侧角回的皮质下损伤导致对侧手的触觉失认。

3. 临床表现

患者的触觉、温度觉、本体感觉及注意力均正常，却不能在看不见手中物品的情况下（如闭目）通过用手触摸的方式来辨认从前早已熟悉的物品，不能命名物品的名称，不能说明和演示该物品的功能、用途等。触觉失认可累及单手或双手。临床中，单纯性触觉失认极为少见。

4. 检查

（1）深、浅感觉及复合感觉检查。

（2）物品的语义相关性检查：要求患者从三种物品（如短铅笔、橡皮、牙签）中，用手触摸并选择出两个语义相关的物品（如短铅笔和橡皮）。如果患者根据形态相似来选择，如短铅笔和牙签，则回答错误。左、右手分别测试。

（3）物品的触觉性命名：用布将测试用物品遮盖起来，或采用屏风隔断患者视线，患者触摸物品后对其命名并描述此物品的物理特征。左、右手分别测试。命名异常包括错语（如称饭碗为茶杯）、错误描述物品的形状和取材（如将剪刀描述为"一个轴加上两个环""是一种很重要的工具，每天都要用"）、无反应。

（4）物品的触觉性选择：在桌子上摆放各种物品，如球、铅笔、硬币、戒指、纽扣、积木、剪刀等，先让患者闭眼（或采用屏风隔断视线）并用手触摸其中一件物品，辨认是何物，然后放回桌面，再让患者睁开眼，从物品中挑出刚才触摸过的物品。

（5）几何图形的触觉性选择：用塑料片做10个几何图形，如椭圆形、三角形、五角形、正方形、六角形、八角形、十字形、菱形、梯形、圆形。先让患者闭眼触摸其中一块，然后再睁开眼睛，试从绘画中寻找与刚才触摸过的物品相同的图形。

（6）视觉识别：要求患者看物品图片后对其命名，或进行语义相关性检查。

5. 结果分析

触觉失认患者的深、浅感觉及复合感觉（实体觉、定位觉、两点分辨觉）均正常。患者不能通过用手触摸来说出物品名称，但看到实物后即可正确说出。顶叶损伤范围较大时，因存在感觉障碍致使触觉失认无法被检查出来。

触觉失认应与实体觉障碍相区别。实体觉障碍是躯体感觉次级联合皮质损伤所致，而触觉失认是躯体感觉高级联合皮质与其他感觉联合皮质及语义记忆系统联系中断，使得躯体感觉高级联合皮质不能分析、整合各种信息的结果。因此，实体觉障碍和触觉失认实际上是物品分析过程中不同阶段所出现的障碍。触觉失认患者能够区别某一种材料的细微差别（如粗细程度不同的砂纸），能够完成各种材料的匹配（如丝绒匹配、牛皮匹配），能够通过触摸画出物品的形状。实体觉障碍的患者则不能完成上述匹配和绘画。

四、失用症

（一）基本概念

失用症（apraxia）与中央前回、基底节、脑干或脊髓损伤引起的瘫痪或肌无力不同。失用症是指由于不能正确地运用后天习得的技能运动，因而在没有瘫痪的情况下不能执行有目的的运动的运用障碍。它是一组反映运动系统在皮质功能水平上存在障碍的综合征（躯体运动中枢除外），与肌力下降、肌张力异常、运动协调性障碍、感觉缺失、视空间障碍、语言理解困难、注意力差或不合作等均无关。根据症状表现和产生机制的不同，失用症分为意念性失用和意念运动性失用。失用症多见于左侧脑损伤，且常合并失语。其发生率尚未见报道。临床上，失用症多发于脑卒中患者和痴呆患者，故老年患者多见。

（二）失用症分类

意念的产生和概念的形成过程出现障碍时可导致意念性失用；视运动记忆的破坏或储存视运动记忆的顶叶与额叶运动区联系中断使计划和编排运动出现障碍时则出现意念运动性失用。

（三）意念性失用

1. 定义

动作意念产生和概念形成包括了对物品功能的理解、对动作的理解及对动作顺序的理解。意念性失用是意念或概念形成存在障碍，是动作的构思过程受到破坏而导致的复杂动作的概念性组织障碍。意念性失用是较严重的运用障碍。患者对于做一件事的目的和做成一件事需要做什么、怎样做和用什么做都缺乏正确的认识和理解。

2. 损伤定位

意念性失用的损伤定位尚不十分清楚。不同的病例报道显示，左侧额叶（前额叶皮质、运动前区）、顶叶或顶枕颞叶交界处损伤均可导致意念性失用。意念性失用也常见于弥漫性脑损伤如脑动脉硬化，以及与痴呆有关的疾病。

3. 临床表现

患者不能自动或根据指令完成有目的的协调、复杂的多步骤动作。虽然可以正确地完成复杂动作中的每一个分解动作，但不能将这些分解动作按照一定顺序排列组合并串联在一起使之成为连贯、协调的功能活动。表现为动作的逻辑顺序出现混乱，或某一个动作被省略、重复。例如，沏茶时要先将茶叶放进茶壶，加开水，然后盖上壶盖。意念性失用患者可以正确地完成每一个步骤的动作，即都能做出放茶叶、倒水、盖上壶盖的动作，但顺序会出现错误，如先倒水而不是先放茶叶。意念性失用患者也不能描述一项复杂活动的实施步骤。

意念性失用患者还表现为工具的选择和使用障碍，患者在不使用工具的情况下可以很好地模仿运动，但是当实物放在面前时则出现选择和使用错误。尽管患者能够认识物品本身，却不知道物品的功能或用途，造成物品被错误地使用。例如，在餐盘中摆放筷子、铅笔、牙刷，患者可能会选择铅笔或牙刷用于吃饭，用洗脸毛巾洗脸盆，用牙刷梳头；如果给患者烟和火柴，令其点燃香烟，患者可能会将火柴放进口中，或用未点燃的火柴去"点燃"香烟。意念性失用可见于检查中，也可以在日常生活中表现出来。

（四）意念运动性失用

1. 定义

意念运动性失用（ideomotor apraxia）是储存运动记忆的左半球顶下小叶与负责制订运动计划的前运动皮质之间联系中断，导致运动记忆的计划和编排出现障碍。根据累及部位的不同，意念运动性失用可分为肢体失用和口腔-面部失用。

2. 损伤定位

如前所述，运用的神经加工过程需要有左半球顶下小叶、两侧半球前运动区、躯体运动中枢及胼胝体的参与。该神经加工传导路中任何部位的损伤都可能引起肢体的意念运动性失用症。根据损伤部位的不同，肢体失用可以表现为双侧或者单侧。

3. 临床表现

意念运动性失用患者不能执行运动口令。患者不能按照口令用手势表演（演示）使用某一种工具的活动，模仿可使表现有所改善，但仍不正常。使用实物进行作业时，其动作的准确性明显提高。患者虽然不能正确地按照口令用手势演示或模仿使用某种工具的活动，但仍然能够在适当的时间与地点下无意识地完成那些从前熟练操作的技能性动作，并能够描述动作的过程。例如，意念运动性失用的患者不能在指令下拿起牙刷或演示刷牙动作，但是在早晨起床后可以到盥洗室自发地拿起牙刷，将牙膏挤到牙刷上，然后刷牙。

肢体失用患者不能完成精确的运动，也难以做快速重复的动作，如用手指连续敲击桌面；在功能活动中则表现为动作笨拙、不准确及反应延迟。患者常常表现出持续状态，即不停地重复一个活动或一个动作，因此患者难以结束当前的活动。

（1）左顶叶损伤：导致左侧顶叶失用症（left parietal

apraxia）。运动印记储存在左顶下小叶，因此当有疾病如脑卒中、痴呆、肿瘤等病灶累及该部位时均可导致有关如何进行技能运动的信息丢失。该损伤导致双侧上肢失用。

（2）前运动区或补充运动区损伤：有关运动记忆或"运动公式"的信息由前运动皮质（包括补充运动区）负责转换成神经支配模式，因此，左半球前部损伤也可以引起失用症，表现为左手动作"笨拙"。此时，运动记忆印记仍然存在，但进行运动的能力被破坏。当病灶累及中央前回时，则右侧肢体出现完全瘫痪或轻瘫。

左半球顶下小叶（角回和缘上回）损伤与前运动皮质损伤所导致的肢体意念运动性失用在临床表现上有所不同。技能性运动的记忆储存于左半球顶叶（角回和缘上回），左半球顶叶损伤所表现的执行功能障碍是由运动记忆受损所致，因此患者不能识别他人的动作是否正确。损伤局限于前运动皮质时，有关技能性运动的信息仍然存在，但从事该运动的能力受到破坏。因此，患者虽然不能正确地执行动作口令，却仍然能够正确叙述并识别他人动作的正确与否、好与坏。

（3）胼胝体损伤：胼胝体病变（如肿瘤直接压迫、大脑前动脉梗塞、出血时）也会引起胼胝体失用症（callosal apraxia）。虽然胼胝体不直接参与技能性运动的记忆与加工，但它是联系大脑左右半球的连合纤维（胼胝体前1/3联系两侧额叶）。按口令控制左侧肢体运动时，需要将左侧额叶前运动皮质的信息经胼胝体传递到右侧前运动皮质。胼胝体前1/3损伤将阻止左右前运动皮质间信息的传递，因此，右上肢能完成指定运动，左上肢则不能，在临床上仅表现为左上肢失用。值得一提的是，胼胝体失用症在胼胝体切除后并不出现，而更常见于肿瘤或大脑前动脉卒中。

面部-口腔失用（facial-oral apraxia）患者不能按照口令正确完成嘴唇、舌、咽、喉、颌面部的复杂运动，如舔嘴唇、吹口哨、咳嗽、用吸管饮水、眨眼等动作，表现为动作不协调、不正确或持续动作。与肢体意念运动性失用一样，患者可以自发地正确完成口腔面部动作。损伤常位于皮质44区即Broca区域附近，因此，90%以上的患者常合并有Broca失语。面部-口腔失用是意念运动性失用的一种表现形式。

意念运动性失用仅在检查时才会被发现脑卒中、痴呆、肿瘤、中枢神经系统感染和炎症、多发性硬化等均可导致意念运动性失用。意念性失用通常与意念运动性失用同时存在，意念运动性失用则可独立存在。

4. 病史采集

意念运动性失用患者平时可自发地完成日常生活活动行为，只在检查中发现异常，因此询问和了解患者从事日常生活活动的能力情况，尤其是使用日常用品、用具的能力（例如，是否能够正确地使用筷子、汤匙、牙刷；做饭时能否安全、正确地使用厨房用具；能否正确地使用锤子、剪刀等一类工具）变得尤为重要。上述内容可通过询问患者本人或护理人员（家属或护工）获得。

由于失用症是高级脑功能障碍，与肌力下降、瘫痪、震颤或舞蹈症等运动障碍、肌张力或姿势异常、感觉障碍、意识不清、理解障碍及不合作等因素无关，因此在了解病史的过程中应尽量收集相关信息，以排除这些容易与失用症混淆的情况。

5. 检查

判断有无失用症采用动作检查。检查者要求患者使用某种工具完成特定作业的动作并观察其动作表现。意念性失用和意念运动性失用的检查方法相同。鉴别两者的关键在于患者对于检查的反应：意念运动性失用患者不能按指令做动作，但在恰当的时间和地点能自动地完成该动作；意念性失用患者既不能按指令也不能自动地完成动作。检查时应遵循从难到易的原则。检查的三个步骤Goodglass检查法和评定的注意事项如下。

（1）执行动作口令（verbal）。

根据检查者的口令用手势演示（哑剧性表演）一个及物动作，如"做一个刷牙的动作"。该检查要求患者理解口令，能够想象在没有实物的情况下如何正确地运用和运动。因此，通过打手势表现一个动作或做一件事情对患者来说最为困难，它代表了运用的最高水平。

要求患者用手势表演使用工具的动作。例如，用手势演示（想象中的）如何用锤子将钉子敲进墙面，用螺丝刀拧螺丝，用剪刀剪纸，用锯子锯木头，削土豆皮，用打蛋器打鸡蛋等。

哑剧性手势表演正常时，握住（想象中的）工具的手的空间定位应正确；工具定位及与目标（墙、螺丝钉、纸等）的距离亦应正确；动作过程流畅，仿佛手中真的拿着剪刀、锤子等工具在进行操作，成功完成演示。

意念运动性失用患者和意念性失用患者均不能正确地执行口令。意念运动性失用患者可表现出动作重复、笨拙、握工具的手的位置不正确，或动作在错误的平面上进行，或目标放置错误，或运动不正确、用身体的某一部分代替使用工具，如用拳头当锤子而不是手握一把锤子的姿势。如果要求患者假装做刷牙的动作，患者不会假装手持牙刷而是用手指代替牙刷做刷牙的动作。上述情况提示患者丧失了从事该运动的相关知识。意念性失用患者表现出动作步骤错误。当检查者要求患者"假设你手里有一把钥匙，用它将门打开"时，肢体失用患者可能会前后摆动手腕而不是旋转手腕，或先旋转手腕再做插钥匙的动作。

（2）视觉性动作模仿（visual）。

由于失用症常与失语症并存，因此对于严重失语症患者而言，采用视觉呈现的方式让患者模仿检查者的动作或行为较执行口令更容易且适当。一个不能用手势演示如何使用钥匙的患者也许能够模仿检查者的手部运动。因此，当患者不能执行口令时，检查者做示范动作，要求患者模仿。此外，检查者可示范各种姿势和肢体运动，要求患者模仿。意念运动性失用患者不能正确地模仿他人的动作或手势。意念性失用患者则可以很好地模仿各种运动。

（3）触觉性实物操作（tactile）。

使用实物进行操作是最容易完成的作业。患者在看到检查者的示范动作后仍不能模仿其动作时，应在双目遮蔽下给予实物进行操作。另外，意念性失用患者虽然可以很好地模仿各种步骤，但不能正确地选择和使用工具，所以，实际应用检查很有必要。检查者可从单一步骤到多步骤再到复杂步骤，例如从吹灭火柴到按照食谱做一道菜；检查者也可以给患者一把钥匙，一副牙膏和牙刷，或若干信封、信纸、邮票和胶水等进行实际操作。意念运动性失用患者使用实物后，动作准确性明显提高。意念性失用患者可表现为动作顺序错乱或物品（工具）挑选和使用错误。

当患者因脑损伤而不能理解口令时，检查者无法根据口令评定患者的行为表现。在这种情况下只能检查患者模仿或使用实物的能力。

对疑有意念运动性失用患者，应向家属或病房护士了解该患者完成日常生活动作的情况。

（4）Goodglass检查法：采用Goodglass检查法有助于判断意念运动性失用所累及的身体部位。其动作检查包括以下三个方面。①口腔-面颊：咳嗽、嗅味、吹灭火柴、用吸管饮水、鼓腮。②肢体：挥手再见、用手示意"过来"、示指放在嘴唇边示意安静、举手行礼、示意"停止"、刷牙、刮胡子、锤钉子、锯木板、使用螺丝刀。③全身：拳击手的姿势、打高尔夫球的姿势、正步走、铲雪的动作，起立、原地转两圈，然后坐下。

（5）评定的注意事项。

选择适当的检查活动。限于患者的背景知识，有些患者根本就不知道某些活动该如何做。因此，检查时要选择常用的工具和活动内容，以免误诊。

肢体失用症可能是双侧也可能是单侧。因此，应对身体两侧进行检查以免漏诊。

口腔-面部失用常合并Broca失语；肢体失用时顶叶损伤，如果波及颞叶可同时出现韦尼克脑病致使的失语；病灶累及左侧顶叶角回，也可以合并传导性失语或古茨曼综合征（失算、左右分辨障碍、失写、失读）。因此，应注意这些相关症状的检查。

6. 结果分析

通过不同的感觉通路（口语、视觉及触觉）检查失用症的存在及严重程度，包括对不同类型的手势或动作进行检查，如及物性手势动作（使用物品的动作）、不及物性手势动作（不使用物品但用动作表达想法或情感，如挥手再见）、无意义手势动作、肢体近端动作（如拍球）、肢体远端动作（如用手指打字）等。其中，及物性动作检查对失用症患者来说是一个非常敏感的检查方法。一般来说，失用症患者的肢体近端、不及物性动作的表现基本正常，而肢体远端、及物性动作则常表现出完成困难。

根据失用症的特征性表现，结合病史，诊断一般不困难。根据口令所做的及物性动作出现障碍，模仿时有所改进（仍然不正确），而在使用实物时表现最好，都是意念运动性失用的特征性表现。意念运动性失用需与轻度偏瘫、运动障碍（如帕金森病）、肌张力异常、感觉障碍、诈病等所致的类似症状进行鉴别。既不能执行及物性动作口令，也不能正确地使用实物完成规定任务（动作顺序混乱或物品挑选和使用错误），但动作模仿正常的情况属于意念性失用。

明确诊断有无失用症十分重要。由于意念运动性失用仅在检查时才会被发现，患者并不知道自己存在失用症，因而没有接受作业疗法/物理疗法（OT/PT）治疗。不能及时发现脑损伤（脑卒中）患者存在失用症将大大影响其康复疗效。此外，失用症导致的结局之一是患者丧失独立生活能力。因此，明确诊断有助于患者及早接受康复治疗和康复专业护理。总体而言，失用症患者的日常生活活动能力趋于依赖，至少需要在某种程度的监视下进行活动。脑卒中患者的失用症症状较稳定或有所改善；变性疾病或肿瘤患者的症状常有进展，但生活自理能力逐渐下降。

复习题

一、填空题

1. 各种原因引起的脑部组织损伤会导致患者＿＿＿＿、＿＿＿＿、＿＿＿＿、＿＿＿＿、＿＿＿＿、计算和理解判断等功能中的一项或多项受损，影响个体的＿＿＿＿，这被称为认知功能障碍，又称高级脑功能障碍，包括知觉障碍、注意障碍、记忆障碍和执行功能障碍。

2. 根据视知觉技能的损害特征及与日常生活能力的密切关系，视空间关系障碍分为＿＿＿＿、＿＿＿＿、＿＿＿＿、＿＿＿＿及＿＿＿＿等。其中，图形背景分辨障碍、空间定位障碍、空间关系障碍、地形定向障碍、形态恒常性识别障碍共同构成空间关系综合征。

3. 大脑右半球是＿＿＿＿的优势半球。因此，视空间关系功能障碍最常见于右半球后部损伤，以＿＿＿＿损伤为主。

4. 失认症可局限于一种感觉方式上，根据感觉方式的不同，失认症分为＿＿＿＿、触觉失认和＿＿＿＿。

二、名词解释

1. 失认症。

2. 失用症。

3. 单侧忽略。

三、简答题

1 单侧忽略的临床表现。

2. 前额叶损伤患者表现出的一些症状如何与抑郁症和精神病进行简单鉴别？

3. 如何鉴别单侧忽略与偏盲？

第 2 节　注意障碍

学习指导：

1. 掌握注意障碍的特征及临床表现。

2. 熟悉注意障碍的评定方法。

3. 掌握划销测验的方法。

　　注意是记忆的基础，也是一切意识活动的基础。由于注意与皮质觉醒程度有关，注意减退常被视为意识清晰程度降低的指标。

一、注意的特征及其影响因素

　　1. 注意的范围

　　指在同一时间内一个人所能清楚地把握注意对象的数量，是注意的广度特征。正常成年人能注意到8~9个黑点，4~6个没关系的外文字母，3~4个几何图形。扩大注意的范围可以提高学习和工作的效率。一般来说，被知觉的对象越集中，排列上越有规律，越能成为相互联系的整体，注意的范围就越大；反之注意的范围就越小。此外，当任务复杂或需要更多地注意细节时，注意的范围就会缩小。

2. 注意的紧张度

指心理活动对一定对象的高度集中程度，是注意的强度特征。一个人良好的身体和精神状况、对于注意对象浓厚的兴趣和爱好都有助于保持高度的注意紧张度；反之注意的紧张度就越低。此外，注意范围的大小也是影响注意紧张度的因素。

3. 注意的持久性

指注意在某一对象上所保持时间的长短，是注意的时间特征。在一定范围内，注意的持久性或稳定性是随着注意对象复杂程度的增加而提高的。但如果注意对象过于复杂、难以理解，就容易导致疲劳，使注意分散。

4. 注意的转移性

指根据新任务的要求，主动、及时地将注意从一个对象转移到另一个对象。对原来活动的注意紧张程度越高，注意的转移就越困难，转移的速度也越慢；反之转移就容易和迅速。此外，对新的对象有浓厚兴趣或其符合当时的心理需求时，注意的转移就会比较容易和迅速。自控能力强者能主动、及时地转移注意，自控能力弱者则不然。

5. 注意的分配性

指在进行两种或两种以上的活动时能同时注意不同的

对象。具备这样的能力需要两个条件：一是必须对一种活动达到纯熟的程度以至于不需要太多的注意就能进行；二是同时进行的几种活动之间必须相互关联并形成固定的反应系统。

二、注意障碍的特征与临床表现

注意是完成各种作业活动的必要条件。注意障碍（inattention）患者不能处理用于顺利进行活动所必要的各种信息。根据Sohlberg和Matrre（1989）提出的临床模型，脑损伤后出现的注意障碍可分为若干类型。

1. 觉醒状态低下

因网状结构功能存在障碍，患者对痛、触、视、听及言语等刺激作出反应的时间延迟，不能迅速、正确地作出反应，患者对刺激的反应能力和兴奋性下降，表现为注意迟钝、缓慢。

2. 注意范围缩小

患者的注意范围显著缩小，主动注意减弱，当患者集中于某一事物时，其他一般易于唤起注意的事物并不能引起患者的注意。

3. 保持注意障碍

指注意的持久性或稳定性下降。患者在进行持续和重复性的活动时缺乏持久性，注意力涣散，随境转移，易受干扰，不能抑制不合时宜的反应。因此，患者不能完成阅读书报、听课任务；在康复训练时由于患者不能将注意力长时间保持在所进行的活动上而影响康复治疗效果。

4. 选择注意障碍

患者不能有目的地注意符合当前需要的特定刺激及剔除无关刺激。有研究表明，脑损伤患者无法从复杂环境中提取所需信息是由脑损伤患者对突出刺激的注意和不相关信息的过滤存在缺陷所致。患者很容易受自身或外部环境因素的影响而不能集中注意，如不能在较嘈杂的环境中与他人谈话，丧失了从复杂或嘈杂背景环境中选择一定刺激的控制能力。

5. 转移注意障碍

患者不能根据需要及时地从当前的注意对象中脱离并及时转向新的对象，因而不能跟踪事件的进展。额叶损伤时常表现为注意固定，又称为持续状态。如果患者是一个学生，则无法交替地听老师讲课和记笔记；在进行康复训练时，患者在指令下从一个动作转换到另一个动作会出现困难。

6. 分配注意障碍

患者不能同时利用所有有用的信息，表现为不能在同一时间做两件事。例如，偏瘫患者尚可以在他人的监护下行走，但是当另外一个人从他面前走过并向其打招呼时，患者就会因失去平衡而止步、跟跄甚至摔倒。这说明患者没有足够的注意力同时兼顾行走和任何其他的情况。有研究显示，重度脑损伤患者在同时进行两项任务时常常会出现注意的分配障碍。在从事或执行那些需要有意识控制加工过程的任务时，由于信息加工速度变慢而引起分配障碍；从事或执行不需要有意识控制加工过程而自动完成的任务则不会引起分配障碍。这些研究结果也证实了正常的分配注意是建立在熟练掌握技能活动并相互协调的基础上的。

三、评定

由于注意是所有有意识作业的基础，因此，没有纯粹的检查注意的方法。注意在不同程度上受到运动、知觉、认知行为的影响。

1. 反应时的检查

反应时间又称反应时，指从刺激作用于机体后到明显的反应开始时所需要的时间，即刺激与反应之间的时距。检查测量时，给患者以单一的刺激，要求其在感受到刺激时尽可能快地对刺激作出反应。检查者预先向患者交代刺激是什么，以及他要做的反应是什么。计时器记录从刺激呈现到患者的反应开始时的时间间隔。可根据情况选择测定听觉反应时间或视觉反应时间。

2. 注意广度的检查

数字距尤其是倒叙数字距，是检查注意广度的常用检查方法。研究显示，重复一串数字的能力与检索（回忆）新事件的记忆加工过程无关。数字重复依赖短时（工作）记忆，而短时记忆反过来又依赖额叶的执行和语音加工系统。

数字距检查是患者根据检查者的要求正向复述或逆向复述（倒叙）逐渐延长的数字串的测试方法。检查方法如表2-3。

表2-3　数字距检查表

正向复述	得分	逆向复述	得分
9—7	2	6—2	2
4—1	2	1—9	2
4—8—1	3	2—8—3	3
6—3—2	3	4—1—5	3
6—4—3—9	4	3—2—7—9	4
7—2—8—6	4	4—9—6—8	4
4—2—7—3—1	5	1—5—2—8—6	5
7—5—8—3—6	5	6—1—8—4—3	5
6—1—9—4—7—3	6	5—3—9—4—1—8	6
3—9—2—4—8—7	6	7—2—4—8—5—6	6
5—9—1—7—4—2—3	7	8—1—2—9—3—6—5	7
4—1—7—9—3—8—6	7	4—7—1—9—1—2—8	7
5—8—1—9—2—6—4—7	8	3—5—8—1—2—9—4—6	8
3—8—2—9—5—1—7—4	8	8—1—4—9—2—3—6—5	8

续上表

正向复述	得分	逆向复述	得分
2—6—1—9—7—3—5—4—8	9		
7—2—8—3—5—1—6—9—4	9		

得分：　　　　　　　　得分：

正数数字距检查是令患者按照检查者所给予的数字顺序进行复述，通常从2位数开始，每一个水平做两次检查，即同一数字距水平测试两组不同的数字。一个水平的检查通过后（两次检查中任意一次通过即可）进入下一个水平的检查。如果两次均失败，则检查结束，数字距检查结果取最后通过的数字串水平。

正数数字距检查举例：

5—6—7（正确）

9—2—8（正确）

1—7—5—2（不正确）

3—7—2—4（正确）

8—4—2—6—9（不正确）

5—1—2—9—7（不正确）

正数数字距=4

检查者以1位数/秒的速度说出一组数字，注意不要成串地将数字脱口而出，以免使检查的准确性受到影响

（成串地念数字有助于复述，回忆电话号码即采用这种方法）。倒数检查采用同样的方法，不同之处是要求患者从后向前逆向重复检查者给予的一组数字。

正常人的正数数字距为7±2，数字距长短与年龄和受教育水平有关。一个年轻的知识分子，其数字距至少为6。数字距为5时，要根据患者的年龄和文化水平判断其是正常还是处于正常边缘。对于老年人或文化水平较低者而言，数字距为5应属于正常。数字距为4时则提示患者处于临界状态或异常；数字距等于3时，则确定损伤存在。正常人的倒数数字距通常比正数少一位，即倒数数字距为6±2，一般不超过2位数。故数字距为3时提示患者为临界状态或异常，而数字距等于2时则可确诊异常。

数字距减小是注意障碍的一个特征，常见于额叶损伤的患者。轻度阿尔茨海默病患者，其数字距基本正常，但中度至重度皮质下痴呆患者的数字距减小。健忘症或记忆缺失的患者可能完全丧失情节记忆（自传式的、按照事件发生的时间和地点进行组织和描述的记忆），但数字距检查正常。左侧局灶性脑损伤如失语患者，其数字距常常减小。注意排除由于听觉或语言障碍所引起的复述较差的结果。

3. 注意持久性的检查

（1）划销测验：给患者一支笔，要求其以最快的速度准确地划去指定数字或字母。如要求患者划去下列字母中

的 "C" 和 "E"：

BAFEIZJELJLANYAHNUIQYFEJINCNUUOEPUHBE
CAAJDJWIELKHGCAD

NIAGHETLCALWHENYOUNOAECTALLIHBCAOJ
NEOUHLLWEOCONAIYBTQ

ONEBNIGHTACEMEADLOVEAJUJCLEMONAECU
HUOEOJLCLAIHEPUYFHA

AELJIAJJMQOPZMEPOMCJHDOEPPCLKJMCKLELO
OALCMKEOKJELLCJKL

ALEMONCRTRECAOPNOATALLEJKOHJCLJJKEAT
ALLJCKKKEOOOOJJMKKC

NKUHGOCUHJUJJEOKKCLKJJEOKJJJEOKJJJJKOPC
UYQYWTDCPPEZKCOEK

患者操作完毕后，分别统计正确划销字母与错误划销字母，并记录划销时间。根据下列公式计算患者的注意持久性或稳定性指数，作为治疗前后自身比较的指标。

注意持久性指数=（总查阅字母/划销时间）×［（正确划销字母－错误划销字母）/应划销字母］。

（2）连续减7或倒背时间、成语：由于许多正常老年人和左半球局灶性损伤的患者在做连续减7的算数题时都会出现错误，而一年有多少个月对所有人来说都是十分熟悉的，因此，倒数一年中的12个月是检查注意保持能力的较好方法，患者应快速无误地完成该项作业。如患者仍不能完成该项作业，可让患者倒数一个星期的7天。

4. 注意选择性的检查

检查在外界干扰的情况下，患者指向并集中于某一特定对象的能力。可采用测定视觉反应时或听觉反应时。检查需要使用专用仪器。

5. 注意转移的检查

按以下规则出两道题：

第一题，写两个数，上下排列，然后相加。将和的个位数写在右上方，将上排的数直接移到右下方，以此类推。

729101123……

57291011……

第二题，开始上下两位数与第一题相同，只是将和的个位数写在右下方而把下排的数移到右上方。

75279651……

52796516……

每隔半分钟发出"变"的口令，患者在听到命令后立即改做另一题。将转换总数和转换错误数进行比较，并记录完成作业所需要的时间。

6. 注意分配的检查

声光刺激同时呈现，要求患者对刺激做出判断和反应。

7. 定向力（orientation）的检查

患者出现注意障碍时，时间和地点失去定向是注意障碍不可避免的后果。

（1）人物定向。

通过以下提问进行评定：

你叫什么名字？

你的年龄是多少？

你的生日是哪天？

（2）地点定向。

通过以下提问进行评定：

你现在在哪里？

你现在所在的医院是哪里？

你家在哪里？

（3）时间定向。

通过以下提问进行评定：

今天的日期（哪年哪月哪日）？

今天是星期几？

现在的时间（被检查者不允许看钟表）？

在上述定向检查中回答不准确，则表明有定向障碍。患者可能仅表现出某一方面的定向障碍，如时间定向或地点定向障碍。

8. 行为观察

行为观察也是判断患者注意力状况的一种重要方法。与患者交谈时，注意患者的谈话和行为，注意力不集中的患者趋向漫谈，常失去谈话主题，不能维持思维的连贯性，不能集中注意力于一项具体的任务上，在很短的时间内即出现注意的转移，检查中东张西望，周围环境中的任何响动都可能引起患者的"探究反应"。漫不经心的行为也可使患者由于缺乏条理性而容易丢失物品，不能在规定时间内完成任务，容易因粗心而犯错。洛文斯顿认知功能评定量表就是根据患者在整个测验过程中的表现对其注意力进行评分。

四、结果分析

注意障碍体现在强度、范围、稳定性、选择性、转移性和分配性方面的改变。不同疾患障碍表现的侧重点不同。除脑血管病和老年性痴呆患者外，抑郁症、焦虑症、狂躁症、儿童多动症、神经衰弱等均可出现不同程度和特征的注意障碍。临床中应注意基础病的判别以利于制订康复计划。

复习题

一、填空题

1. 注意是____的基础，也是一切____的基础。

2. 反应时间又称____，指从刺激作用于机体后到明显的反应开始时所需要的时间，即刺激与反应之间的____。

二、简述题

1. 如何进行注意持久性的检查?

2. 什么是定向力检查?

3. 如何进行注意转移及注意广度的检查?

4. 描述注意障碍的特征与临床表现。

第 3 节　记忆障碍

学习指导：

1. 了解记忆的分类及定义。

2. 掌握记忆的基本过程。

3. 掌握记忆的评定方法。

一、基本概念

　　记忆随年龄增长会有所减退，当各种原因的损伤累及记忆相关的神经结构（如脑外伤、脑卒中）或神经递质（如老年性痴呆）时会出现永久性的记忆障碍。

二、记忆的分类

　　根据记忆编码方式和保持时间的不同，记忆可分为瞬时记忆、短时记忆和长时记忆。

　　长时记忆，按时间长短可分为近期记忆和远期记忆。

长时记忆中，根据信息提取（回忆）过程有无意识的参与，分为程序性记忆（又称内隐记忆）和陈述性记忆（又称外显记忆）；陈述性记忆又进一步分为情节性记忆和语义性记忆（图2-18）。

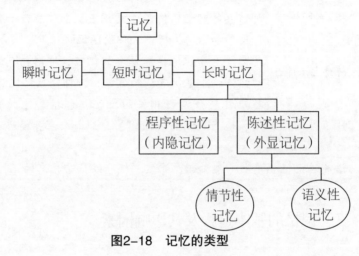

图2-18　记忆的类型

各种记忆互有区别又相互联系，其定义总结于表2-4中。

表2-4　各种记忆的定义

种类	定义
瞬时记忆	信息保留的时间以毫秒计，最长1～2秒钟；又称感觉记忆
短时记忆	信息保留的时间在1分钟以内；又称工作记忆
长时记忆	信息保留的时间在1分钟以上，包括数日、数年直至终生
近期记忆	长时记忆。信息保留的时间在数小时、数日、数月以内

种类	定义
远期记忆	很长的长时记忆。信息保留的时间以年计，包括幼年时期发生的事件
程序性记忆	自动地、不需要有意识地提取信息的记忆，即对信息的回忆不依赖于意识或认知过程，如条件反射和运动技巧；又称内隐记忆
陈述性记忆	是需要有意识地提取信息的记忆，即对信息的回忆依赖于意识或认知过程；又称外显记忆
情节性记忆	与事件整个过程相关的记忆，包括发生的时间、地点及相关条件背景，如个人亲身经历及重大公众事件
语义性记忆	有关一般知识、事实、概念及语言信息的记忆

三、记忆的基本过程及其影响因素

记忆的基本过程包括识记、保持和回忆三个环节。

识记（memorizing）是人识别并记住事物的过程，是记忆的第一环节。识记的目的性，识记材料的意义、数量和呈现的先后顺序，以及识记时的情绪状态都可能对识记的效果产生影响。

保持（retention）是识记的事物在头脑中储存和巩固的过程，是实现回忆的必要前提。所识记的材料或信息是否能够得到巩固和持久的保持有赖于识记任务的长久性、识记材料的性质、识记后的复习等因素。

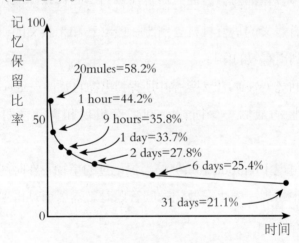

要求长久记住的记忆任务和复习均有利于材料保持时间的延长，而复习的作用就是通过多次的识记来巩固已建立的联系，以加强保持的力度。

著名的艾宾浩斯（Ebbinghaus）遗忘曲线（图2-19）提出了遗忘在数量上的规律：遗忘量随时间递增；增加的速度是先快后慢，在识记后的短时间内遗忘特别迅速，然后逐渐变缓。因此，根据曲线所显示的遗忘特点，及时、经常地进行复习有利于识记的内容在急速遗忘前获得必要的巩固（图2-20）。

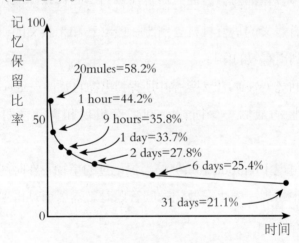

图2-19　Ebbinghaus遗忘曲线

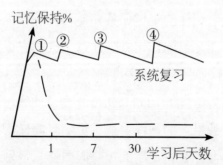

图2-20 复习时间与记忆保存的比例

此外，识记材料的性质也能够对保持过程产生影响。例如，动作性或形象性的信息或材料容易持久地保持，诗歌和有意义的语言材料分别比一般文章和无意义的语言材料得到更有效的保持。

回忆（recall）是对头脑中所保持事物的提取（retrieve），是记忆的最后一个阶段。回忆有再现和再认两种表现方式。

再现（reproduction）是当识记过的事物不在时能够在头脑中重现。学生在做闭卷问答题时就需要通过再现学过的内容作答。

再认（recognition）是当识记过的事物再度出现时能够把它识别出来。学生考试时做选择题，目击者从一群疑犯中指证真正的犯人都是再认现象。再认过程中由于存在信息提示，故较再现过程简单。

回忆可以是有意识的，也可以是无意识的。

四、评定

全面考察记忆情况包括对不同类型记忆的评定，判断是否存在顺行性遗忘或逆行性遗忘。由于视觉与言语信息的记忆加工过程各自具有特异性，故尚需分别对视觉和言语记忆进行评定。

1. 瞬时记忆评定

言语记忆的常用检查方法为数字顺背和倒背测验，即数字广度测验。一次重复的数字长度在7±2为正常，低于5为瞬时记忆缺陷。应详细记录每一遍口令后患者复述正确的数字长度，如复述7位数，其中第1遍复述正确记录"2/7"，第3遍复述正确记录"4/7"；亦可用100连续减7再减7，要求患者说出减5次后的得数。

另一个方法是检查者说出4个不相关的词，如足球、手表、盘子、蓝天。速度为1个/秒。随后要求患者立即复述。正常者能立即说出3~4个词。检查者重复5遍仍未答对者为异常。只能说出1个，甚至1个也说不出，表明患者有瞬时记忆缺陷。

非言语记忆可用画图或指物来检查。如出示4张图形卡片，让患者看30秒钟后收起或遮盖图卡，立即要求患者将所看到的图案默画出来。不能再现图案，或再现的图案部分缺失、歪曲或不紧凑，均为异常（图2-21）。

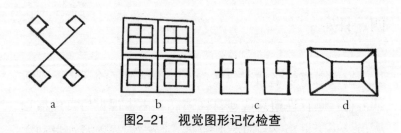

图2-21 视觉图形记忆检查

在一间嘈杂或杂乱的房间里对患者进行正式的记忆测试，其结果要比在一间安静的房间里测验的结果差。从功能上而言，一个偏瘫患者在一个繁忙的诊所中记住单手系鞋带的方法可能会有困难，但是在一间安静的屋子里会记住更复杂的穿衣技术。因此，区别记忆和注意缺陷十分重要。

2. 短时记忆评定

要求患者在停顿30秒后，回忆在瞬时记忆检查中所用的言语记忆和非言语记忆检查方法。

3. 长时记忆评定

长时记忆的评定分别从程序性记忆（内隐记忆）、情节性记忆、语义性记忆等不同侧面进行。

（1）程序性记忆（内隐记忆）：信息回忆不依赖于意识和认知过程，学习记忆通过操作来表现而无须用语言来表达，例如学习骑自行车和弹奏乐器。对内隐记忆进行检查时，不要求患者有意识地去回忆所识记的内容，而是要求其完成某项操作任务，在进行操作的过程中不知不觉地反映出患者保持某种信息的状况。例如：给患者示范一个简单的魔术表演，随后让患者模仿。

遗忘综合征患者保留内隐记忆。基底节功能异常时可引起内隐记忆受损，如亨廷顿（Huntington）病。

在检查过程中，注意排除由于视觉、语言或注意障碍本身所引起的异常结果。

临床中，可选用记忆的筛查测验和成套测验指导记忆的评定。简易精神状态检查量表、常识记忆注意测验量表（IMCT）、认知能力检查（CCSE）量表、长谷川痴呆量表（HDS）中均包括记忆测验的部分。成套测验有韦氏成人记忆量表、Rivermead行为记忆测验及中科院心理所编制的临床记忆量表。

（2）情节性记忆：评定时从顺行和逆行记忆两方面考察患者的再现和再认能力，有助于发现其遗忘的特点。

顺行性情节记忆评定：识记新信息能力的测验，分为言语和非言语检查，以鉴别左右脑损伤及损伤定位。

言语测验：①回忆复杂的言语信息，给患者念一段故事，故事中包含15~30个内容。念完故事后，要求患者重复故事的情节，检查者记录回忆的情况。亦可通过字词表学习，检查患者的再现能力。②词汇表学习，准备两张列有15个词的表。检查者以1词/秒的速度高声念出第一张表中的词汇，然后要求患者重复所有能够记住的词汇，可不按顺序回忆。全过程重复5次后，检查者再念第二张写有15个词的表。要求患者在第二张表回忆1遍后立即回忆第一张表中的词汇。③词汇再认，测验由20～50个测验词汇和20～50个干扰词汇组成。每一个词呈现3秒，然后将干扰词汇和测验词汇放在一起，让患者从中挑出刚才出现过的词汇。顺行性遗忘患者在回忆测验中可能仅能回忆几个词，但在再现测验中则完全表现正常。

非言语测验包括视觉再现和新面容再认。

视觉再现：几何图形自由回忆。Rey-Osterrieth复杂图形记忆测验用来测验患者的视觉记忆能力（图2-22）。首先患者按要求临摹图案，然后在临摹后10～30分钟，让患者根据记忆自由地将图案重画出来。根据再现的完整性、准确性、布局、计划性、画面干净与否、对称性等多种因素进行评定。

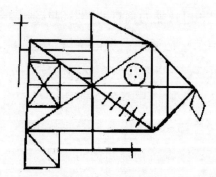

图2-22　Rey-Osterrieth复杂图形记忆测验

新面容再认：测验由20～50张陌生人的面部照片和20～50张起干扰作用的陌生人的面部照片组成。每一张照片呈现3秒。然后将干扰照片和测验照片放在一起，让患者从中挑选出刚才出现过的照片。

逆行性记忆检查包括自传性记忆、著名事件及著名人物记忆。根据患者年龄及文化水平可采用问卷式提问，对成长的不同时期（如儿童期、青壮年期及近期）的个人经历和病前发生的重大历史事件（如抗日战争、"文化大革命"、香港回归等）进行回顾。在问及个人经历时需要亲属或知情者证实其准确性。辨认著名人物时需指出其姓名、身份，以及与之相关的历史年代。

情节性记忆障碍是长时记忆障碍最常见的表现。情节性记忆障碍包括逆行性遗忘和顺行性遗忘两种类型。前者指患者不能回忆病前某一时段的经历（如回忆不起受伤前他在什么地方，正在做什么事情）或公众事件，遗忘可能是完全的或部分的；后者指表现为病后不能学习新知识，也不能回忆近期本人所经历过的事情，例如对如何受伤、如何住院等回忆不起来，不能回忆当天早些时候的对话等。逆行性遗忘和顺行性遗忘是器质性脑损伤的结果。脑卒中患者近期记忆出现障碍时，由于不能学习新知识而影响康复进程和疗效。老年性痴呆患者顺行性和逆行性记忆障碍并存，既有识记新知识能力的受损又有回忆远期知识的困难。

（3）语义性记忆：与情节记忆相反，语义记忆与时间、地点无关。例如：中国的首都是北京，水的沸点是100摄氏度，周长的定义等。评定内容包括常识测验、词汇测验、分类测验及物品命名与指物测验等。

常识测验：对患者进行提问，如篮球是什么形状的？钟表有什么用？国庆节是哪一天？一年有多少个月？

词汇测验：对词汇作词义解释，例如冬天、约束、胜利、新鲜、疲劳等。

分类测验：如水果类、蔬菜类、交通工具类等。

物品命名与指物测验：物品命名指对实物进行命名，而指物则是根据口令将指定物品从混放在一起的物品堆中挑出，如手表、牙刷等。

脑弥漫损伤如老年性痴呆可引起语义性记忆障碍，早期可表现为找词困难、命名不能。语义性记忆障碍也是大多数痴呆疾患表现的症状之一。此外，局灶性损伤如脑外伤、脑血管意外引起的颞叶出血、颞叶萎缩引起的额叶型痴呆（Pick病）亦可造成语义记忆障碍。

4. 问卷

为了更真实地反映患者实际生活中的具体情况，可以采用问卷的方式对记忆障碍进行更为接近日常生活活动的测验（表2-5）。

表2-5 日常记忆问卷

序号	内容
1	在日常生活中会忘记把一些日常用品放在何处
2	认不出曾经到过的地方
3	忘记到商店买什么东西

序号	内容
4	忘记近几天别人告诉的事情，或需要别人的提示才能记起
5	认不出时常接触的好友或亲人
6	有"提笔忘字""话在嘴边说不出"的情况，需要别人提示
7	忘记了日前发生的重要事情及细节
8	刚说的话或事情，转身的工夫就忘
9	忘记了与自己有关的一些重要信息，例如生日、住址等
10	忘记了在家里或工作单位常做的事情的细节
11	忘记了在一般情况下可找到某些东西的地方，或在不适当的地方找东西
12	在所熟识的行程、路线或建筑物内迷失方向或走错路
13	重复地向某人说其刚说过的内容或重复问同一个问题
14	无法学习新事物、新游戏的规则
15	对生活中的变化无所适从

五、结果分析

临床上常见的记忆障碍有记忆减退、遗忘和虚构。无论脑组织受到何种性质的损害，如脑肿瘤、脑出血、脑中毒、脑缺氧、脑部感染、脑外伤等，一旦损害波及有关记忆的部位均可导致记忆障碍。

1. 记忆减退

记忆减退是指记忆的识别、保存、再认和再现功能普遍减退，临床上比较多见。临床上早期往往是再现减弱，特别是对日期、年代、专有名词、术语及概念等的回忆发生困难，这种长时记忆障碍可表现为近期和远期记忆减退，有的可表现为由近而远的记忆减退。记忆减退是痴呆患者早期出现的特征性表现，亦常见于神经衰弱、脑动脉硬化及其他脑器质性损害的患者，也见于正常老年人。

2. 遗忘

记忆的三个基本过程之一或全部受损时均会产生遗忘，单纯的遗忘（又称遗忘综合征）具有如下特征：①整体智力正常；②严重的顺行性遗忘；③逆行性遗忘；④短时记忆正常或接近正常；⑤内隐记忆保留。

临床上将遗忘分为心理性和器质性两类。心理性遗忘由情绪因素所致，是暂时性的可以治疗的障碍。器质性遗忘指器质性脑病引起的遗忘，遗忘持续时间的长短与脑损伤部位有关，间脑损伤（如科萨科夫综合征）的逆行性遗忘可持续数十年，而海马损伤造成的逆行性遗忘仅存在数月。当慢性弥漫性脑病如老年性痴呆、麻痹性痴呆或某些亚急性病变累及海马等记忆回路结构时，可出现遗忘综合征，有定向障碍、注意力减退和近期遗忘的表现。

3. 虚构

是一种再现发生歪曲的记忆错误。患者以从未发生的经历回答提问，回答不仅不真实且奇特、古怪，或者以既往的经历回答当前的提问。由于其虚构的情节不能保持，这次虚构的内容下次不一定能记住，故其内容常变化不定，多见于器质性脑病。虚构与内侧前额叶的损伤密切相关。虚构与遗忘同时并存被称为科萨科夫综合征（Korsakoff syndrome）又名遗忘-虚构综合征，其特点为顺行性遗忘、虚构和定向障碍，往往有欣快情绪而否认患病，常提示下丘脑，尤其是乳头体附近存在病变。主要见于慢性酒精中毒、脑外伤、脑肿瘤等脑器质性病变，亦可见于老年性及动脉硬化性精神病。

复习题

一、填空题

1. 记忆的基本过程包括_____、_____和_____三个环节。

2. _____性遗忘由情绪因素所致，是暂时性的可以治疗的障碍。_____性遗忘指器质性脑病引起的遗忘。

3. 短时记忆，是指信息保留的时间在_____，又称工作记忆。

4. 长时记忆，是指信息保留的时间在_____以上，包括数日、数年直至终生。

二、名词解释

1. 瞬时记忆。

2. 长时记忆。

3. 短时记忆。

三、简述题

1. 记忆减退。

2. 虚构。

3. 回忆。

4. 再认。

四、记忆的评定内容有哪些？

第 4 节 执行能力障碍

学习指导：

1. 熟悉执行能力障碍的临床表现。

2. 掌握执行能力障碍的评定方法。

一、基本概念

执行功能（executive function）指人独立完成有目的的、自我控制的行为所必需的一组技能，包括计划、判断、决策、不适当反应（行为）的抑制、启动与控制有目的的行为、反应转移、动作行为的序列分析、问题解决等心智操作。有些学者认为注意和工作记忆也属于执行功能范畴。执行功能是前额叶皮质的重要功能。前额叶损伤将产生长期、毁坏性的功能缺陷。见于额叶萎缩引起的额叶型痴呆（Pick病）、双侧大脑前动脉梗塞、蛛网膜下腔出血（前交通动脉瘤）、重度闭合性脑外伤、肿瘤等。

二、神经心理学基础

前额叶皮质在人类认知功能中的作用是现代神经科学研究的前沿和热点。前额叶皮质的重要作用体现在以下三个方面。

其一，控制、调节和规划信息处理的功能系统主要在大脑半球的前部。前额叶是这一功能系统的第三级结构。

其二，前额叶还与第一功能系统有密切关系。它与脑干网状结构有上行和下行纤维的双向联系。网状结构为前额叶提供"动力"，而前额叶则对网状结构的活动进行调节和控制。

其三，思维活动是脑内信息处理的高级形式。近年来，从解剖联系与行为活动观察，推断思维的内容可在半球的后部联合区表达；而思维过程的调节和控制主要应在前额叶。

前额叶区与皮质各叶和皮质下结构有着广泛而密切的联系。基于功能的角度，前额叶区分为背外侧和眶额叶（腹内侧）两个部分。腹内侧区被视为边缘系统的高级联合区，与杏仁体和边缘系统联系，与人格、情绪以及社会行为有关。背外侧区与大脑皮质后部的单一模式联合区（视觉联合区、听觉联合区、躯体感觉联合区）和多模式联合区（高级联合区）有着交互联系，因此前额叶背外侧部参与对信息的评价、比较、决策和行为的启动控制，故背外侧区与执行功能有关。

三、临床表现

由于前额叶背外侧区和眶额叶区具有联系的唯一性，因此，不同区域的损伤具有特征性的临床表现。眶额叶区损伤的患者不能抑制不恰当行为、情绪及人格障碍。背外侧额叶损伤的患者则表现为一组执行功能障碍综合征，包括注意、短时记忆障碍，计划、决策障碍，启动障碍，持续状态、抽象概念形成障碍，以及问题解决能力障碍等。

有计划障碍的患者常制订出不切合实际的目标，低估完成任务所需的时间；决策障碍者不考虑后果而作出错误的决策。有启动障碍的患者，不能在需要时开始动作，表现为行为被动、丧失主动精神或主动努力，表情淡漠、对周围事物漠不关心并毫无兴趣，反应迟钝。

前额叶损伤时，患者由于反应抑制和反应转移或变换障碍而不能根据刺激变化而改变应答，表现出持续状态（perseveration），即在进行功能性活动时不断地重复同一种运动或动作。例如，洗脸时，反复洗一个部位。

问题解决能力的丧失或下降是执行功能障碍的重要特征。问题解决方面的功能障碍表现在以下三个方面。

其一，不能认识存在的问题。在进行一项活动时，患者意识不到有任何差错。在分析问题时，不能区别解决问题的关键要素，理解问题片面、具体，不能形成抽象概念；过分重视某一个特征而忽略其他关键性的特征；在进行一项活动时，强调许多无关的因素或特点，因而无法选择关键性的特征。

其二，不能计划和实施所选择的解决方法。患者不能制订切合实际的计划；选择无效方案或策略导致花费过多的精力与时间。

其三，不能检验问题是否得到满意的解决；也不能通过结果来判断问题是否得到满意的解决。

问题解决的能力出现障碍将影响患者日常生活的各个方面。患者去朋友家串门需要乘车却搞不清楚该乘哪路公共汽车；不明白该怎样安排一顿饭；在一定的社会环境或处境中不知该如何做或表现出不恰当的反应；不能计划、组织和实施复杂的作业或工作；思维片面、具体，不能够举一反三。

四、评定

1. 言语流畅性检查

言语流畅性检查用于检查前额叶皮质的启动功能。要求患者在一分钟内尽可能多地列举出以"M"开头的单词。人名、地点和衍生词（如高兴的衍生词：高兴的、高兴地、不高兴的等）不允许使用。高中毕业文化水平以上的正常人一分钟内至少可以说出8~9个单词。对于失语症患者，可以设计卡片供其挑选。

语义分类流畅性检查（按种类命名，如在一分钟内尽可能多地列举出属于动物类的单词或属于水果类的单词）不是纯粹的生成性作业或任务，语义分类作业的完成有赖于与语言有关的大脑皮质的完整性和统一性。因此，该类检查不适合检查额叶功能障碍。

2. 反应-抑制和变换能力检查

（1）做-不做测验（go，no go task）：当检查者举起两根手指时，要求患者举起一根手指；当检查者举起一根手指时，要求患者举起两根手指。另外一种检查方法是，检查者敲击一下桌底面（以避免视觉提示），患者举起一根手指；敲击两下，患者不动。亦可共做10遍。检查前要确认患者理解检查要求。完全模仿检查者动作或反复持续一个动作均提示患者缺乏适当的反应抑制，不能按不同的刺激来变换应答是额叶损伤的特征性表现。

（2）交替变换测验：要求患者复制由方波和三角波交替并连续组成的图形。额叶损伤患者不能根据刺激的改变而改变应答，表现出持续状态，即一直重复一个形状而不是交替变化（图2-23）。

（3）序列运动（动作）检查：①Luria三步序列动作检查要求患者连续做三个动作，即依次握拳、手的尺侧缘放在桌面上和手掌朝下平放在桌面上（握拳—切—拍）

（图2-24）。

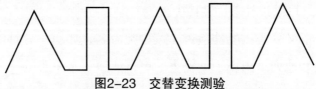

图2-23 交替变换测验

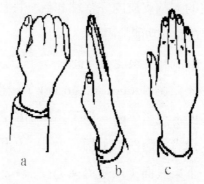

图2-24 Luria三步序列动作检查

　　②手的交替运动，检查者示范动作要求，首先同时完成一手（如左手）握拳，另一手（如右手）五指伸展的动作，然后将动作颠倒即左手伸展，右手握拳。要求患者交替连续完成这组动作。

　　（4）日常生活活动能力（ADL）检查：要求患者实际演示刷牙、梳头、吃饭等动作。观察患者是否存在反复进行片段动作的现象。持续状态和不能完成序列动作均为异常反应。肢体运动障碍患者在进行该类检查时也可以表现异常。因此，确定反应异常之前应首先排除运动障碍对测验的干扰。

3. 问题解决能力的检查

（1）谚语解释：谚语解释测验是为了检查患者的抽象概括能力，考查患者理解口头隐喻的能力。谚语是在民间流传的固定语句，用简单通俗的话来反映深刻的道理。尽量选择与患者受教育水平和背景相应的成语或谚语，解释其引申含义。额叶损伤患者由于不能抑制无关的联系与选择，或过分强调事物的某一面，因此常常对谚语做具体的解释，而不是运用抽象思维进行解释。检查者提出谚语，如"三个臭皮匠赛过诸葛亮""过河拆桥"等，患者往往仅直接简单解释为"三个皮匠比诸葛亮强""过了河就把桥拆了"，表明患者在认识和选择事物的主要特征和共同特征方面存在缺陷。

谚语解释的评分标准：

0分：只做字面解释；患者的抽象概括能力存在障碍。

1分：能用通俗的话反映较为深刻的道理。

2分：正确解释其寓意。

患者的回答不仅与认知能力完整程度有关，而且和受教育水平、文化背景及过去对谚语的熟悉程度有关，在检查前应了解这方面的情况。谚语解释必须与其他检查所见一致。

（2）类比测验：包括相似性测验和差异性测验。

①相似性测验：通过检查患者识别一对事物或物品在

概念上的相同之处的表现，考查其对比和分类、抽象与概括的心智操作能力。

给患者出示成对的词组：西红柿—白菜，手表—皮尺，诗—小说，马—苹果，赞扬—惩罚。要求患者通过比较上述两种事物或物品，指出其在概念上的相似之处。

正确的回答必须是抽象的概括或总体分类。额叶损伤或痴呆患者仅指出它们的非主要特征，只回答出一对词组中一个词的性质，或所作的概括与其不相关或不恰当。例如，对西红柿和白菜，正确的回答应该是它们都是蔬菜；如果回答它们都是食品，长在地里或都是可以吃的，它们都可以在超市里买到并且都有营养，说明患者在概念的形成上存在缺陷。亦可以采用韦氏成人智力量表中的相似性检查项目。

②差异性测验：检查方法与相似性测验相同。给患者出示成对词组：狼—狗，床—椅子，河—运河，谎言—错误，歌曲—雕像。要求患者在比较之后，指出两者的区别。

（3）推理测验：在解决某些问题时，要在所提供的条件中，通过推理去寻找规律并验证这种规律。因此，推理测验是评定问题解决能力的一个重要部分。推理测验可选择言语推理和非言语推理。

言语推理：娟比红高，红比丽高，飞比娟高。请问哪项回答是正确的？ 丽比娟高，飞比红高，丽比飞高，红比飞高。

非言语推理包括数字推理和图形推理。

数字推理：

①1、4、7、10、？？

②5+3+2=151022

9+2+4=183652

8+6+3=482466

5+4+5=202541

7+2+5=？

图形推理：可采用瑞文（Raven）推理测验进行测试。此测验由无意义的图组成，较少受文化背景知识的影响，可测试知觉辨别能力、类同比较能力、比较推理能力、抽象推理能力及综合运用能力。

（4）判断力测验：要求患者根据自己的估计回答问题。例如：你认为报酬最好的工作有哪些？中国男人的平均身高是多少？一斤鸡蛋大约有几个？家里最大的东西是什么？火车的速度有多快？一个篮球场有多大？所提问题不能从一般性知识中直接提取，而是需要经过推理，与自身知识库中的信息进行比较后得出。额叶损伤患者常常给出异乎寻常的回答。

（5）实际问题解决能力测验：问题解决能力或行为是思维的一种形式，是抽象概念形成能力的具体表现。问题解决的操作过程分为对实际情况（问题）的分析，选择解决方案并实施方案，评估所用方法三个阶段。判断患者在实际情境中的表现也应当围绕这三个阶段进行。

简单问题：指问题清楚、显而易见。分析问题时提供所有的相关信息，而无关信息少。解决问题的方法通常仅需要1~3个步骤即可完成。例如：9个球中有1个球质量较其他球轻。要求患者用天平称2次，将其找出。

功能性检查：可以向患者提出应如何处理各种突发事件的问题。例如，你在早上7点58分起床，突然想起自己要在8点到市中心出席一个重要的会议，你该怎样做？假设你在湖边散步，看见一个2岁的小孩独自在湖边玩耍，你会怎样做？假如你回家时发现水管破裂，厨房被水浸泡，你会怎样做？患者在每天实际生活中的实际表现需要从家属或住院期间医务人员处进行了解。

还可以给患者出题。例如，假设你为14个人准备早餐。牛奶3元/杯，豆浆1.5元/杯，鸡蛋2.5元/个，蛋糕2元/块。你共有50元，能买些什么？

五、结果分析

根据损伤部位、症状表现及各项检查，可确定患者有无执行功能障碍。前额叶损伤患者表现出的一些症状常需要与抑郁症和精神病相鉴别。前额叶损伤患者可能表现出假性抑郁，即表情淡漠、对周围事物漠不关心、丧失主动精神或主观努力等人格方面的明显症状，但患者本人并无抑郁感。前额叶损伤患者虽然可以出现假性精神病，即出现未成熟行为、缺乏约束力等人格变化，但并不同时合并与精神病有关的精神和情绪问题。

复习题

一、填空题

1. _____是前额叶皮质的重要功能。前额叶损伤将产生长期、毁坏性的功能缺陷。

2. 控制、调节和规划信息处理的功能系统主要在大脑半球的_____部。

二、简答题

1. 问题解决方面的功能障碍表现主要有几个方面？

2. 什么是执行功能？

3. Luria三步序列动作检查是什么？

第 **3** 章

老年认知功能障碍

第 **1** 节　老年认知功能低下与认知症

学习指导：

1. 掌握老年认知症的概念。

2. 掌握认知功能障碍对日常生活活动能力的影响。

3. 熟悉正常老化及轻度认知障碍过程。

4. 了解不同疾病引起的认知症的表现特点。

　　老年认知症，即老年性痴呆（dementia），后者因含有歧视，故近来逐渐被认知症、认知障碍综合征、失智症这些表述所取代。它可以是以智能减退为主要临床表现的一种疾病，亦可以是多种疾病伴发的一个症状，是由慢性或进行性脑部器质性疾病引起的脑功能障碍而产生的获得性和持续性智能障碍综合征。

智能障碍可表现为不同程度的记忆、语言、视空间功能、人格异常及认知（概括、计算、判断、综合和解决问题）能力的降低。患者常常伴有行为和情感的异常，这些功能障碍导致患者日常独立生活、社会交往和工作能力的明显减退甚至丧失。

一、正常老化和认知症

随着年龄增长，"自己或亲人是否患上老年失智症"的担忧越发严重，事实上，多数失智症并非某日突然发生，如果能在早期观察其变化，会有许多办法来综合防止失智症的发生。

1. 正常老化的表现

正常的老化主要表现为认知功能的下降，常见如下临床症候。

（1）忘事：最初表现为常常忘记关注的事情。随着年龄增长忘事的情况会逐渐增多，但自己仍觉得"无所谓"。在此期间为防止认知机能下降，需开始采取预防措施。认知机能低下时，多数人都会有所察觉，如不知什么原因感觉反应迟滞或有些木呆，觉得脑子里云山雾罩，像雾霾似的，"如此下去傻了怎么办啊？""最近脑袋瓜不好使，到岁数的人都这样吗？""最近烦心事太多了，头快要爆炸了，累死了！"等。因这种体验而表现得紧张不安。

认知机能下降的过程中，在早期多数人能意识到自己的记忆有变化，但是这种意识会逐渐淡化，甚至消失，最终陷入痴呆状态。一般认为"有感觉也无所谓"的人，或者做了检查但诊断结果否定是"痴呆"的人是多数，但是认知机能低下的现状是存在的，应该尽早采取对策。

（2）神情不安：许多人看不到明显的认知改变，但有人强烈地怀疑自己有痴呆。在心情不安时，可能出现抑郁症的情况，还不能说是痴呆，需要注意的是抑郁症诱发认知症的风险是很高的，因此及时开始治疗抑郁症也是必要的。

（3）其他表现：人脑的智能活动中除了记忆能力，还包括许多其他复杂的能力。与过去相比，如果也感到认知功能下降，甚至丧失，要提前检查排除病理性改变。这类复杂能力下降的表现如下。

言语机能：说话节律性变差，词语表达不恰当，很熟悉的东西或人名说不出来。

推理能力：没有依据的结论，如"这种情况就是这种情况"；或者根据表面的信息就下结论，表现在逻辑推理层次不清甚至无逻辑。

视觉、听觉机能：尽管视觉、听觉无异常，但对所闻所见的事物不理解，大脑综合解析的能力下降，出现中枢性"失认症"。虽然手足可以自发活动，但是令其有目的地执行动作又不能完成，出现"失用症"。

执行机能：为实现某个目标而制订计划，分步骤实施，或启动实际的行动变得困难起来。例如原本是个有能力的人，现在变得无法完成多个环节的整合任务，只能一件事情一件事情来做，甚至一件事也做不下来。

注意力和计算力：注意力差，难以集中精力做事，与他人说话时容易走神。

2. 轻度认知障碍的演变规律

无论是正常还是失智症都与人们日常生活的状态或表现有关，都可对大脑产生形态或机能方面的变化，因此必须经过医学检查和心理测试的得分等来判断，方能确定一个人的认知水平。

（1）认知机能变化的模式：认知功能变化的模式大体分为：正常、轻度认知障碍（mild cognitive impairment MCI）、认知症（失智症）三个阶段。图3-1显示认知机能从正常开始低下，进入轻度认知障碍，最终进入认知症状态。其中轻度认知障碍属于正常与认知症的中间状态，换言之轻度认知障碍尚未达到痴呆的诊断标准，所以它既不是健康正常的，也非真正病态的，只是智能变化的一种过渡阶段。

认知机能轻度障碍时，每个人的临床表现并不相同，但是根据现有症状的分类可以对疾病或趋势的变化进行某种预测。大体可分为4种表现方式（图3-2）。

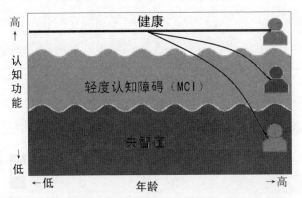

图3-1　认知机能变化的模式（引自朝田隆，2014）

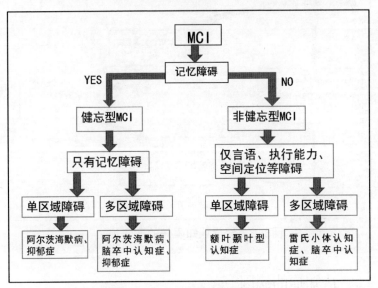

图3-2　认知障碍表现的类别

（2）正确理解轻度认知障碍：人体的机能随着年龄进

入人生的终点，表现为逐年一点一点地衰老下去。一般大脑的认知机能变化非常缓慢，而急剧性机能下降主要是疾病引起的。因此轻度认知障碍既不能看成是与年龄相对应的必然趋势或健常的，也不是痴呆（失智症）的诊断标准。

（3）轻度认知障碍与认知症的关系：临床上发现许多失智症老人在轻度认知障碍的某阶段时，认知机能呈现持续下降状态，继而发生了痴呆。但是目前许多研究显示，轻度认知障碍不一定进入痴呆，维持现状或者恢复到正常认知状态的可能性是存在的（图3-3）。

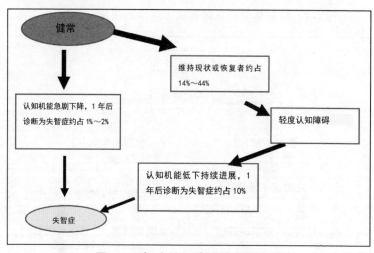

图3-3　轻度认知障碍的演变规律

二、认知症的病因

年龄与痴呆的患病率存在肯定关系，痴呆的发病率和患病率随年龄增高而增加。国外调查资料显示，痴呆患病率在60岁以上的人群中为1%，老年人每增龄5.1岁，痴呆患病率增加1倍，在85岁以上的人群中患病率达40%以上；据报道，我国痴呆患病率在60岁以上的人群中为0.75%～4.69%。由于人类寿命的延长，随着全球人口的老龄化，痴呆的患病率还将快速上升。由于痴呆的患病率和致残率高、病程长、治疗开支大等，给患者的家庭和社会都会带来巨大的负担和影响。通常引起痴呆的原因包括变性病性和非变性病性，前者主要包括阿尔茨海默病、路易体痴呆、Pick病和额颞痴呆等；后者包括血管性痴呆、感染性痴呆、代谢性或中毒性脑病等。其中阿尔茨海默病、血管性痴呆是引起老年痴呆症的最常见原因，其他原因较少见。

1. 阿尔茨海默病（Alzheimer disease，AD）

AD是老年人最常见的神经变性疾病，主要的病理变化是大脑皮质广泛弥漫性的萎缩。AD的发病率随年龄增加；65岁以上患病率约为5%，85岁以上为20%或更高，妇女患病率是男性的3倍。AD通常潜隐发病，家族性阿尔茨海默病（FAD）约占AD患者的10%以下，为常染色体显性遗传，若家族中有先例患者，一级亲属尤其是女性具有更高的发病风险。发病一般认为可能与遗传和环境因素有关，代谢异常和β-淀粉样蛋白沉积亦与发病有关。

2. 血管性痴呆

血管性痴呆（vascular dementia，VD）是指因脑血管疾病所致的智能及认知功能障碍的临床综合征。西方国家VD占所有痴呆的15%~20%，我国及日本VD所占比例较高，是仅次于AD的第2位常见的痴呆。VD与AD相比，多有卒中史，常表现为波动性病程或阶梯式恶化，尤其VD早期病情不严重时，疗效及预后较好，故VD的早期诊断和早期治疗具有很大意义。VD的病因涉及两个方面：脑血管病和危险因素。大脑特定部位如额叶、颞叶及边缘系统的血管源性损害可能导致痴呆，造成痴呆的主要原因是动脉粥样硬化、动脉狭窄和脑梗死，当梗死脑组织容积超过80~150ml时，临床即会出现痴呆表现。但脑血管病变并非大多数VD患者致病的唯一因素。目前VD的危险因素主要包括脑血管病（如"三高"、心脏病、普遍性动脉硬化及吸烟等）、既往卒中史、卒中病灶部位及大小、缺血性白质病变、高龄及文化程度低等。

3. 路易体痴呆（dementia with Lewy bodies，DLB）

由Okazak等（1961）首先描述，是一组在临床和病理表现上处于帕金森病与阿尔茨海默病之间，以波动性认知功能障碍、视幻觉和帕金森病综合征为临床特点，以路易体（Lewy body）为病理特征的神经变性疾病。DLB多于老年期发病，属于缓慢进展的进行性痴呆、锥体外系运动障碍及精神障碍等三组症状重叠的病症。

4. 其他病因

除了老化引起的认知障碍之外，大脑的额叶或颞叶的变性、萎缩也可引发额颞叶性痴呆。另外，许多疾病也会导致轻度认知功能低下及认知症。因此积极预防和治疗这些疾病有助于预防失智症的发生。常见以下疾病。

内分泌疾病：常见甲状腺功能低下，可引发认知功能下降。

抑郁症：抑郁症常引起认知机能下降，治疗抑郁症可改善认知机能。

药物副作用：某些疾病治疗的药物，具有影响脑机能的作用，务必慎重使用。

脑积水、慢性硬膜外血肿、脑肿瘤、脑外伤均可引起认知机能下降。

三、认知症的临床表现特点

一般认为认知机能变得低下，大多数源于轻度认知障碍。许多研究显示适当的预防可以延缓机能下降。尽管其进展速度缓慢，但是促进其恢复到正常脑功能水平仍旧较难。有研究认为在脑认知机能略微低下时，脑的潜在能力还是较多的，此刻预防认知症收到的效果较好。总之，轻度认知机能低下是个较为普遍的现象，不必惊慌失措或者当作疾病处置。既来之，则安之，积极采取对策。

认知症老人不仅是认知机能比过去严重下降，且非暂时性症状，而是持续进展性的。其临床表现具有多样化特点，对于每个人而言，也可有各种各样的表现。针对认知症的介护工作需要，本书将其常见表现归纳为9大特点并提出相应对策，供学习参考。

认知症的诊断标准比较复杂，可以参考精神科的诊断标准进行［参阅本书附录：阿尔茨海默型痴呆的诊断标准（NIA-AA 2011）简介］。脑电图检查可见到全面的慢波化、重度异常。脑CT检查可发现广泛的脑萎缩。记忆及智能测查已无法进行。为了做出法律上或权威性诊断，应该请心理精神科医生确诊。

（一）不同疾病引起的认知症表现特点

1. 阿尔茨海默病

（1）记忆障碍（memory impairment）：是痴呆症的早期症状，患者多为隐匿起病，早期不易被患者及家人察觉。主要表现为逐渐发生的记忆障碍：当天发生的事不能记忆，刚刚做过的事或说过的话经常不记得，同一问题反复提问，熟悉的人名记不起来，忘记约会，忘记贵重物品放在何处，词汇减少。早期出现的经常性遗忘主要表现为近事记忆力受损，随后远事记忆力也受损，使日常生活受到影响。

（2）认知障碍（cognitive impairment）：是阿尔茨海默病的临床表现，特征性认知障碍随病情进展而逐渐出现，表现为掌握新知识、熟练运用新知识及社交能力的下降，并随时间的推移而逐渐加重。严重时出现时空定向力障碍，穿外套时手伸不进袖子，铺桌布不能把桌布的角和桌角对齐，迷路或不认家门，不能画最简单的几何图形，不会使用最常用的物品如筷子、汤匙等，但仍可保留运动的肌力和协调。

随着病情加重还会渐渐出现语言功能障碍，不能讲完整的语句，口语量减少，找词困难，命名障碍，出现错语症，交谈能力减退，阅读理解受损，但朗读可相对保留，最后完全失语。计算力障碍常表现为算错账，严重的连简单的计算也不会。

（3）痴呆的行为精神症状（BPSD）：伴随的思维、心境、行为等精神障碍往往是患者就医的原因。疾病早期患者的精神症状包括抑郁、情感淡漠、失控、焦躁不安、兴奋和欣快等，主动性减少，注意力涣散，白天自言自语或大声说话，害怕单独留在家里。随后部分患者开始出现人格障碍和精神症状，如片段妄想、幻觉状态和攻击倾向等。

人格障碍有时可在疾病早期出现，患者变得缺乏活力，容易疲劳，对工作失去热情，对往常爱好的活动失去了兴趣，对人、对事都显得漫不经心，有时会开一些不合时宜的拙劣玩笑。对衣着及仪容也不如以前那样注意，变得不爱整洁，不修边幅，在别人面前也不避忌做异常动作和不卫生行为（用手玩弄粪便等），表现出精神病样相貌，甚至使日常生活受到影响的人也不少。有时会发生对年幼儿童的猥亵行为或暴露阴部等违反社会道德准则的行为。有的变得多疑、固执与斤斤计较；有的怀疑自己年老的配偶有外遇；出现妄想和古怪行为，如怀疑子女偷他的钱物，把不值钱的东西也当作财宝藏匿起来；贪食或忽略进食；多数患者有失眠或夜间谵妄。

（4）其他：检查时可发现患者坐立不安、易激动、少动、不修边幅、个人卫生不佳。一般视力、视野保持相对完整，无锥体束征和感觉障碍等；步态一般正常，后期可出现小步，平衡障碍等。5%的患者可出现癫痫发作和帕金森综合征。

2. 血管性痴呆

由脑血管病变所致的痴呆，其临床表现分为认知功能障碍和相关原发脑血管病的神经功能障碍两个方面。VD具有卒中病史，痴呆呈突发性、阶梯式进展，病程呈波动性或慢性等临床特点。临床对VD的分类比较多，如皮质性（多梗死性）、关键部位梗死性、皮质下血管性、低灌注性、遗传血管性等多种类型。下面只介绍前3类的临床表现。

（1）多梗死性痴呆（multi-infarct dementia，MID）：为VD最常见的类型，主要是由皮质和皮质下血管区多发梗死所致的痴呆。患者有反复多次缺血性脑血管事件发作的病史，由于每次发作后会遗留或多或少的精神和神经症状，最终发展成为全面严重的智力衰退。典型临床表现为一侧的运动和感觉功能障碍，突发的认知功能损害。记忆障碍出现较早但较轻，同时伴随一定程度的执行能力受损，例如目标性缺乏、计划性、主动性、组织能力减退和抽象思维能力差等。

（2）关键部位梗死性痴呆（strategic infarct dementia）：是指与高级皮质功能有关的关键部位缺血梗死所致的痴呆。病变部位位于皮质或皮质下，如海马、角回、丘脑、基底节等。可出现记忆障碍、表情淡漠、主动性减退、发音困难、意识障碍等。脑血管性认知症：偶有感情失控、抑郁状态、被害妄想、情绪不定等症状。一般无人格的崩溃，心里虽然有种种郁积，但外表上与人接触良好，温和亲切，多数人好说话。话里常包含对具体事物的不满或猜疑，但对抽象的内容不太注意，还能较好地保持日常行动上的判断力。

（3）皮质下血管性痴呆（subcortical vascular dementia）：多发生于前额皮质下区域，包括腔隙状态和Bingswanger病，与小血管病变有关，以腔隙性梗死、局灶和弥散的缺血性白质病变和不完全性缺血损伤为特征。皮质下血管性痴呆的主要临床表现是皮质下综合征，如纯运动性偏瘫、延髓体征、构音障碍和认知综合征。

在认知能力上，脑血管性痴呆时呈局灶性改变，正如掉齿的木梳一样，一部分齿脱落，但还有一部分齿残存着。而阿尔茨海默性认知症则如同木梳的齿全部脱落，其特点是智能的全部领域都呈现痴呆状态，往往是从早期开始就缺乏识别自己是否有病的能力。

记忆力降低：忘记最近身边发生的事情，特别是物品名、人名等（比如吃过的饭、有过客人来访等），或忘记自己说过的话，以及同样的话反复说几遍。但以前记得的事情，多数仍清楚地保留着。

脱落现象：一方面表现完全性认知症，但另一方面却又能提出非常正确的意见，这种现象即伪脱落现象。例如对今天是几月几日的回答虽然完全错误，但对目前现状却能说出比较正确的想法，如同木梳缺了一部分齿的现象，称为"脱落现象"。因从事的职业或专业不同，脱落的类型各式各样，许多人还保持着较好的判断力。

定向力障碍：对时间、场所、人的识别能力发生障碍。对提问今天是几月几号、几点钟、自己是在什么地方、来访的熟人是谁等都不能回答。

不过也有这种情况，即患有失语症时，虽然心里明白，但是无法用言语表达，或者因为不太识数，也说不出是几月几号。如果最初就有听觉理解障碍，因为不能理解提问的意思，也会做出前言不搭后语的回答，容易和定向力障碍混淆。

计算力减退：虽然由于教育水平和职业情况不同的患

者有所不同，但心算和笔算都发生困难。

3. 路易体痴呆

（1）发病原因和发病机制：病因迄今不明，Lewy体结构的主要成分为神经系统 α-突触核蛋白（α-synuclein），研究发现部分DLB及家族性帕金森病患者存在α-突触核蛋白基因突变，使α-突触核蛋白由可溶性转变为不溶性，发生异常聚集，推测α-突触核蛋白基因突变可能与DLB及帕金森病（PD）的发病有关。DLB很少有家族遗传倾向，但日本曾报道过家族性DLB患者。尽管有报告表明部分DLB患者与AD患者均有Apo E ε4等位基因增加，但确切的遗传机制有待研究。

DLB患者的胆碱能及单胺类神经递质系统均有损伤，大脑皮质、前脑Meynert核和尾状核等部位的乙酰胆碱转移酶（ChAT）的水平显著下降，基底核部位的多巴胺及代谢产物高香草酸（HVA）的浓度减少，多巴胺受体异常，壳核5-HT及去甲肾上腺素的浓度显著减低，上述神经递质系统的损害与DLB患者认知功能下降及锥体外系运动障碍等有关。

（2）临床表现：DLB患者的认知功能全面减退，属皮质性痴呆，常以记忆力减退、定向力缺失起病，但早期记忆障碍较轻，有波动性，亦可出现失语、失用及失认。部分病人有皮质下痴呆的特点，如注意力不集中、警觉性减退及语言欠流利等；在痴呆进展中出现视空间能力缺失，有额叶释放症状如强握及摸索反射；认知功能障碍可有波动，在数周内甚至1天内可有较大变化，异常与正常状态交替出现，表现时轻时重或无规律。

锥体外系运动障碍与帕金森综合征相似，如肌强直、动作减少和运动迟缓等，震颤少见。一般对左旋多巴治疗反应差。DLB患者还可出现自主神经功能紊乱、肌张力障碍、吞咽障碍和睡眠障碍等，如经常跌倒、晕厥，甚至短暂性意识丧失。

精神症状的特点：多数病人可有视幻觉，内容生动、完整，常为安静的人、物体和动物的具体图像。患者可绘声绘色地描述所见景物，并坚信不疑，可有妄想、谵妄、躁动等精神异常，呈明显波动性。对神经安定剂及抗精神病药非常敏感是DLB区别于其他类型痴呆的特点，但易出现副作用或原有锥体外系运动障碍的加重，认知功能下降，甚至嗜睡、昏迷等。

（二）认知症的共性特点

为了便于对认知症患者进行护理或照料，需要把认知症的表现归纳分类，以实现更精确、科学有效的照料。例如记忆障碍，几乎所有的认知症都表现为忘事，失去记忆对本人影响很大，认知症老人许多不被理解的言行，大部分与记忆障碍有关。但是认知症的忘事也有记忆新事物困难、做过（或体验过）的事几乎忘记、生活在过去的记忆中这三个特点，并且个体之间还存在着差异。另外在症状表现强度、理性控制程度、情绪情感活动及性格改变程度上也表现了一些共性特点，如对己有利特点、作用与反作用特点、执拗、感情残留、斑点症状等。本部分内容讨论的重点放在第7章"认知症的介护技术"中，可以结合该章学习。

四、老年认知功能障碍对日常生活活动能力的影响

大量临床观察已经表明，各种原因引起的脑损伤所导致的不同形式和程度的认知功能障碍，将影响患者的日常生活活动能力及自理程度（表3-1），甚至认知障碍患者在生活上将需要依赖他人并需要更多的专业介护。因此，若能及时发现脑病损或损伤患者存在认知障碍，可以制订正确的治疗方案和正确的出院计划，不但有利于认知功能的康复，对于促进肢体功能的康复和提高日常生活的独立性均具有积极的现实意义。及时发现和诊断认知障碍也有助于制订正确的康复和护理计划，并预测患者的残疾状况。

表3-1　认知功能障碍对日常生活活动能力的影响

认知障碍的种类	日常生活活动能力障碍
注意障碍	不能执行指令和学习；无法参加集体活动
记忆障碍	失定向；忘记姓名、时间安排；学习或执行指令能力下降

认知障碍的种类	日常生活活动能力障碍
问题解决障碍	日常自理和管理家务困难，如购物、计划一顿饭；行为不恰当；判断不准确；不能整理和运用信息，如安排时间或工作
躯体构图障碍	穿衣失用，身体部位的识别和相对定位判断障碍，转移的安全性受到影响
左右分辨障碍	穿衣和理解方向有困难
躯体分辨障碍	不能根据指令移动身体的特定部位
手指失认	手的精细动作完成困难
疾病失认	功能活动的安全性下降；不能学习代偿技术
单侧忽略	刮一半脸、穿一侧袖子、吃盘中半边的食物、阅读时读半边内容；转移和功能移动不安全，行走时撞到一边的门框或物体上
空间定位障碍	不能在拥挤的地区穿行，穿衣困难，不能执行含有"上、下、前、后"等方向的指令
空间关系障碍	同上，不安全
地形定向障碍	找不到从一个房间到另一个房间的路
图形背景分辨困难	不能做如下事务：在杂乱的抽屉中找出指定物品、在白床单上发现白毛巾、找到轮椅的手闸、在冰箱里取所需食品等
肢体失用	使用工具的活动完成有困难，不能使用或使用错误；手操作笨拙，写字和编织困难

认知障碍的种类	日常生活活动能力障碍
结构性失用	穿衣失用、不能饭前摆碗筷、裁制服装、包装礼品、列竖式计算、利用工具进行装配
穿衣失用	前、后、内、外反穿；穿衣顺序错误或仅穿一只袖子

复习题

一、名词解释

1. 老年认知障碍。

2. 阿尔茨海默病。

3. 血管性痴呆。

二、简答题

1. 简述轻度认知障碍与认知症的关系。

2. 简述老年认知障碍的演化规律。

三、分析认知功能障碍对日常生活活动能力有哪些影响？

第 2 节　认知功能障碍的评定方法

学习指导：

1. 掌握认知障碍的评定方法。

2. 熟悉认知障碍的评定流程。

3. 了解认知障碍评定的注意事项。

一、评定方法

认知功能的评定方法可分为四类：筛查法、特异性检查法、成套测验法、功能检查法。临床中，认知功能的评定也是按照筛查、单项检查（特异性检查）或成套测验、功能检查的顺序与步骤进行的。

（一）筛查法

快速的神经综合功能的甄别测验。筛查法从总体上大致检查出患者是否存在认知障碍，但不能为特异性诊断提供依据，即不能通过筛查或仅仅依靠筛查来诊断患者存在何种认知障碍，如图形背景分辨障碍、单侧忽略等。通过筛查可以发现有无脑的器质性病变，可决定是否需要给患者做进一步详细、深入的检查。常用的认知功能筛查量表有简易精神状态检查量表、认知能力检查（CCSE）量表（见附录）等。筛查通常是认知功能评定的第一步。

（二）特异性检查法

用于评定某种特殊类型的认知障碍。当康复医生发现患者脑的器质性改变后，需要进一步明确这种改变是局灶性的还是弥漫性的，是否需要治疗。通过评定患者的认知加工过程及其结果而做出诊断，有助于制订治疗计划。

（三）成套测验法

一整套标准化的测验主要用于对认知功能较全面的定量测定。成套测验法不同于单项特异性临床检查法。成套测验法的信度和效度均经过检验，成套测验得分低于正常范围时提示该患者存在认知障碍。单项特异性检查结果异常则仅仅说明某种认知功能存在缺陷，如面容失认或结构性失用等。成套测验由各种单项测查组成，每一个具体检查项目都可以视为独立的特异性临床检查方法。因此，成套测验可以全面评定主要的脑功能。H.R神经心理学成套测验（Halstead-Reitan neuropsychological battery，H.R.N.B）是常用的神经心理学成套测验；洛文斯顿作业疗法的认知功能评定量表近年来被广泛用于神经康复的评定中。

（四）功能检查法

通过直接观察患者从事日常生活活动的情况来评定相关认知功能障碍的程度。如前所述，大量研究表明，认知功能障碍及其程度与日常生活活动能力状况密切相关。Arnadottir作业疗法-日常生活活动神经行为评定（Arnadottir OT-ADL neurobehavioral evaluation，A-ONE）所采用的即是功能检查法。

二、评定流程

1. 确认患者意识是否清楚

采用Glasgow昏迷量表（Glasgow coma scale，GCS）判断患者意识障碍的程度，患者意识清楚是认知功能评定的前提条件。

2. 认知功能障碍的筛查

在患者意识清楚的条件下，通过简易精神状态检查量表，或认知能力检查量表筛查患者是否存在认知功能障碍，这是认知功能障碍评定的关键步骤。

3. 认知功能的特异性检查

根据认知功能筛查的结果，初步确定患者可能存在某种认知功能障碍，并进行有针对性的认知功能评定，如面容失认、意念性失用等。

4. 成套认知功能测验

是对认知功能较全面的定量评定，常用H.R神经心理学成套测验（Halstead-Reitan neuropsychological battery，H.R.N.B）。

三、注意事项

（1）为进行治疗前后的比较，认知功能障碍的评定应尽可能采用标准化、定量检查方法。

（2）在检查过程中，若患者不能按照指令进行作业，检查者应进一步给予提示。通过观察患者对提示的反馈，判断患者是否可以从提示中受益，从何种提示中受益，通过提示产生了什么样的变化。

（3）认知功能障碍评定的得分虽然能够提示患者存在某种认知障碍和或障碍的程度，但不能告知该认知障碍发生的原因。因此，检查过程中，除了注意得分这一结果外，还应注意患者如何完成该项作业，如何达到最终的分数，以及检查过程中所给予的提示如何对其表现产生变化。通过细致的观察，对可能的原因进行分析、判断，为选择治疗方案提供更加明确的依据。

（4）多学科参与认知障碍的研究。作业治疗师评定认知功能障碍的重点在于确定认知障碍对日常作业活动的影响。因此，认知评定更着重于观察认知障碍是否影响、在哪些方面影响和如何影响日常活动。

（5）评定的重点应根据病史、脑损伤部位、认知障碍表现来确定。特别是脑损伤部位，如左、右脑损伤和不同脑结构的损伤具有一定特征，因此有助于评定方法和评定项目的选择。

（6）若患者同时合并失语症，检查者应首先确定其语言理解（听、阅读）水平和最可靠的语言表达方式。根据情况，可采用"是"与"否"的简单问题或多选题要求患者回答，也可以采用一步命令（口头或文字），如果患者不能理解一步命令，则需要进一步做动作模仿检查。当患者既不能用"是"或"否"回答简单问题，也不能执行一步命令时，认知-知觉技能评定结果的可靠性将受到怀疑。

（7）听觉或视觉障碍者有可能影响认知评定的结果。因此，检查者在评定时应选择功能正常的感觉器官而不应通过损伤的感觉通道对认知进行评定。例如，对听力损伤者，可采用文字指令；对视觉损伤者，可采用放大的检查用品。

复习题

1. 认知障碍的评定方法分为哪些种类？

2. 简述认知障碍的评定流程。

3. 针对听觉或视觉障碍者，怎样做可以减少对认知评定结果的影响？

第3节 老年认知功能障碍的康复评定技术

学习指导：

1. 掌握评定量表MMSE，CCSE。

2. 掌握注意力评定方法。

3. 熟悉知觉障碍的相关评定方法。

认知功能属于大脑皮质的高级活动范畴，包括感觉、知觉、注意、记忆和智能等。老年人的认知障碍问题常被漏诊。有的患者的认知状态若不仔细观察发现不出障碍，常常被误认为正常，特别是轻型痴呆更易被忽视，延误最佳治疗时机。所以对于老年痴呆的正确判断，需常规收集病史、进行体格检查，并联合认知功能评定等。

一、痴呆筛选量表

（1）简易精神状态检查（mini-mental state examination，MMSE）量表

（2）认知能力检查法（cognitive capacity screening examination，CCSE）量表：该量表内容与MMSE类似，但增加了倒背数字、物体分类、类比和反义词等测查内容，这在短小的量表中比较有特点。

（3）长谷川痴呆量表（Hasegama's dementia scale，HDS）：该量表评分简单，受文化程度影响相对较小，也是筛查老年性痴呆的较理想工具。该量表共9项，每项包括若干小题，回答正确计1分，总分为30分，划界分为22分。

二、记忆功能评定

记忆是人对过去所经历事物的一种反应，可分为长时记忆、短时记忆和瞬时记忆三种。记忆功能是人脑的基本认知功能之一，在很大程度上反映心理状态及认知功能的现有水平。脑损伤或情绪及人格障碍患者常出现记忆功能障碍，记忆力测验则能衡量记忆等级水平、鉴别不同类型的记忆障碍，对患者的记忆力状况进行客观地评定，可用于脑损伤、老年性痴呆、智力低下等的判定。

（详见第2章第3节"记忆障碍"）

三、注意力评定

注意是对事物的一种选择性反应，根据参与器官的不同，可分为听觉注意、视觉注意等。下面介绍几种视觉和听觉注意的测试方法，可根据临床需要搭配使用。

1. 视跟踪和辨认测试

（1）视跟踪：要求受试者的目光跟随光源左、右、上、下移动。每一个方向记1分，正常为4分。

（2）形态辨认：要求受试者分别临摹出垂线、圆形、正方形和A字。每项记1分，正常为4分。

（3）划销字母测试：要求受试者用铅笔以最快速度划去事先编排好的字母列中的C和E（也可以是其他字母，实测字母大小应按规格）。100秒内划错多于1个即视为注意有缺陷。

2. 数或词的辨别注意测试

（1）听认字母测试：在60秒内以每秒1个的速度念无规则排列的字母给受试者听，其中有10个为指定同一字母，要求听到此字母时举手，举手10次为正常。

（2）背诵数字：以每秒1个的速度念一列数字给受试者听，要求立即背诵。以2位数开始至不能背诵为止。背诵少于5位数为不正常。

（3）词辨认：向受试者播放一段短文录音，其中有10个为指定的同一词，要求听到此词时举手，举手10次为正常。

3. 声辨认

（1）声辨认：向受试者播放一段有嗡嗡声、电话铃声、钟表声和号角声等日常常见且有特色声音的录音，要求听到号角声时举手。号角声出现5次，举手少于5次为不正常。

（2）在杂音背景中辨认词：测验内容、形式及要求同上述的"词辨认"，但录音中有喧闹的市集背景音等。举手少于8次为不正常。

四、知觉障碍的相关评定

1. 言语流畅性检查

用于检查前额叶皮质的启动功能。要求患者在1分钟内尽可能多地列举出首字母相同的单词。人名、地点和衍生词（如高兴的衍生词，高兴的、高兴地、不高兴的等）不允许使用。高中毕业文化水平以上的正常人1分钟内至少可以说出8~9个单词。对于痴呆伴有失语症患者，可以设计卡片供其挑选。

2. 反应-抑制和变换能力检查

（1）做-不做测验（go，no go task）：当检查者举起两根手指时，要求患者举起一根手指；当检查者举起一根手指时，要求患者举起两根手指。另外一种检查方法是，检查者敲击一下桌底面（以避免视觉提示），患者举起一根手指；敲击两下，患者不动。亦可以共做10遍。检查前要确认患者理解检查要求。完全模仿检查者的动作或反复持续一个动作均提示患者缺乏适当的反应抑制，不能按不同的刺激来变换应答是额叶损伤的特征性表现。

（2）序列运动（动作）检查：①Luria三步连续动作：Luria的三步动作要求患者连续做三个动作，即依次握拳、手的尺侧缘放在桌面上和手掌朝下平放在桌面上（握拳—切—拍）。②手的交替运动：检查者示范动作要求，首先同时完成一只手（如左手）握拳，另一只手（如右手）五指伸展的动作，然后将动作颠倒即左手伸展，右手握拳。要求患者交替连续完成这组动作。

（3）ADL检查：要求患者实际演示刷牙、梳头、吃饭等动作。观察患者是否存在反复进行片段动作的现象。持续状态和不能完成序列运动均为异常反应。肢体运动障碍患者进行该类检查时也可以表现异常。因此，确定反应异常之前应首先排除运动障碍对测验的干扰。

3. 问题解决能力的检查

（1）谚语解释：谚语解释测验是为了检查患者的抽象概括能力，考查患者理解口头隐喻的能力。谚语是在民间流传的固定语句，用简单通俗的话来反映深刻的道理。因此常常对谚语做具体的解释，而不是运用抽象思维进行解释。检查者提出谚语，如"过河拆桥"，若患者仅直接简单解释为"过了河就把桥拆了"，表明患者在认识和选择事物的主要特征和共同特征方面存在缺陷。

下面举例说明用评分的方法判断患者解释谚语的情

况：具体解释为0分；半抽象的解释为1分；抽象的解释为2分。具体的回答或简单重复谚语的意思均提示存在障碍。患者的回答不仅与认知力的完整程度有关，而且和受教育水平、文化背景及过去对谚语的熟悉程度有关，在检查前应了解这方面的情况。谚语解释必须与其他检查所见一致。

（2）类比测验：①相似性测验，通过检查患者识别一对事物或物品在概念上的相同之处的表现，考查其对比和分类、抽象与概括的心智操作能力。如向患者出示成对词组"西红柿–白菜"，要求患者通过比较指出其在概念上的相似之处。②差异性测验，检查方法与相似性测验相同。给患者出示成对词组，要求患者在比较之后指出两者的区别。③推理测验，在解决某些问题时，要在所提供的条件中，通过推理去寻找规律并验证这种规律。因此，推理测验是评定问题解决能力的一个重要部分，推理测验可选择言语推理和非言语推理。

（3）判断力测验：要求患者根据自己的估计回答问题。例如：中国男人的平均身高是多少？1斤鸡蛋大约有几个？所提问题不能从一般性知识中直接提取，而是需要经过推理、与自身知识库中的信息进行比较后得出。

（4）实际问题解决能力测验：问题解决能力或行为是思维的一种形式，是抽象概念形成能力的具体表现。问题解决的操作过程分为对实际情况（问题）的分析，选择解决方案、实施方案及评估所用方法三个阶段。判断患者在实际情况中的表现也应当围绕这三个阶段进行。

简单问题：指问题清楚、显而易见。分析问题时提供所有的相关信息，无关信息少。解决问题的方法通常仅需要1~3个步骤即可完成。例如：9个球中，其中1个球质量较其他球轻。要求患者用天平称2次，将其找出来。

功能性检查：可以向患者提出各种突发事件应如何处理的问题。假如你流落在香山，但是口袋里只有1毛钱，你会怎样做？患者在每天实际生活中的实际表现需要从家属或住院期间从医务人员处进行了解。

复习题

1. 常用的痴呆筛选量表有哪些？
2. 简述序列运动（动作）检查方法。
3. 举例说明注意力的评定有哪些内容？

第4章

老年认知功能障碍的康复技术

第1节 康复技术的选择

学习指导：

1. 了解认知障碍的康复策略。

2. 掌握认知障碍治疗模式。

一、康复策略

认知康复的治疗分为恢复性和代偿性两大策略。

恢复性策略（recovery strategy）旨在通过反复治疗来恢复丧失的功能；代偿性策略（compesentary strategy）侧重改善某种特定的功能。实践中代偿性方法可能在某些时候有

155

恢复性效果。因此，这两种策略不是截然分开、独立存在的。虽然在治疗中两种方法各有侧重点，但认知康复治疗是两种策略的混合，某些认知康复治疗用单一的策略（如计算机辅助的认知治疗），但是另外一些方法用了综合的跨学科方案。在后面注意障碍、记忆障碍的康复治疗中，将有许多具体恢复性的代偿性方法介绍。

二、治疗模式

一般认知康复治疗的模式（model）分为三种：基本认知能力训练（cognitive remediation），认知功能技巧训练（functional skill training），环境改良（environmental modification）。

（一）基本认知能力训练

其目的是利用患者现有的基本认知能力加以训练，从而增强运用认知能力的技巧。现今的方法大多数采用计算机辅助治疗，流行的计算机认知训练系统有Captain's Log、PSS及OT soft等。这个方法在大部分患者中都可以使用。技巧、练习的时间和次数对治疗的效果非常重要。虽然有些文献记载一般的基本认知能力训练，在实际训练中对日常生活功能的康复被认为没有明显的作用，但它们确实在训练患者的注意力及视觉感知能力方面有被证实的效果。

基本认知能力训练过程重点训练对日常生活活动的转

移能力，转移过程可分为：①短距离转移（near transfer）相似的活动；②近距离转移（immediate transfer）相同内容的活动及可重复的操作；③远距离转移（far transfer）不同内容的活动但原理相似；④非常远距离转移（very far transfer）相同内容的日常生活活动。

（二）认知功能技巧训练

其目的是帮助患者找寻适当的方法或技巧，从而适应日常生活活动的要求。方法是训练患者使用或改良内在的策略（internal strategy）或外在的辅助装置（external aids）。这个训练在恢复认知功能方面扮演重要的角色，也是认知康复中最重要的一环。但是要懂得使用适当的方法或技巧，必须先拥有一定的学习能力，所以它较适合拥有后设认知能力（metacognition）的患者。研究显示外在方法较为有效，以及所需的训练时间较短，因而被广泛使用。至于内在方法，则适用于较年轻及教育程度较高的患者。另外，也可以利用小组治疗模式来增强患者学习的动机。

（1）内在方法（internal means）目的是帮助患者容易提取线索及存储数据。内在方法及技巧有四个目的：①帮助接收信息，例如通过不断复述、反复复习或者将内容说出来；②帮助储存信息，例如把文字图像化、透过情景的联想、配对连接数字等；③帮助患者提高组织能力，例如新事物要联系已有的习惯、把工作及事件分类或分组；④帮助思考，例如用图像和插图加强理解，以及利用检讨的方法减少错误的发生。

（2）外在方法（external means）是利用或借助辅助装置去记忆或组织要做的事情。其中以日记簿、日历、利用提示、时间掣、简化工作来利用活动时间最为有效。

（三）环境改良

环境改良目的是改良原有的环境，从而配合患者现有的能力及技巧。方法是通过控制改良原有的工作及家具环境、设施，或简化工作程序，令患者适应新的或原有的环境。这个方法较适合学习能力较慢及后设认知能力受损的患者。一般人都不可能拥有完美的智能，患者最重要的是要从容面对，接受自己在某方面的认知障碍，妥善使用现存的认知能力，集中精神逐一完成手头上的工作。

复习题

1. 简述认知障碍的康复策略。
2. 简述认知障碍的治疗模式。

第 2 节 注意障碍的康复

学习指导：

1. 熟悉注意障碍的康复方法。

2. 掌握注意障碍康复的注意事项。

3. 了解注意障碍的各种评定方法。

一、评估

注意障碍的评估主要通过使用神经心理学测验对患者注意的选择性、持续性、转移的灵活性等方面进行评估，亦可以通过测试其信息处理的速度和效率来进行评估。

①划销测验；②同步听觉系列加法测验；③符号-数字模式测验；④连线测验；⑤斯特鲁普测验；⑥威斯康星卡片分类测验；⑦数字的倒背和顺背测验；⑧持续性操作测验；⑨注意网络测验；⑩日常专注力测验。

二、康复治疗

（一）信息处理训练（information process training）

1. 兴趣法

发现对患者有趣的东西和用熟悉的活动刺激注意，如电脑游戏、专门编制的软件、虚拟的应用等。

2. 示范法

示范你想要患者做的活动，并用语言提示他们，以多种感觉方式将要做的活动展现在患者眼前，这样有助于提醒患者需要集中注意的信息。如打太极拳，一边让患者看到刚柔并济、舒展流畅的动作，一边抑扬顿挫地讲解动作要领，将患者的视觉、听觉都调动起来，加强注意。

3. 奖赏法

用词语称赞或其他强化刺激增加所希望的注意行为出现的频率和持续的时间，希望的注意反应出现之后，立即给予奖励。临床上常用的代币法就是一种奖赏方法。具体操作时先让训练者用简单的方法在30分钟的治疗中，每2分钟1次地记录患者是否注意治疗任务，连记5日作为行为基线。然后在治疗中应用代币法，每当患者能注意治疗时就给予代币，每次治疗中患者得到的代币数要达到给定值才能换取患者喜爱的物品，当注意改善后，训练者逐步提高上述的给定值。因此在注意等认知训练时，训练者可准备一些玩具、巧克力、各种卡通小贴片等作为小奖品，激发患者的热情。

4. 电话交谈

在电话中交谈比面对面谈话更易集中患者的注意力，这是由于电话提供的刺激更有限。因此应鼓励不同住的家人、亲友和朋友打电话同患者聊天，特别是聊患感兴趣的问题，可以无话不谈，无所不包。

（二）以技术为基础的训练（skill-based training）

这种训练不仅要集中注意力，还需要一些理解、判断能力。包括：猜测游戏，删除作业，时间感，数目顺序。

（三）分类训练（specific process training）

分类训练的目的是提高患者不同难度的注意力。操作方式多以纸笔练习的形式进行，要求患者按指示完成功课纸上的练习，或对录音带、电脑中的指示做出适当的反应。其内容按照注意力的分类可分为连续性、选择性、交替性及分别性注意训练。

1. 连续性注意训练

除删除作业外，还可以给予动听悦耳的音乐予以声音刺激，需要大量精神控制和信息处理的竞赛性活动，如击鼓传球游戏。

2. 选择性注意训练

在活动中，将引起注意力分散或无关的信息合并。如在视觉删除活动中，用塑料遮盖引起注意力分散的图样；播放有背景噪声的磁带，找出要听的内容。

（1）错字识别。

下面是一个特殊童话，在这个童话中，运用了一些"特殊"的词语，你能准确地记住这些词吗？

从前，有个国王，取了个飘亮的王后，王后十分希望能有一个自己的孩子。在一个寒冷的东日，她坐在一扇乌檀木边匣的窗户边，然后奏到窗户前。看着外面飘着的雪花，她有些师神，一不小心，缝衣针扎到了手止，血滴落在了血地上。她说道："我的孩子呀，你的皮肤要如雪一样百，嘴唇要像鲜字一样红，头发要像这边匣上的乌木一样黑。"白雪公主的母亲在她出升后就去世了。一粘后，国王又娶了一位肤人。

（2）查找图画中的遗漏处

例1 缺少的数字是几？（图4-1）

在图①到图④里，每张图中的数字是从1到12，每张图中都缺少1个数字，分别是哪个数字被遗漏了？

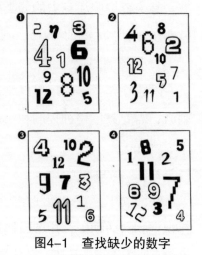

例2 缺少的文具是什么？（图4-2）

在图①和图②中，左右图中有一图缺少一样东西，请指出是什么。

图4-1 查找缺少的数字

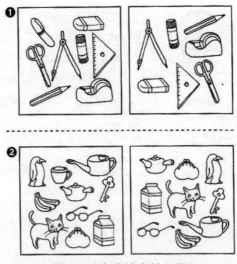

图4-2 查找缺少的文具

例3 图画中有什么不同之处？（图4-3）

上下两幅图画中有多少处不同的地方，请仔细查找出来。

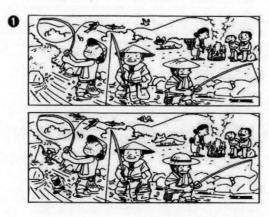

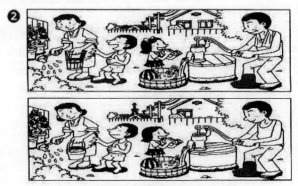

图4-3 查找图画中的不同之处

3. 交替性注意训练

可采用的方法也很多，如删除偶数后删除奇数，纸牌按不同颜色分类，正在看报纸时要求接电话，看电视时将频道间隔一定时间更换一次。

4. 分别性注意训练

让患者听写是一个好方法，在穿衣训练时同患者谈论时事。

根据注意障碍成分的不同，分清轻重缓急，精心设计与安排，原则上每天进行。

（四）电脑辅助法

电脑游戏等软件对注意的改善有极大的帮助。通过丰富多彩的画面、声音提示及主动参与（使用特制的键盘与鼠标）能够强烈吸引患者的注意，根据注意障碍的不同成分，可设计不同程序，让患者操作完成。如模拟产品质量检验的软件可训练注意、警觉性、视知觉等。实际上，电脑辅助的认知康复训练（computer assisted cognitive rehabilitation，CACR）软件可归纳为两种不同类型的干预方法：特殊活动的方法（the task specific approach）和分等级的方法（the hierarchical approach）。前者是针对某一特殊的认知障碍编写程序给予训练，例如有注意问题的患者接受训练注意的程序软件，通过训练达到改善注意之目的。后者按循序渐进的方式从基本训练开始逐步过渡到更复杂的认知功能训练，如用CACR软件开始接受注意力训练，然后升级到视空间和视知觉训练，同时伴有记忆再训练，最后进行复杂的解决问题项目训练。国内专门针对各种认知障碍编写的软件尚少，在日常生活活动中改善认知功能为重点的应用性软件的开发（如驾车等虚拟软件）差距更大。根据国内现状，一般市场销售的游戏软件、儿童益智教育软件也可以选择性用于注意障碍患者。

只要注意下列问题，使用这些软件也能收到较好效果：①针对患者缺乏动机，对记忆力、注意力训练不感兴趣等问题，为患者专门制订一个评分表，让他们记下自己的训练得分，并让他们在训练期间或之间看到进步；②应用图示来维持患者的正性动机，这在电脑上很容易实现；③把同一个项目分段或拆开成多个项目练习，直到得分显示90%～100%的改善，不轻易转换别的治疗项目，不要轻易扩大刺激量；④将训练与每个患者独特的需求和靶目标的评估结合起来，将电脑训练与家中熟悉的生活活动结合起来。

（五）综合性训练

综合性训练（comprehensive process training）是在日常生活活动中进行应用的训练方法，采取处理或代偿的策略取决于患者在日常生活中所面对的特殊挑战。

三、注意事项

注意障碍的康复是认知康复的中心问题，虽然它只是认知障碍的一个方面。只有纠正了注意障碍，记忆、学习、交流、解决问题等认知障碍的康复才能有效地进行，因此在训练中应遵循如下原则：

（1）每次训练前，在给予口令、建议、提供信息或改变活动时，应确信患者在注意；如果可能，要求其复述你刚才说过的话。

（2）应用功能性活动治疗。在丰富多彩的生活活动中，提高患者注意能力与应变力。

（3）避免干扰。运用环境能影响活动执行这个概念，治疗先在一个安静、不会引起注意力分散的环境下进行，逐渐转移到在接近正常和正常的环境中执行。患者工作时，应严格将干扰降到最低限度，如开始时只允许几个人和他在一起，在某个时间段，宁可一个人待着，如果可能，在他自己的房间里工作，使环境变化最小。

（4）当患者注意改善时，逐渐增加治疗时间和任务难度。

（5）教会患者主动地观察周围环境，识别引起潜在的精神不集中的因素，并排除它们或改变它们的位置，如电视机或收音机、开着的门等。

（6）强调按活动顺序完成每个步骤，并准确地解释为什么这样做。

（7）与患者及家人一起制订目标，实施训练计划。鼓励家人、照顾者参与训练，使其了解患者的情况及照顾技巧，鼓励他们在非治疗时间应用训练时所学到的技巧督促患者。

（8）在注意训练的同时，应兼顾其他认知障碍的康复，如记忆力、定向力、判断力及执行功能等。

复习题

1. 注意障碍的康复训练有哪些注意事项？

2. 注意障碍的评定方法有哪些？

3. 注意障碍的分类训练方法有哪些？

第 3 节　记忆障碍的康复

学习指导：

1. 熟悉记忆障碍的康复方法。

2. 掌握记忆障碍康复的注意事项。

一、评估

　　行为记忆能力测验（rivermead behavioral memory test，RBMT）是最常用的专门化评估量表，侧重于日常记忆能力的测验。由Barbara Wilson，Janet Cockburn和Alan Baddelay于1985年设计而成，有儿童、成年等4个版本，每个版本有11个项目。RBMT主要检测患者对具体行为的记忆能力，如回忆人名，自发地记住某样物品被藏的地方，问一个某线索反映的特殊问题，识别刚看过的10幅图片，即时和延迟描述一个故事，识别5张不熟悉面貌的照片，即时和延迟描述一条路线，记住一个信封，提问时间地点及人物定向力。完成整个测试需约25分钟。患者在此项行为记忆能力测验中的表现，可帮助治疗师了解患者在日常生活中因记忆力受损带来的影响。

二、康复治疗

记忆训练方法较多，但是有些训练原则应该注意，按照原则去做，许多方法或技巧都会有效果。

训练原则：适当休息大脑、增强有益大脑的营养食品、勤学巧记、保持积极的心态、保持对事物的好奇心和求知欲、集中注意力、合理安排学习内容的重复性等。日常生活中的有些行为也有助于记忆，如多咀嚼、爱唠叨、爱玩游戏或喜欢运动、保持心情愉悦等。下面针对老人列举一些训练方法。

（一）环境适应

环境适应（environment adaptations）适用于记忆系统失去了足够功能的患者，通过环境的重建，满足他们日常生活的需求。此外，若使用适当，环境适应对严重智力障碍者也是唯一的解决方法。

1. 家用电器的安全

使用的电水壶、电炊具、电灯等，设计隔一段时间可自动关闭的装置，避免健忘者失用时带来危险。

2. 避免常用物品遗失

把眼镜系上线绳挂在脖子上，把手机、电子助记产品别在腰带上，可有效地预防患者把它们遗失。

3. 简化环境

物品放置井井有条，突出要记住的事物。将重要的物品如笔记本、钱包、钥匙、雨具放在室内显眼固定的地方。一般放在进出家门的必经之地，提醒患者出门时不要遗忘；每次用过之后再将它们都放置在原来固定的地方。在生活中养成习惯，每天以同样的次序收集衣服和穿衣服，在同一地方脱鞋子，这样就知道在哪里找到它们了。对于有记忆障碍的患者，通过有条理的物品放置可提高工作效率。在前门的旁边设立一个"记事栏"，安装一个壁柜，将第2天需要记住带走的东西记在"记事栏"里，并在壁柜里专门放上这些物品。

（二）外在记忆辅助工具（exteral memory aid）

利用身体外在的辅助物品或提示来帮助功能性记忆障碍患者也许是最有用的策略，适用于记忆问题不太严重并且其他认知障碍较少的患者。常用的辅助工具有以下几种。

1. 记事本

这是最通用有效的一种方法。在日常生活中，建议参考及运用记事本，减轻因记忆力下降带来的问题。患者通过问卷方式去学习有关记事本的目的、内容、名称、每一项目的使用方法等。在患者能阅读，最好也能写时应用，可以记下约会、地址、电话号码、交通路线，列出要做的事等。开始使用时要求患者能理出主要成分、关键词；起初以每15分钟为一段作记事，记忆能力提高后酌情延长并在实际生活中学会使用。治疗师每天应在不同的时间给予患者充分练习使用记事本的机会，以建立患者使用记事本的习惯和熟悉使用方法、时间。例如预约患者在某日开会，请他于某时会面，为他人庆祝生日等。注意要一人一本，适合装在衣袋里，随身携带，放在固定地点。

使用电子记事本等数码产品来代替传统的记事本，对于用得起它们的患者来说会有更大的帮助。

对于某些患者而言，家中的挂历、台历也是很有用的记事本。特别是以前就有使用习惯的患者。他们可以将一些特殊的活动、计划要做的重要事情记在上面，随时查阅。

2. 活动日程表

将有规律的每日活动制成大而醒目的时间表贴在患者常在的场所，如床头边、卧房门上。开始时要求家人经常提醒患者看日程表，让他知道什么时间应做什么。若活动规律变化少，则较容易掌握。

3. 学习并使用绘图

适用于伴有空间、时间定向障碍的患者，用大地图、大罗马字和鲜明的路线标明常去的地点和顺序，以便使用。

4. 记忆提示工具

包括清单、标签、记号、言语或视觉提示、神经传呼机、各种电子记忆辅助工具等。

（1）清单：治疗师或家人为患者列出要记住的事情清单，患者按清单完成任务。

（2）标签：在橱柜、衣柜、抽屉、房门上用易粘纸条作标签，写上内置何种物品及其位置，补偿记忆丧失。对于那些忘记物品放在家中何处、不知道哪间房属于自己的记忆障碍患者而言，这是一个有效的方法。

（3）记号：在日历牌上做记号，易刺激患者记住重要的约会和事情。

（4）言语或视觉提示：口头提示有关的问题，同时让患者看有关的图画等。

（5）神经传呼机（NeuroPage）：这种装置借用了寻呼机（BP机）的传呼系统。最初由美国加州一位工程师（一位颅脑损伤患者的父亲）与神经心理学家一起研制而成。这种装置简单、携带方便，它是记忆康复有效的替代工具。其工作原理大致如下：配有调制解调器（modem）的电脑、电话与传呼公司连接，给每个人的留言和提示的时间顺序安排被输入到电脑中，在适当时间，NeuroPage自动地把留言信息传送到传呼公司，传呼公司再把信息传到个人呼机上，典型的留言包括："现在该服药了""今天是……""确信您已经戴了眼镜""检查煤气是否已关好"等。

这种装置的最大优点是为记忆障碍患者免除了使用代

偿性辅助工具和策略时面临的许多困难。例如记忆障碍患者有时会忘记使用辅助工具，有些需要编程序的辅助工具对他们来说可能太复杂或太难，有时在公众场合下求助辅助工具显得很尴尬。而NeuroPage有一个很大的控制钮，即使有运动困难的人也能按下，可随身携带，有语音和震动两种提示方式供用户选择，解释信息时刻陪伴着；像传呼机一样，不会造成尴尬。实践证明这种装置可明显改善脑损伤后的记忆障碍，同时也适用于正常老年人及有记忆问题的儿童、阿尔茨海默病患者。

（6）各种电子记忆辅助工具（electronic memory aids）：这些产品种类繁多，功能五花八门，绝大多数是普通产品，并非为记忆障碍患者专门设计，但足够记忆障碍患者选择使用。有些产品通过更改程序即可满足特殊需要。如存储文字留言、语音信息、电话号码及人名；编制计划、约会、工作程序等各种文件文本；设置重要日期，各种报时、定时闹钟等，提醒记忆障碍患者到时间应该做什么事情。不同记忆障碍患者可按需选购。

这些代偿方法需要额外的训练，这样患者才能记住去使用它们；否则记忆障碍患者很难记住去使用这些外在的记忆辅助工具。同时还要纠正患者及其家人的错误观念，即使用这些辅助工具会延缓记忆的自然恢复。内部和外部提示方法都需要用，在决定哪种提示用于哪个患者时，治疗师需要了解患者的兴趣、动机、情绪及情感、意志与决心等非智能因素。另外也应充分重视患者的体力和虚弱程度，如把一个笔记本给一个文盲的患者是无用的，给一个偏瘫患者也是无用的。当患者需长期使用某个辅助工具时，确定用哪种记忆帮助，患者及其家属都应在场，充分的协助显得非常重要。

（三）内在记忆辅助工具（internal memory aid）

尽管外在记忆辅助工具和环境适应对记忆障碍患者帮助很大，但这种方法不可能对日常生活需要的方方面面提供足够的支持。例如：虽然一个人的名字可记在笔记本上，当在社交场合下向某人问候时，不可能通过翻看笔记本寻求帮助。在这种场合下翻看笔记本将严重影响自然交流并令人尴尬。因此在某些情况下，记忆障碍患者需要学习新的信息。

学习的基本原则是记忆康复不能从头开始，凭空而起。绝大多数患者并不是所有的记忆都丧失了，通常只是在某些时候记不住一些事情。在记忆重建过程中帮助最大的是强化仍留在记忆中的东西，这是一个自然渐进的过程，试图促进建立新的脑功能系统。另一个原则是在学习过程中要考虑特异性。一般来说，脑损伤后的记忆缺损有两种类型：非特异性和特异性改变。后者是指脑局部损伤所发生的局限于某种感觉性记忆障碍。如左颞叶损伤后，可发生听-词语性记忆的改变；而记忆的非特异性变化基本上与边缘系统的损伤有关，涉及任意一种感觉性记忆的改变。

1. 无错性学习（errorless learning）

顾名思义，无错性学习就是在学习过程中没有错误的学习。我们大多数人可能是从错误中学习或吸取教训，因为我们可以记住并在以后的学习中避免再犯错误。但是片段性记忆障碍患者不能记住他们的错误，也难以纠正错误。如果行为是错误的，患者在从事这种行为活动中有可能会强化它。因此应保证严重记忆障碍患者要强化的行为是正确的。1994年，Wilson等人首次发表了这方面的研究，此后大量的研究表明遗忘症患者能够正常或接近正常地学习一些东西，即使他们不会有意识地回忆所学的内容。例如，在词汇学习中，应给予正确的意思，避免猜测，以防出现错误。

2. 助记术（memonic devices）

助记术是有助于学习和回忆已学过知识的技术，它也是一个使人们能更有效地组织、储存和提取信息的系统。在实践中，常有以下方法。

（1）图像法（imagery）也称视觉意象（visual image），把将要学习的字词或概念幻想成图像，这是记住姓名的好方法。将一个人的形象、独特的面容特征和名字结合起来有助于更容易地记住他的名字，如"黄渤"脸上长了胡子，脸长长的。对遗忘者而言，这种方法优于其他方法。

（2）层叠法（visual structure）将要学习的内容化成图像，然后层叠起来。如要记住雪茄、青蛙、苹果、酒这组单词，要求患者去想象：一只大青蛙的嘴里含着一支大雪茄，这只青蛙坐在一个又红又亮的苹果上，而苹果正好放在一瓶昂贵的法国酒旁边。要求患者记住这幅图像而不是单词。

（3）联想法（association）：当试图回忆一件事或一个事实时，想到有关的信息，或将新得到的信息与已存在和熟悉的记忆联系起来，在大脑里产生一个印象帮助记住它们，称为联想法。如别人介绍一位新朋友，这个新朋友与以前熟悉的老友同名，一想到老友的笑容，也就记住了新朋友的名字。要记住电话号码"87335100"，可以要求患者想象8个73岁的老人，爬到3座山上去看5位100岁的老和尚。

（4）故事法（stories）：将所要记忆的重点转化为故事，通过语义加工，让患者为了记忆而产生一个简单的故事，在这个故事中包括所有要记住的内容。中国的成语一般都有典故，在开发患者的学习和记忆时，可以采用故事法。

（5）现场法：通过创建一幅房子的视觉图像来帮助记忆。例如，一个人想记住买汽水、薯片和肥皂，他可以想象屋子里的每一个房间，看见在厨房里汽水溢出来洒到地板上，在卧室里薯片洒落在床边，在浴室的浴缸里布满肥皂泡泡。在百货商店里，他可以想象在室内漫步并且看到了每一个店铺里物品的情景。

（6）倒叙法：倒回事件的各个步骤找到遗漏的物品或回忆一件事。假如不慎将购物清单留在家里，通过想象购物清单写在什么纸上，在纸上的具体位置，写清单时的情景等，均有助于回忆起购物清单的具体内容，以免再返回家里取购物清单。

（7）关键词法（key words）：也称首字母组合法，这是另一种助记术。如果需要记住某一活动的特殊顺序或同时有许多事要做，关键词法大有帮助。如某人买车时，要检查很多系统，按顺序记住每个英文单词的第一个字母，创造一个新的单词"liebrace"：look and listen（看外观，听声音），ignition（点火装置），electrical（电机），brakes（刹车装置），rear end（车尾部），air-condition（空调系统），cooltant（冷却润滑），exhaust（排气），这样依次检查时则不会遗漏。如要记住地方、大海、物理、博览这组词，可以用"地大物博"这个词帮助记忆。

另外可利用词组或图片记忆。下面这些词语或图片（表4-1），从前到后，依次从你面前缓缓移动时，请你尽量记住这些内容，至于物品的顺序可以忽略。等确认记得差不多的时候，你可以将这些内容写在另一页纸上，然后对比一下，你一共记下了多少。

表4-1　需要记住的词组

铅笔	口红	挖鼻孔	电视机	电脑
储蓄罐	台灯	牙齿	手提包	录像机
电吹风	洗发水	鲜花	书桌	老年人
牙膏	轿车	电视	自行车	照相机
吉他	纸巾	椅子	手机	剪刀
毛笔	指甲油	煮汤	茶叶	子弹头

　　为了提高词汇记忆的速度，下面的表格中（表4-2），所有词组的汉语拼音首字母是不相同的，你能用多长时间记住这张表呢？

表4-2　需要记住的词组

香料	宝石	动物	衣物
无忧草	黄水晶	羊	西装
丁香	粉晶	驴	裙子
茴香	玛瑙	公鸡	制服
姜	绿玉	骆驼	皮靴
薄荷	玉	牛	长袍
苦艾	水晶	鹅	套衫

　　（8）自问法：当回忆一件事时，问自己一些问题，开始是一般性的问题，探索情景时要多问一些特殊的问题。

　　（9）数字分段：这是一种有效记忆数字的基本方法，如门牌号码和电话号码的记忆等。例如"87335100"可以分为8733，5100或87，33，51，00等几组数字来记忆。一个"西北路8817号"的门牌号码，可以直接将它记为

"8817"，也可以将数字组合成"88和17"。在银行柜员机使用密码取钱时，人们发现使用数字组合来记忆密码是非常有用的。

为了强化老年人的数字记忆能力，也可用下面的方法，如在黑板（或白板）上写上阿拉伯数字，如"4701"，让老年人诵记5秒后擦掉，30秒或60秒后再复述，再写上下一组数字，让老年人诵记。判断老年人的记忆能力分为"优、中、差"三等级，优：两组数字都对；中等：对错各半；差：两组都错。可以根据老年人的认知能力水平，确定出题的难易程度。

3. 回忆法

有些人记不住新的东西，但是很容易回想过去的事情。所谓回忆法，主要用于心情平静时，一点一点地想起过去那些生动情景的方法。如当时说过的话，甚至看到的事，会使自己进入愉悦的境界。实际上在医疗或养老机构中早已广泛使用该方法，如对认知机能不再进展、过去的记忆未完全丧失的患者，通过睡眠回忆法来促进其对当时情景的"回想"，改善人脑的功能。

一般认为回忆可以使人获得自信心。例如轻度认知障碍患者多因自己的认知能力低下而丧失信心，甚至开始对自己的一生感到困惑、徘徊，而回忆可以帮助患者重获自信，重新获得自我肯定。

回忆也是一种交流沟通活动。如同龄人之间可以回忆共同的话题，同晚辈们闲聊，也可以拓展谈话的内容。

有能力的人还可以把回忆的历史整理出来，也可自己述说，请别人帮助记录整理，写本"自传"，贴上照片，画上图，编写大事记与他人共享。

关于回忆法对认知机能的影响研究，有报告认为"可促进"，也有报告认为"改善不明显"。但是在改善抑郁状态、诱导积极向上的激情、提高生存质量方面还是很有希望的。

回忆法对于担心老年人状况的家属而言，也是一种容易配合的方法。比如对老年人提问题"你那时候怎么了？"多数老年人都愿意讲过去的历史。家属要耐心听，不仅听还要提些问题，在老年人回忆事情"重复"或不符合事实时要指出来，使更鲜明的记忆被诱导出来。下面介绍几个回忆命题，协助老年人回忆。

（1）周围的旧物：住宅、家具、喜欢的文具、厨具、衣物、珠宝等的来历、轶事或典故。

（2）有关的人：同窗好友、老师、邻居等人际关系。

（3）恋爱史：初恋、喜欢人的事情，与配偶会面时的轶事等。

（4）疾病和伤害：重病的体验、外伤时的情景、治疗的心情。

（5）工作：满意的工作、事业成败的回忆。

（6）家属：儿时的家庭、结婚后的事情。

（7）迁徙史：从哪搬家到什么地方？环境条件如何？

（8）旅游经历。

（9）历史事件经历。

4. 书面材料的学习

（1）PQRST法：PQRST是预习（previewing）、提问（quesioning）、评论（reviewing）、陈述（stating）和测试（testing）的英文首字母缩写，这是记忆书面材料的一种完整、理想的学习方法，即理解性记忆。实践证明这比单纯死记硬背的效果好得多。

（2）信息检索法：下列是一些常用的策略与步骤。①主动浏览要记住的材料，查看各个方面，确定整个背景或主题；②自发地把注意焦点转移到不同的刺激点上，如认为是最重要的信息或要记住的细节上；③把注意力保持在要学习的材料上，然后自己一遍又一遍地重复要学习的信息；④将新的事实与熟悉的东西联系起来，把类似的东西归类或组合在一起；⑤把一些事实变成押韵诗或悦耳的曲调，帮助记忆。

三、注意事项

在临床实践中，让患者学会并应用这些方法并非易事，因为脑损伤患者很难自发地使用它们。为了有效地应用助记术，下列几点也值得注意。

（1）助记术的真正价值是用来教给记忆障碍患者新信息，患者家人、亲属、照顾者及治疗师必须采用这种方法鼓励患者学习。

（2）记忆障碍患者在采用视觉意象时，最好让他们看到纸上或卡片上的图画，而不单纯依靠精神想象。

（3）双重编码，即用两种方法比单用一种方法更有效。

（4）要学习的信息应该是现实的并且与患者的日常需要有关，因此最好教患者去想他们真正需要知道的东西，而不是来自操作手册的材料。

（5）应充分考虑个人风格、需要和爱好，并非每一个人能从同一个策略中收益。

（6）泛化问题应被强调，不要以为教过记忆障碍患者怎样使用助记术后，在一个新的情况下，他们就会使用它。因为脑损伤患者很难自发地使用助记术。

复习题

1. 记忆障碍的康复训练中有哪些注意事项？
2. 助记术有哪些常用方法？
3. 外在记忆辅助工具有哪些？

第4节 知觉障碍的康复

学习指导:

1. 熟悉改善知觉障碍的作业活动及功能适应性训练。

2. 掌握单侧忽略的康复评定及康复治疗。

针对知觉障碍的康复治疗活动一般分为改善功能的康复活动和功能适应性康复活动。改善功能的康复活动即针对受损的功能进行训练,如采用功能法(functional approach,FRA)、技能法(skill)、训练转移法(transfer of training approach,TTA)、感觉统合法(sensory integration approach,SI或SIA)、神经发育疗法(neurodevelopmental treatment,NDT)等。功能适应性康复活动即教会患者利用未受损的感觉通路来代偿某一感觉通路上的认知缺陷,主要采用功能代偿和环境适应的手段。对康复活动的选择要根据评价结果及患者的具体要求而定。通常在疾病或损伤的早期以改善功能的作业活动为主,然后逐渐增加与实际生活相关的功能代偿和适应训练的治疗比重。随着生活范围的扩大，逐渐增加对社会资源的利用，以及对家属宣教的比重，通过环境调整使患者回归家庭或重返社会。

康复治疗的实施方式分为个体训练、小组训练（由治疗师与同类患者一起进行），以及治疗性社团活动（由治疗师、患者及其家属、朋友一起进行）。在训练中要使患者保持在最佳注意水平，采取饱和提示或逐步撤除提示，由简单到复杂，并让患者在治疗活动中有成功感、结束感。在临床上各种认知障碍有时混杂存在并相互影响，要选出主要的功能障碍并进行综合训练。

一、失认症

（一）视觉失认

1. 改善功能的作业活动

进行各种识别训练，如让物体失认者反复识别常用品、必需品；也可以在训练中给予非语言的感觉-运动指导，如通过梳头来识别梳子。有面容失认者反复用家人、亲属、名人等的照片借助语言提示进行辨识，找出照片与名字之间的联系；或从不同场景、不同角度、与不同人合影的照片中寻找熟悉的人，或将某人的照片按年龄顺序进行排列帮助比较辨认。用色卡对颜色失认者进行命名和辨别颜色的练习。

2. 功能适应性训练

鼓励患者多使用视觉外的正常感觉输入方式，如教会面容失认者利用面容以外的特征如声音、发型、身高、步态、服装等进行辨认；调整生活环境，在物品上贴标签，或把不能识别的人物名字写在其不同拍摄角度和光线的面部照片上。

（二）触觉失认

1. 改善功能的作业活动

（1）感觉刺激：用粗糙的物品沿着患者的手指向指尖移动进行触觉刺激；用手掌握锥形体来刺激压觉感受器。摩擦刺激和压力刺激交替进行。

（2）辨识训练：闭目用手感觉和分辨不同质地的材料，如砂纸、丝绸、毛巾等，强调把注意力集中在体会物品的特征上。

2. 功能适应性训练

利用视觉或健手的感觉帮助患肢进行感知，重视对物体的形状、材料、温度等特质的体验。让患者了解触觉失认在日常生活中潜在的危险性（如厨房等场所），避免受伤。

（三）听觉失认

针对听觉失认的作业治疗主要是指导患者利用其他感官进行代偿，如把门铃附加闪灯等。

（四）单侧忽略

1. 单侧忽略的评价

对脑损伤急性期患者应注意观察有无忽略的表现。有忽略时可表现为头、眼偏向健侧，忽略站在其患侧的人，让其抓住横在面前的30~50cm的绳子中点时抓握点明显偏右等。对单侧忽略的评价有书面评价、日常生活活动能力评价和行为注意障碍评测。

（1）书面评价：一般在患者可以取坐位后进行。针对单侧忽略的书面评价方法很多，常用的有：二等分线段测验、Albert画线检查、临摹测验、自由画检查等。

（2）日常生活活动能力评价：多采用日常行为观察和ADL评定量表进行评价。单侧忽略明显影响日常生活能力（表4-3）。

表4-3　单侧忽略患者常见的日常忽略行为

日常生活活动	忽略行为
坐姿	不能独立保持稳定的坐姿； 坐位时躯干向健侧倾斜； 脸偏向健侧，眼睛（视线）只注视健侧； 不能注意到患侧肢体摆放位置的不正确； 与人交谈时不目视对方，忽略站在其患侧的人
进食	忽略患侧的餐具及餐具内患侧的食物
修饰	剃须、梳头、洗脸、刷牙、洗澡时忽略患侧部分； 化妆和佩戴首饰时遗漏患侧
更衣	穿衣困难，漏穿患侧的衣袖，找不到患侧的袖口； 漏穿患侧的鞋、袜等

日常生活活动	忽略行为
如厕	忽略位于患侧的冲水把手、纸篓
轮椅与转移	转移时遗忘患侧肢体； 忽略制动轮椅的患侧手闸；或忽略抬起或放下患侧的脚托； 驾驶轮椅时撞到患侧的人或障碍物
行走	忽略患侧的行人及建筑物，走过位于其患侧的目标或迷路
阅读与书写	读横排的文字时漏读患侧的文字，书写时漏写患侧的文字或漏写患侧的偏旁
游戏活动	在象棋、围棋等游戏活动中不使用患侧的棋子或不把棋子放在患侧的棋盘，也忽略对手来自患侧的攻击；插花时只插健侧
行为特征	乐观、不注意自己的障碍（忽略、偏瘫）； 否认瘫痪，在病房中照顾其他患者

（3）行为注意障碍评测（behavioral inattention test，BIT）：1987年由Wilson等发表，在欧美被广泛使用，是目前唯一标准化的评价方法。评测分为一般检查和行为检查两部分。一般检查项目包括线条删除（36分）、文字删除（40分）、星形删除（54分）、人物与图形临摹（4分）、直线二等分（9分）、自由画（3分），总分最高为146分，低于129分为异常；行为检查项目包括看图画、打电话、读菜单、读报纸、钟表课题、硬币分类、抄写、地图课题、扑克课题9项，每项最高分均为9分，总分最高为81分，低于67分为异常。根据一般检查判定有无忽略，通过行为检

查明确在日常生活中的忽略问题。

2. 单侧忽略的康复治疗

（1）改善功能的作业活动。

视觉搜索训练：以促进忽略侧的视觉搜索，提高对忽略侧的注意为目的，是临床常用的训练方法。训练时在整个桌面上放硬币或积木让患者逐一捡起或数数；给图画涂色、拼图；划销指定的字母、数字、文字、形状等。训练要由易到难，即从线到面、从小范围到大范围、从空间连续性搜索到在各个方向的不连续的大幅度搜索；搜索目标的数量由少到多；搜索速度由慢到快；还要在不同环境中分阶段进行，并注意向日常生活泛化；也可以利用电子计算机进行视觉搜索或对发光体进行视觉追踪练习。

感觉刺激：在日常生活中尽量给予忽略侧各种感觉刺激。房间布置应使忽略侧朝向床头柜、电视和房门等；对忽略侧肢体皮肤进行冷、热、触觉刺激；向忽略侧翻身，在仰卧位向两侧的重心转移；用患肢或双手交叉进行跨越中线的作业活动；坐位及站立平衡练习；在地面上贴胶带纸，使患脚踩在胶带纸上进行步行练习等。

病灶同侧单眼遮蔽：根据Serfaty的研究结果，在保证患者安全的情况下，进行病灶同侧单眼遮蔽的活动，以提高其对忽略侧物体的注意。

基本动作训练：尽早取轮椅坐位或床边坐位并注意保持正确坐姿，纠正躯干向忽略侧或向后方倾斜，必要时使用防滑垫。在坐位下向忽略侧旋转躯干可促进对忽略侧的注意；尽早利用姿势镜进行坐位、站立、转移、驱动轮椅及步行等练习，既能强化肌力、改善平衡、提高训练兴趣，还有利于基本动作的自立，对忽略侧产生积极影响。

ADL训练：一般从进食开始，逐步增加更衣、转移、驾驶轮椅等练习。

（2）功能适应性训练。

功能代偿：提醒进食时勿忘吃忽略侧的食物，穿衣、修饰时使用姿势镜；把忽略侧的轮椅车闸加长并做上标记、忽略侧脚托涂上颜色或做标记等。重度偏瘫忽略者在进行站立、步行练习时应使用腰带保护，以防跌倒。

生活环境调整：书本、餐桌上或楼道的忽略侧用红线做上标志；进餐时与周围人使用不同颜色的不同餐具。如患侧存在注意困难时，应把所需物品（如食物、衣服、电话等）放在能注意到的空间范围内。

二、失用症

（一）运动性失用

运动性失用（motor apraxia）是对运动记忆的丧失。患者无肌肉麻痹、共济失调、感觉障碍、异常反射等运动障碍却不能按要求进行有目的的运动。常见于颜面部、上肢、下肢及躯干等部位，以一侧上肢和舌多见。动作困难与动作的简单或复杂程度无关；有时并非完全不能，而是动作笨拙、缓慢、低下等，在进行精细动作时更容易出现困难。运动性失用的作业治疗包括：

1. 改善功能的作业活动

进行特定的作业活动前先给肢体以本体感觉、触觉、运动觉刺激，如制动轮椅训练前可让肢体进行活动。在训练中给予暗示、提醒或亲手教，症状改善后逐渐减少提示并加入复杂的动作。

2. 功能适应性训练

尽量减少口头指令。

（二）意念运动性失用

意念运动性失用患者可以理解却不能把指令传达到动作执行器官，即不能按指令完成动作，但在适当的时间与地点能下意识地完成那些从前熟练的技能动作；不能模仿使用某种工具的活动，但使用实物时动作的准确性明显提高。意念运动性失用的作业治疗包括：

1. 改善功能的作业活动

（1）在治疗前及治疗中给患肢以触觉、本体感觉和运动觉刺激，加强正常运动模式和运动计划的输出。

（2）尽量不用语言来纠正动作笨拙和动作异常，而应握住患者的手帮助完成，并随动作的改善逐渐减少辅助量。

（3）训练前先进行想象或观摩，即让患者在头脑中想象流畅、精确和协调的运动模式；或观看治疗人员演示一套完整的动作，再进行尝试。

2. 功能适应性训练

（1）意念运动性失用患者往往能够较好地完成全身性活动，训练时不宜将活动分解，而应尽量使活动在无意识的水平上整体地呈现，如站起训练时只给"站起来"的口令。

（2）ADL训练尽可能在相应的时间、地点和场景进行，如早晨在病房进行穿衣训练。

（三）意念性失用

意念性失用（ideational apraxia）是动作意念或概念的形成障碍，是动作的构思过程受到破坏而导致的复杂动作的概念性组织障碍。是一种较严重的运用障碍，患者对于做一件事的目的和做成一件事需要做什么、怎样做和用什么做都缺乏正确的认识和理解。表现为可以正确地完成复杂动作中的每一个分解动作，但不能把各分解动作按照一定的顺序排列成为一套连贯、协调的功能活动，也不能描述一项复杂活动的实施步骤。

意念性失用的作业治疗包括：

1. 改善功能的作业活动

（1）故事图片排序练习：如摆放5张或6张卡片，要求患者按正确的顺序将其排列起来组成一段情节或一个短故事，并逐渐增加故事情节的复杂性。

（2）把活动分解为若干步骤进行练习，逐步串联起来完成一整套系列动作。如把点蜡烛动作分解为拿起火柴盒、取出火柴棒、划着火柴、拿起蜡烛点燃4个步骤并依次进行训练。

（3）让患者先大声说出活动步骤，逐渐变为低声重复，直至默念。若不能通过描述活动顺序来促进运动改善，应回避口头提示而采用视觉或触觉提示。

2. 功能适应性训练

应选用动作简化或步骤少的代偿方法，如使用松紧腰带裤、松紧口鞋、弹力鞋带等。慎重选择需较高水平运动计划能力的自助具，如系扣器、单手开启器等。

（四）结构性失用

结构性失用（constructional apraxia）指不能将各个不同的部件按正常空间关系组合成一体化的结构，不能将物体各个部分连贯成一个整体。表现为临摹、绘制和构造二维或三维图形或模型有困难。其作用治疗包括：

1. 改善功能的作业活动

（1）复制作业。①复制几何图形：从简单的平面设计（如正方形、三角形或"T"字形）开始，逐步向复杂的设计过渡（如连接点状或虚线图，将平面图加工成立体图等）。也可以在石板或粗糙地面上画图以增加本体感觉和肌肉运动知觉的输入。②用积木复制结构：一般从简单的（三块）设计开始，逐渐增加积木数量及设计难度；从二维到三维；从单色积木到彩色积木；从大小和形状相同到不同；逐渐过渡到根据照片或图画再现三维结构。③用火柴棍、木钉盘、几何拼图或图画拼图进行复制练习：从简单的图形或熟悉的人、动物、物品开始。

（2）ADL训练：如做饭、摆餐具、组装家具、裁剪衣服等。

2. 功能适应性训练

（1）应用逆向链接（backward chaining）进行辅助，即让患者完成已经部分完成的课题。如进行摆餐具作业时先摆好筷子、杯子，然后让患者接着完成。

（2）对动作成分进行分析，在完成困难的环节提供辅助；也可先完成部分，再完成全部。在完成组装任务时按一定的顺序摆放配件或按顺序给配件做标记，或提供模板（说明书或安装顺序）帮助提高效率。

（五）穿衣失用

1. 改善功能的作业活动

在穿衣前让患者用手感觉衣服的质地、质量等；在穿衣过程中给予语言和视觉提示，如某个步骤出现停顿或困难可重新给予提示；也可以教给患者一套固定的穿衣方法，反复练习掌握要领。治疗师不在时，可利用录音机或口述提示患者穿衣的先后顺序，随着功能的改善逐渐减少并去除指导。

2. 功能适应性训练

教会患者根据商标或做标记区分衣服的不同部位，如用不同的颜色区别衣服的上下左右；每次系扣时从最下面的扣子和扣眼开始，或将每对扣子和扣眼做不同的标记。

三、躯体构图障碍

（一）左右分辨障碍

左右分辨障碍（difficulty in right/left discrimination）指不能理解和应用左右的概念，不能辨别自身、他人及环境的左右侧（方）。左右分辨障碍的作业治疗包括：

1. 改善功能的作业活动

在患者注视下固定给一侧肢体以触觉和本体感觉刺激；反复使用包含左右的口令或进行与左右有关的活动等。

2. 功能适应性训练

佩戴标志物如戒指、手镯、手表，或在衣袖和鞋子上贴彩色胶带帮助患者区别左右。在日常生活中避免对患者使用带有"左"和"右"的口令，可采用指点或提示的方法。

（二）躯体失认

躯体失认（somatognosia）指识别身体部位(自己和他人身体各部位)的能力障碍。躯体失认患者缺乏人体结构的概念，有此障碍的患者不能区别自己和检查者身体各个部位及各部位之间的相互关系。该症状在临床上并不常见，较少独立存在，多与其他认知障碍同时存在，如疾病失认、失用症、言语困难、空间知觉障碍等。自身失认（autotopagnosia）患者不能按照指令识别、命名或指出自己身体的各部位。躯体失认的作业治疗包括：

1. 改善功能的作业治疗

（1）感觉整合疗法：把感觉输入与特定的运动反应联系在一起。如令患者用自己的手或粗糙的毛巾摩擦身体的某一部位并说出该部位的名称；或模仿治疗师的动作，如用右手触摸左耳，将左手放在右膝上。

（2）强化辨识训练：强化对身体各部分及其相互间关系的认识。可按指令做动作，如"指出或触摸你的大腿"，或说出指定身体部位的名称；也可以练习人体拼图。

（3）神经发育疗法：用手法和运动给予触觉及运动刺激，鼓励用双侧肢体或患肢进行活动，建立正常的姿势体位及运动模式，重建正常的身体模型。

2. 功能适应性训练

在日常生活中正确地进行提示。如患者知道器官的功能但不能辨认器官或器官各部位间的关系时用言语进行暗示，如让患者举手时说"请举起你拿东西的手"。

（三）手指失认

手指失认指在感觉存在的情况下不能按照指令识别自己的手指或他人的手指，包括不能命名或选择手指，不能指出被触及的手指。可以表现为单手失认或双手同时失认。手指失认是躯体构图障碍的一种表现形式。手指失认的作业治疗包括：

1. 改善功能的作业活动

（1）感觉整合疗法：增加手指皮肤的触觉和压觉输入，如使用粗糙的毛巾用力摩擦患侧前臂的腹侧面、手掌、手指指腹；抓握用硬纸板做成的圆锥体时向手掌施加压力并在手掌中移动产生摩擦感等；也可进行按键、弹琴等活动。注意刺激不能引起明显的不适，以免引起防卫反应。

（2）手指辨认训练：按指令辨认手指图案、患者本人或治疗师的手指。

（3）ADL训练：进行相关的手指功能活动，如使用勺子进食、更衣训练等。

2. 功能适应性训练

手指失认一般不影响手的实用性，严重者可影响手指的灵活度，从而影响相关的活动能力，如系纽扣、系鞋带、打字等，此时应提供相应的代偿方法。

四、视空间关系障碍

视觉辨别功能障碍指观察两者之间或自己与两个或两个以上物体之间的空间位置关系和距离的障碍,包含图形-背景分辨障碍、空间定位障碍、空间关系障碍、地形定向障碍、物体恒常性识别障碍、距离与深度辨认障碍等多种症状。

（一）图形背景分辨障碍

1. 图形背景分辨障碍的评价

（1）Ayres图形-背景测试:测试图片每组分为两页（图4-4）,让患者辨认3个物品重叠的图片后在下方的图中指出组成上图的3个物品。在1分钟内不能从测试图中正确指出3个物品者为异常。检查时注意排除视力差、同向偏盲、失语对检查者结果的干扰。

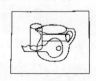

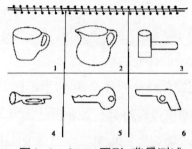

图4-4 Ayres图形-背景测试

（2）ADL评价：让患者从白色的床单上拿起白色的浴巾或洗脸毛巾；在厨房的橱柜里找出一件用具；从未分类摆放的抽屉中找出勺子；将衬衣按袖子的长短分开摆放；找出衣服上的扣子、扣眼儿。不能在合理的时间内完成任务者为异常。注意排除视力差、视觉失认对检查结果的影响。

2. 图形-背景分辨障碍的作业活动

（1）改善功能的作业活动：①辨识训练，将3种不同的物品放在患者面前，要求患者通过视觉进行分辨（避免使用触觉），随着功能改善逐渐增加物品的数量及难度。②ADL训练，如在装有混杂物体的容器中寻找熟悉的物体；对难以发现轮椅的手闸者反复练习打开和锁上手闸。

（2）功能适应性训练：①养成在找东西时放慢速度并系统搜索的习惯，如在厨房按一定顺序、用眼睛看和用手摸索来寻找操作台上的东西。②环境应简明有序，用标签标明物体的位置。如抽屉内的物品种类不宜过多，应分类摆放；纽扣的颜色与衣服底色不同；用与衣服本色不同的色带标出袖孔；用颜色鲜艳的胶带标示楼梯边缘；用红色胶带标记轮椅的手闸等。

（二）空间定位障碍

1. 改善功能的作业活动

（1）空间定位作业：任意摆放四块正方形硬纸板或塑料板让患者按要求进行排列，如横向平行排列、纵向垂直排列或呈对角线排列等；也可以把几张相同的图卡（或实物）摆成一排，其中一张上下颠倒摆放，让患者找出；还可以练习把一块积木分别放在另一块积木的上方、前方、后方、左侧和右侧。

（2）触觉-运动觉输入作业：练习组装物体和拼装玩具，以提高估计短距离和物体与点的相对位置的能力。

（3）跟随治疗师的"左""右"口令反复练习跨越中线的作业活动。

（4）ADL训练：练习整理橱柜的内容物等，掌握基本的空间定位概念。

2. 功能适应性训练

环境调整是最有效的补偿空间定位障碍的方法。如家庭和工作环境应简洁，物体位置固定，使用标签帮助定位；家里或经常使用的环境使用个性化的标记，并指导患者如何有效地寻求帮助。

（三）空间关系障碍

空间关系障碍（disturbance of spatial relation）指不能感知两物体之间及物体与自身之间的位置关系。患者可出现结构性障碍、穿衣困难、不能正确摆放物品、不能正确判断钟表时针与分针的位置关系而不能正确地读出时间、无法完成穿珠作业等。

1. 空间关系障碍的评价

书面评价常用连接点阵图、复制十字标记等进行评测。ADL评价主要是观察患者在穿衣、转移等活动中是否存在障碍。如穿衣时把领口与袖口弄错，两条腿同时伸进一条裤腿；驱动轮椅时把手放在扶手上做驱动轮椅的动作；摆放餐具时不能将盘子、碗、筷子等放在合适的位置；不能判断钟表时针和分针的关系而无法读出正确的时间；把眼镜戴颠倒；不能正确地放置义齿等。

2. 空间关系障碍的作业治疗

（1）改善功能的作业活动：先训练患者确定自己在空间中的位置，然后训练物体与物体间的定向。①自身空间定向训练：按指示进行自身定位，如"请站在我后面""请走到门外"等；也可以让患者把几种物品放置在房间的不同位置，离开房间然后返回，说出这些物品的位置并逐一取回；也可以用家具设计一个迷宫，训练患者从入口走到出口，或绘制一张地图按指示从一点到另一点。②物体间定向训练：复制不同的图形，从简单到复杂，从平面图到立体图；也可以练习用木块、火柴、木钉盘等复制模型；或选择日常熟悉的人物、动物或物品的图形进行拼图练习；或把虚线图连接成实线图。

（2）功能适应性训练：把常用物品摆放在相对固定的位置；放置重要物品的抽屉、柜橱等贴上标记以便于寻找。

（四）地形定向障碍

1. 地形定向障碍的评价

（1）路线描述：按要求描述或画一个熟悉的路线图，如所住街区、居住的位置及主要十字路口。地形定向障碍者一般不能完成上述作业。

（2）在地图上确定位置：把所在城市的交通地图放在患者面前，治疗师指出当前所在位置，要求患者找出从该点回家的路线。找不出者为异常。

（3）ADL评价：向家属或陪护人员了解患者在日常生活中有无迷路的情况。让患者从治疗室独自回到病房，多次引领后仍迷路者为异常。

2. 地形定向障碍的作业治疗

（1）改善功能的作业活动：反复练习从一个地点到另一个指定地点，如在口头提示下从治疗室走到病房等，从简短线路逐渐过渡到曲折复杂的路线。如果地形定向障碍与左侧忽略或空间关系障碍等有关，应重点治疗这些更为基础的障碍。

（2）功能适应性训练：增设路标，可用标记物（如图片、文字、物品等）标出路线，掌握后逐渐减少标记，最终不再依赖提示。叮嘱患者不要独自外出，或随身携带写有姓名、住址、联系电话的卡片。

（五）物体恒常性识别障碍

1. 形态恒常性识别障碍的评价

（1）形状板测验（formboard test）：形状板是由10种图形的槽板和形板组成（图4-5）。评测时逐一向患者出示形板，让其放到相应的槽板上进行配对，一种形状检查完毕要从槽板中取出，以保证测验难度。对失语患者先进行示范。10个均正确配对者为正常；只能配对5～9个者为阳性；完成配对在4个以下者为严重损伤。

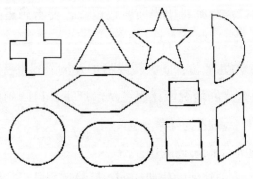

图4-5　形状板测验

（2）功能评测：将物品非正常摆放，如反放手表，或将形状相似、大小不同的物品混放在一起，如一组为铅笔、钢笔、吸管、牙刷、手表，另一组为钥匙、曲别针、硬币、戒指，每一组物品从不同的位置和角度（上下、正反）出示数次，分辨不清者为阳性。检查中注意与视觉失认相鉴别。

（3）ADL评价：观察患者在日常作业活动中有无形态辨别困难，如在厨房有无对餐具等形状相似的日常用品的辨认困难等。

2. 形态恒常性识别障碍的作业治疗

（1）改善功能的作业活动：①辨识训练：训练前先触摸物品，增加触觉刺激。反复描述、区分和演示形状大小相似物品的外形特征和用途；将同一物品以不同角度、多种规格进行呈现；对外形相似的物体通过示范其用途强化识别；辨认悬挂摆动的几何图形，感觉物品在空间形状、位置的变化。②匹配训练：如将形状相似的积木进行匹配。③物品分类：如根据短裤、短袖上衣、长袖或短袖衬衣等标准将一堆衣服分类。

（2）功能适应性训练：将日常用品固定放置在易识别的常规位置或做标记、贴标签注明；识别困难时可采用视觉、触觉和自我提示相结合的方法。

（六）距离与深度辨认障碍

1. 距离与深度辨认障碍的评价

距离与深度辨认障碍患者在拿起摆放在桌子上的物品或抓取悬吊在前面的物品时表现为伸手过近、过远或迟疑；倒水时把水倒在杯外或水溢出仍然继续倒水；撞到不该撞到的地方；不能准确地坐到椅子上；不能把物品放置在正确的位置等。

2. 距离与深度辨认障碍的作业治疗

（1）改善功能的作业活动：反复练习缓慢上下台阶，或在行走时设置不同高度的路障来体会高、低的感觉；练习把脚放在地板上标示的点的位置。

（2）功能适应性训练：尽可能利用触觉，如在往杯子里倒水时可将手指尖放进杯子上段，上下楼时用脚探查楼梯来估计距离和高度。注意用彩条标出台阶；移走突出的可导致损伤的物体；限制从事具有危险性的活动（如驾驶、操作电器等）。

复习题

一、填空题

1．运动性失用是对运动记忆的丧失。患者无_____、_____、_____异常反射等运动障碍却不能按要求进行有目的的运动。

2．可以理解却不能把指令传达到动作执行器官，即不能按指令完成动作称为_____。

3．不能理解和应用左右的概念，不能辨别自身、他人及环境的左右侧（方），称为_____。

二、简答题

1．简述单侧忽略患者的日常行为表现。

2．简述单侧忽略的康复治疗方案。

3．如何改善空间关系障碍？

4．如何改善穿衣失用？

第 **5** 节 行为障碍的康复

学习指导：

1. 了解行为障碍的评定。
2. 掌握行为障碍的治疗原则。

　　行为问题多见于额叶受损。包括幼稚行为、荒谬行为、自私、易怒、好斗、缺乏动力、活力下降、懒散、社交技巧缺乏及性欲亢进或减退等。一小部分患者会有长期的行为问题。

一、评定

　　1. Rancho Los Amigos认知功能评定表

　　Rancho Los Amigos认知功能评定表（表4-4）是描述脑损伤恢复中行为变化的常用量表之一。从无反应到有反应分为8个等级。

表4-4　Rancho Los Amigos认知功能评定表

Ⅰ级	没有反应	患者处于深睡眠，对任何刺激完全无反应
Ⅱ级	一般反应	患者对无特定方式的刺激呈现不协调和无目的的反应，与出现的刺激无关
Ⅲ级	局部反应	患者对无特定方式的刺激呈现不协调和无目的的反应，与出现的刺激无关，以不协调的延迟方式（如闭着眼睛或握着手）执行简单命令
Ⅳ级	烦躁反应	患者处于躁动状态，行为古怪，毫无目的，不能辨别人与物，不能配合治疗，词语常与环境不相干或不恰当，可以出现虚构症，无选择性注意，缺乏短期和长期的回忆
Ⅴ级	错乱反应	患者能对简单命令取得相当一致的反应，但随着命令复杂性增加或缺乏外在结构，反应呈现无目的、随机或零碎的表现；对环境可体现出总体上的注意，但精力涣散，缺乏特殊注意能力，用词常常不恰当并且是闲谈，记忆严重障碍患者常显示出使用对象不当，可以完成以前常有的结构性学习任务，如借助帮助可完成自理活动，在监护下可完成进食，但不能学习信息
Ⅵ级	适当反应	患者表现出与目的有关的行为，但要依赖外界的传入与指导，遵从简单的指令，过去的记忆比现在的记忆更深、更详细
Ⅶ级	自主反应	患者在医院和家中表现恰当，能自主地进行日常生活活动，很少出差错，但比较机械，对活动回忆肤浅，能进行新的学习，但速度慢，借助结构能够启动社会或娱乐性活动，但判断力仍有障碍
Ⅷ级	有目的反应	患者能够回忆并且整合过去和最近的事件，对环境有认识和反应，能进行新的学习，一旦学习活动展开，不需要监视，但仍未完全恢复到发病前的能力，如抽象思维、对应急的耐受性、对紧急或不寻常情况的判断等

2. 额叶受损综合征的行为测验（behavioral assessment of dysexecutive syndromes，BADS）是一项针对额叶受损综合征的行为测验，由Barbara Wilson，Nick Alderman，Paul Burgess，Hazel Emslie和Jonathan Evans于1996年设计而成。一般通过问卷形式进行，分为病人与家人回答的两套问卷。

二、治疗原则

长期的认知和行为治疗措施对改进行为困难是很有效的，在外伤后数年仍可体现出来。然而，这样的治疗措施很难实施，需要专业的病房，所有的工作人员和亲属应共同遵守同一个严格的行为制度。

（1）避免使用镇静药和抗精神病药物。这样的药物只会加重思维紊乱。当药物效果逐渐减弱时，又不得不进一步加大剂量。

（2）行为修饰。这是一个比较好的治疗方法，适用于患者日常生活中的所有活动，让患者从个人愿望出发产生需要的行为。这是一项治疗技术，通过修饰某一行为来抑制或鼓励某一种行为模式。例如，奖励会强化特殊的行为反应。正常的行为应得到医务人员、家属和朋友的肯定与赞赏。当患者表现好的行为时，尽快予以奖励。早期让患者多接受物质奖励，但后期应给予精神奖励。时机要适当，如当患者按目标完成任务，或者减少了某一不好的行为时，此时给予奖励最合适。对有些患者可用图表来显示他们的行为，使他们用直观的方法看到自己的进步。不管哪一种形式的奖励，都要求在易于控制执行的医院环境内。

所有的小组成员都必须认真小心，使患者能够进步，不会有作假行为。不管选择哪一种方法去修饰患者的行为，它必须是简单易行的，否则计划就会失败。

复习题

1. 如何理解行为修饰？
2. 行为障碍是否应该服用镇静药和抗精神病药物？

第5章

老年认知功能障碍的
预防与药物治疗

　　所谓认知能力指充分发挥认知机能所必须的脑力。就轻度认知障碍而言，应该立即着手提升认知能力；重度认知障碍应选择以认知技能的维持，延缓障碍发展的速度为目标的处理原则。目前比较流行的措施是采取以改变不良生活习惯、提升或维持认知能力训练及药物疗法为主的三大对策，来防治认知症的发生和发展。

第 1 节　认知症的预防

学习指导：

1. 熟悉老年人的认知能力特点。

2. 了解老化的脑神经细胞的病理变化。

3. 了解认知力的水平与教育经历的关系、大脑工作与休息机制、紧张或精神压力对脑神经的作用。

4. 掌握改善老年人记忆的常用技巧。

5. 熟悉认知症的发生与不良的生活习惯、饮食的关系。

一、合理使用大脑

合理使用大脑涉及脑神经生理、心理功能的维持、保护及效率发挥等方面的内容，对于预防神经细胞的衰老、认知能力的下降等具有重要的意义。

（一）老化与认知的生理特点

1. 记忆力和年龄段

记忆的表现方式随年龄增加而发生规律性的变化，

如少儿时机械性记忆，即所谓的"背诵"能力非常好。如果让高中生或者大学生再去机械性地记一些东西，就会变得难些，老年人就更不容易了。一般而言，初中到高中阶段，背诵能力开始逐渐减弱，而推理性的记忆方式并始发展起来。比如通过理解而记住了数学公式，对这个年龄阶段是有效果的，如果再采用"死记硬背"的老方法，记忆效果会降低，且很难保持学习的兴趣。因此从10岁至进入成人期的记忆不是完全的背诵，需要整理所学的知识内容，在深入理解的基础上来强化记忆。总之，根据不同的年龄阶段，变换记忆方法，才能保持进入中老年期的学习或记忆效果。

2. 老年人的认知能力特点

老年期的认知能力是如何表现的呢？认知老化是限制老年人工作活动能力和降低其生活独立性的重要原因之一，其表现为感知速度减慢，工作记忆下降，抑制无关刺激影响的能力减弱，现场依赖性增强等，另外不同年龄段也存在差异。

（1）一般智力的老化：心理学家把智力区别为晶态智力和液态智力。液态智力是一个人生来就能进行智力活动的能力，即学习和解决问题的能力，它依赖于先天的禀赋；而晶态智力则是一个人通过其液态智力所学并得到完善的能力，是通过学习语言和其他经验而发展起来的。晶态智力主要是后天获得的，它与知识、文化和经验的积累有关，例如：知识、词汇和理解力等；成年后，这些能力非但不随年龄的增长而减退，反而有所提高，直到70~80岁才出现减退。而液态智力主要和神经的生理结构和功能有关，例如：注意力、反应速度和思维敏捷度等；成年后，这些能力随年龄的增长而减退较快、出现较早，40岁已开始下降，60~70岁下降明显。所以不应笼统地说智力随年老而减退。晶态智力可以弥补液态智力的减退，而使老年人的智力基本保持正常。晶态智力即使到了老年也会稳定不变，液态智力则随着年龄的增长而萎缩。液态智力到成年时达到高峰，然后随着年龄增加而减退较早、较快，到老年时减退明显；晶态智力到成年后仍保持较好，到70岁后才缓慢减退。

（2）加工速度的减慢：老年人基本的行为特征是对刺激或外来信息的反应速度（或自发动作速度）减慢。Salthouse（1985）综合大量研究资料，发现几乎所有测验都在速度上存在年龄差异，进而提出"普遍减慢假说"。该假说认为，中枢加工速度的年老减慢是整个信息加工系统的变化，而不是局限于某些特定阶段的变化。具体地说，加工速度随年老减慢，表现在对信息的搜索、编码、储存和提取各个加工过程速度的减慢，以及信息加工的程度较浅或组织程度较低等。大量研究都将信息加工速度减慢作为评价老年人认知功能年龄差异的一项重要指标。

（3）记忆老化：记忆是最重要的认知能力，日常生活和实验研究都能观察到老年人的记忆能力低于青年人，而且，记忆减退也是临床上老年性痴呆行为学的诊断指标。表现为忘事，以前熟悉的事都做不好，时空判断能力差，抽象思维能力障碍，情绪性格发生改变等。关于记忆老化的研究结果表明，由老化引起的记忆减退在记忆的不同加工过程和不同的记忆系统中出现分离现象。其特点表现如下：

①老化对记忆加工过程的影响主要在编码和提取过程。老年人的大脑倾向于较自动化、概括化的编码方式，缺乏丰富具体的特异性信息；同时，老年人对信息编码的速度较低。因此，老年人对信息编码的质量和效率都较青年人有所降低。对成年人进行的词表自由回忆和再认测验结果表明，回忆成绩随着年龄增加明显降低，而再认成绩下降不大，甚至老年人与青年人的再认成绩相等。对于老年人来说，再认比自由回忆容易得多，这是由于自由回忆是无限定条件的自主生成过程，而再认是由外部线索引发和驱动的提取过程。自由回忆比再认需要更多的认知努力，这给老年人带来困难。②不同记忆系统的老化差异。研究证明：感觉记忆的年龄差异很小；单纯的短时记忆的年龄差异也很小；工作记忆的年龄差异显著；程序性记忆一般无显著的年龄差异；语义性记忆也不存在明显的年龄差异，到高龄时才出现减退；与其他记忆系统相比，情节性记忆的年龄差异最显著，情节性记忆对老化最敏感。

3. 认知老化的主要理论

关于认知老化现象的基础理论研究较多，比较成熟的有各种形式的加工资源理论，另外额叶衰退假说也逐渐引起关注。

（1）加工资源理论：认知加工是否成功进行是受数量有限的加工资源所限制的，而加工资源直接受年龄的影响，因此，认知功能的年老减退归因于老年人加工资源的减少。主要有加工速度理论、工作记忆理论和抑制功能理论，即加工速度减慢；在人们的阅读、学习和推理活动中扮演着重要角色的工作记忆的下降，不能够保持更多的信息处于激活状态；因注意力不集中导致不能有效地抑制无关信息。

（2）感觉功能理论：认知老化与老年人的各种感觉器官功能的衰退有关。

（3）额叶衰退假说：认为大脑额叶功能衰退导致执行功能减退，执行功能负责对认知操作进行协调和控制，对认知活动的影响广泛。近年来神经生物学的研究表明，额叶尤其前额叶是老化最敏感的一个脑区，并且发现认知功能的年老减退与额叶皮层功能或执行功能的减退关系密切，表现在完成某个任务的速度减慢，甚至无法完成。

4. 认知老化的脑神经细胞的病理变化

老年人的大脑一般可发生如下变化：

（1）脑神经递质减少和化学活动有所变化。

（2）细胞内线粒体的变异增加，释放出破坏神经细胞的自由基增加；神经元逐渐萎缩，数量减少。

（3）神经纤维之间联系的变化，如突触出现损失，新的突触产生较少；髓鞘出现损伤、斑块老化（plaques，在神经元之间的不正常蛋白质，可以干扰细胞与细胞之间神经突触所发的信号）及神经纤维缠结（nerve fiber twineing，NFT，会破坏细胞维持生命的运输系统）。

但是并非所有成熟的大脑均会出现上述改变，因为许多生活因素都会加速这些神经的退化过程，人们在衰老过程中差异很大。但是现代研究认为：通过健康的生活方式，可以减缓甚至逆转这些危险。例如晚年能保持活力的许多因素都与大脑健康有关，综合调整教育、饮食、锻炼、社交与睡眠诸因素，将会为大脑带来益处。

（二）认知力的水平与教育经历

1. 老年大脑的优势

成熟的大脑与年轻的大脑有着显著差异，虽然前者反应速度减慢，但其在解决问题、词汇量、空间组织和非文字记忆的测验中都表现得更好。

2. 认知储备效应

认知储备是指个体通过使用不同的大脑网络使成绩最优化的能力，反映了个体认知策略的选择。它最初来自临床心理学的观察，即个体的脑病理变化或脑损伤的程度与其临床表现之间没有直接的相关关系，包括储备和补偿两种机制。个体的受教育程度、职业、智力水平、健康状况、智力活动等都能反映其认知储备能力。对老年人和AD患者的人口统计学和脑成像研究表明，个体的认知储备能力越强，延缓其认知老化（或 AD）的可能性就越大。

教育因素是预防大脑衰老的重要因素。许多研究揭示：有效的教育会促使脑内神经突触的连接，个体的储备连接越多，个体的认知储备就越多，个体就拥有越多的储备可以丢失而没有明显的病症。受过高等教育的人群比低教育人群出现痴呆症状比例低这一点正成为共识。

此外，一些研究也证实经常使用大脑的职业或人员，其脑形态结构与普通人不同。如研究发现出租车司机的右后侧海马体变大，海马体是学习和记忆的关键部位；会双语的人，其左侧角回中灰质及全脑白质密度比普通人更高；器乐演奏家大脑上躯体感觉区域的面积是常人的两倍。神经学专家认为神经是具有可塑性的，刺激（或使用）大脑可以促进神经连接的形成。神经可塑性是认知储备效应的基础，教育是刺激的手段。可以认为神经可塑性与构建、强化和巩固新的突触连接有关，但是认知储备并非与生俱来的，它可以通过认知锻炼来培育和建立大脑储备效果，使人变老时依然保持聪明。

20世纪，美国爱因斯坦医学院率先发现教育程度较高的人罹患痴呆症的比例较低，一些研究数据认为教育程度较高的群体比普通人患痴呆的风险降低了35%～40%，显示了教育产生的一种保护性效果。在解剖研究中发现受过高等教育的人的大脑也出现了异常蛋白斑块沉积和神经纤维缠结的迹象，但其中20%以上的人在生前日常生活中没有明显的认知衰退现象。也有研究认为人体细胞内染色体端粒变短可加速衰老，但是端粒与教育是否相关，尚无共识。对明尼苏达圣母院修女的认知研究也证实了教育更容易长久保持大脑的认知活力。目前国内的许多老年活动中心、老年大学多属于继续教育的范畴，对改善和维系认知能力具有重要的意义。

3. 注意力和记忆技能是建立认知储备的基础

大脑的外侧前额皮质与注意力和工作记忆有关，可以认为注意力和工作记忆代表了长期记忆的入口，注意力分散会干扰认知储备。工作记忆是指大脑系统为类似语言理解、学习、推理等复杂任务提供必要的临时存储和信息处理的功能，它与长期记忆不同，后者产生了新的突触连接，成为永久性改变。工作记忆是临时性地维持几秒，最多不超过60秒记忆的信息存储手段，随着年龄的增加，大脑老化，听觉、视觉等感官输入趋于"钝化"，处理信息的速度和反应时间都会变慢，工作记忆能力也会下降；如果重复相关的信息（短时记忆），再进行工作记忆，也能完成任务。

年老后保持注意力不分神、敏捷和灵活，会变得愈加困难。当生活中遇到大量刺激时，需要一种方式过滤掉分神的刺激，才能高效关注重要的事情，研究认为其与前额叶及基底神经节区域的较高活跃度有关。注意力可分为受控注意力和刺激驱动注意力两种。例如，当你集中精力读书时，突然传来敲门声而询问谁，前者使用的是受控注意力，而后者为刺激驱动注意力。如果注意力分散且掺杂社交或情感因素之后，注意力控制会变得更复杂，影响长期记忆效率。

研究表明，为了改善记忆力，使用电脑程序编制认知训练项目或者冥想技能训练，都有明显改善工作记忆的效果。冥想训练（又称"正念"训练）属于"聚焦"工作记忆的训练方法，用于锻炼你的注意力，注意"此时此地"，有助于提高额叶皮质的机能。

4. 强化型学习活动有助于认知储备

有人说"学到老，才能活到老"，这强调了教育因素对寿命的影响。研究表明，每日至少参加一项益智活动的老年人，可使认知衰退的风险明显降低。也有研究认为大脑某个区域的终身活跃有可能阻滞或减缓相应区域功能的退化。例如，在某个专门的岗位上工作，还有某种终身爱好，都有助于调动部分甚至全部的脑功能。

美国爱因斯坦医学院跟踪观察了400名老年人5年的研究提示，要想达到认知储备的目的，降低痴呆风险，老年人必须每周参加几次各自喜欢的文体活动，包括棋牌、打球、跳舞、阅读、演奏乐器、快走、唱歌等。其中每周参加8次以上文体活动的老人，比每周1～2次者患痴呆症的概率下降50%，显示了参与活动的频率和专注程度的重要性。

当然活动的内容也很重要。如下象棋、玩麻将、打牌要想获胜，必须预先想到好几个步骤才行，它会促进大脑的工作记忆（长达20～30秒的效果）。阅读资料也需要工作记忆，也会产生积极的认知作用。强化认知储备是一个积极的过程，是一种认知锻炼，并非一种简单的认知活动。如年老后，把看电视作为自己生活中必不可少的一部分，因为是消磨时光，大脑无所事事，无任何的激活因素，很难诱发大脑的积极思维，只能是从电视上间接体验生活。如果没有选择性地浏览，其实质就是一种消极活动，与其称其为认知锻炼，不如说是一种简单的认知重复活动。

有许多研究认为一些思维活动并非等同于思维锻炼，前者考虑问题时主要从长期记忆库中寻找答案，只需要少量的认知技能，其结果也只能刺激有限的大脑区域，后者则需要面对新的事物，面对的是一种挑战性的思维任务，具有好奇性心态，在理解的基础上，尝试一些新事物，就能激活前额皮质或海马体部位，打开新的学习大门。

现代社会知识信息的进步是如此之快，人们的大脑处理信息较以往增多。对老年人而言，继续教育、学习新的东西，是延缓大脑衰老的重要手段。比如有的老年人不愿意使用新的家用电器，因为要掌握它，需要花费时间，结果只能依赖他人，使自己失去了锻炼认知能力的机会。有人认为最大的智力下降阶段发生在我们完成正规教育后和退休后，大脑缺少了激活的动力，认知储备也会随之减少。因此有人建议尽管步入老龄期，也应坚持每天阅读30分钟感兴趣的书，坚持做自己喜欢做的一件事，调整好自己的情绪，不能把大脑的精力都用于试图化解生活中的喜怒哀乐。要经常接触或琢磨新事物，不求掌握但求理解，来强化认知储备。老人的终身学习是在培养对生活各个方面越来越多的好奇心，积极参与社会，发现许多令人感兴趣的新鲜事物，去琢磨学习。正规的学历教育固然重要，年老后也要努力去超越传统的教育模式，克服消极惰性心理，使大脑保持终生的敏锐。

（三）大脑工作与休息机制

大脑都有自己的工作节奏，并且每一个人的大脑工作节奏也不相同，调整并且利用好工作节奏程序，会让身体更健康，更富有活力。

长时间学习容易疲劳，导致注意力不集中，记忆力下降。大脑连续工作多长时间需要间断和休息，才能更好？多长时间的学习才是最科学的？一般认为40分钟连续学习即可。成年人的大脑在连续兴奋30分钟后，一般人很难继续集中下去，应该适当地休息，大脑的休息应该包括工作时的短暂间休和每天的睡眠两个方面。

大脑是全身耗氧量最大的器官，占人体总耗氧量的四分之一，因此充足的氧气有助于提高大脑的工作效率，保持高度的注意力。用脑时，需特别注重学习或工作环境的空气质量。大脑百分之八十以上由水组成，大脑所获取的所有信息都是通过细胞以电流形式进行传送，而水是电流传送的主要媒介。所以有人主张，适时补充水分有助于大脑运作；听听舒缓的音乐，对大脑神经细胞的代谢十分有利；与朋友或者陌生人聊天也会促进大脑的发育，锻炼大脑的功能；多读书多看报，让你的大脑愈加丰富起来；观察周围的事物，并注意及时往大脑中储存信息，然后加以记忆，活跃思维。

每天普通强度的工作或学习，人的大脑和身体需要多长时间的休息才能恢复？要休息几次？根据每个人的身体状况和饮食习惯的不同，恢复的时间也应不同。有研究提出成年人配合大脑一天24小时最佳的工作时间表，认为9—11点是创造力时间，此时人体的压力激素水平适中，注意力较高，可以做些需要运用分析能力和注意力集中的事，推荐活动：如设计新方案、写策划、思考难题；22点以后为睡眠时间，此时大脑需要通过休息整理白天获取的信息。但是，老年人还需要结合自身年龄段的生理特点和实际生活规律来安排。多数老年人退休后，以社区居家生活为主，需要考虑老年人的生活规律差异来调整休息或睡眠时间。

1. 睡眠的意义

睡眠和心跳、呼吸一样是人体不可或缺的生理过程。在人类的睡眠过程中，浅睡眠和深睡眠交替反复进行，直到清醒。睡眠作为我们耗时最多的一项人生活动，对我们的身心健康来说具有重要的作用。研究表明，在深睡眠阶段，我们的大脑皮层细胞处于充分休息状态，各种生命活动降低到最低程度，脑垂体生长激素的分泌和释放达到高峰，这对稳定情绪、平衡心态、恢复精力极为重要。实际上要有健康的身体，必须有良好的睡眠，国际卫生组织确定"睡得香"是健康最重要的客观指标之一。有时候即使是处于睡眠状态，大脑中有些神经还是在运转，所以睡眠时间长短不是很重要，主要是看睡眠质量。一般而言，两小时以上的高质量深度睡眠就够一天的运转；但是有大半时间处于临界状态，没有完全放松，即浅睡眠状态或梦多，这都不算好睡眠。我们平常需要注意合理的安排，如尽量不熬夜、避免精神压力等。

一些研究认为，睡眠是让大脑和小脑休息的。动物需要睡觉，而没有大脑的植物不睡觉；人体有些器官比如肝脏，是不休息的。这表明睡眠是整个脑部特有的现象，至少慢波睡眠可以使脑部修补自由基造成的损害。自由基是新陈代谢的副产物，可损伤人体细胞。其他器官可以通过放弃和替换受损细胞来修补这种损害，但脑细胞无法这样做，它只能让人进入睡眠状态，尤其是慢波睡眠状态，人体组织才能利用这段难得的"闲暇时间"进行"抢修"作业。那么快波睡眠又有什么作用呢？有些研究者提出，这是脑部在进入慢波睡眠之前所做的"准备动作"和"整理动作"，是对慢波睡眠的补充。也有研究认为快波睡眠可能与早期脑部发育有关，但这种观点还没有形成共识。

睡眠对人体的作用如下。

（1）消除疲劳，恢复体力。睡眠是消除身体疲劳的主要方式。因为在睡眠期间胃肠道功能及其有关脏器会合成并制造人体的能量物质，以供活动时用。另外，由于体温、心率、血压下降，呼吸及部分内分泌减少，使基础代谢率降低，从而使体力得以恢复。白天消耗的能量、体力得以恢复，疲劳得以消除，并把能量储存起来供来日需要。

（2）保护大脑，恢复精力。睡眠的质量直接关系到人的心理健康。良好的睡眠会增强记忆，记忆主要在深睡眠中整理、筛选与合成。大脑在睡眠状态下耗氧量大大减少而有利于脑细胞能量贮存，使得人第二天精力充沛，思维敏捷，办事效率高。反之，睡眠不足者，脑细胞能量贮存减少，表现为注意力涣散，记忆力减退，情绪烦躁、激动或精神萎靡等；老人长期缺少睡眠则会导致幻觉、反应迟钝、健忘加重。

（3）延缓衰老，促进长寿。实验证明，在深睡眠期人体抗氧化酶活性更高，能更有效地清除体内的自由基，提高机体各组织器官、细胞新生和自我修复的能力。睡眠能增强机体产生抗体的能力，可以产生许多抗体，增强抗病能力，从而增强机体的抵抗力。睡眠质量愈好，深睡眠时间愈长，相对寿命能延长。深睡眠可以促进人体营养的吸收、蛋白质的合成，以及代谢产物的排泄。

2. 睡眠的机制

一个睡眠周期由快波睡眠（fast wave sleep）（又称异相睡眠、快速眼动睡眠或积极睡眠）和慢波睡眠（slow wave sleep）（又称正相睡眠、非快速眼动睡眠或安静睡眠）两个部分构成。快波睡眠在睡眠过程中的脑电图特征呈现去同步化的快波，各种感觉和躯体运动功能进一步减退；此外，还可能有间断性的阵发性表现：如出现眼球快速不停地左右摆动运动、部分肢体抽动、心率变快、血压升高、呼吸加快等表现，此时易导致心绞痛、哮喘、阻塞性肺气肿缺氧的发作。

快速眼动睡眠以外的其他睡眠被称为慢波睡眠或安静睡眠（quiet sleep）。慢波睡眠的脑电图特征呈现同步化的慢波。慢波睡眠时的一般表现为：各种感觉功能减退，骨骼肌反射活动和肌紧张减退、自主神经功能普遍下降，但胃液分泌和发汗功能增强，生长激素分泌明显增多。慢波睡眠有利于促进生长和恢复体力。入睡后，慢波睡眠由浅至深又可分为四期（S1—S4期）：第Ⅰ、Ⅱ期称浅睡期，第Ⅲ、Ⅳ期称深睡期；深睡期对恢复精神和体力具有重要价值。

一般入睡不能直接进入快波睡眠，但在两个睡眠时期都能被直接唤醒。人们睡觉经过慢波睡眠时期以后，即转入快波睡眠时期，然后由深变浅依次回返。当返回到二期睡眠之后，通常便出现快速眼动睡眠，然后又进入另一个睡眠周期，由浅入深再由深变浅，间以快速眼动睡眠，如此往复。一夜约有4～5个周期，每个周期大约90分钟，第一个周期长些，以后的周期变短。典型睡眠节律按以下程序进行：觉醒→S1→S2→S3→S4→S3→S2→第一次快波睡眠→S2→S3→S4→S3→S2→第二次快波睡眠……（图5-1）。

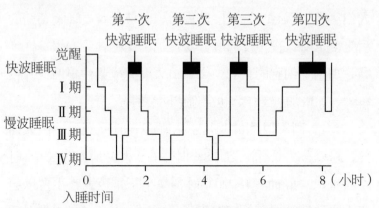

图5-1　成年人睡眠快波和慢波交替周期示意图

在睡眠中，慢波和快波两个时期交替出现，成人首先进入慢波睡眠，持续80～120分钟，然后进入快波睡眠，持续20～30分钟，又转入慢波睡眠，慢波睡眠可能与脑干内5-羟色递质系统有关，快波睡眠可能与脑干内5-羟色胺和去甲肾上腺素递质系统有关。5-羟色胺和睡眠及觉醒过程，特别是和觉醒过程密切相关，在促进觉醒、抑制快速眼动睡眠方面有重要作用。睡眠不是大脑活动的简单抑制，是一个主动的生理过程。目前认为在脑干尾端存在睡眠中枢，被称为上行抑制系统，这一系统与脑干网状结构的上行激活系统作用相互拮抗，调节睡眠与觉醒的相互转化。可以认为，睡眠是大脑运动的休整期，是身体能量的聚积期。

3. 睡眠的常识

良好的睡眠规律对大脑至关重要。实验发现，限制人们每晚只睡4小时，连续1周后，血液检查发现葡萄糖的耐受度下降，夜里皮质醇分泌增加，交感神经的兴奋性增高，加剧了细胞的衰老。又如白天没完成某件事而"开夜车"，加班加点工作，也会造成同类情况。

（1）睡眠时间的长短：入睡多长时间好呢？因人而异，可以分为长睡眠型（8小时左右）和短睡眠型（6小时左右），一般而言4～10小时都属于正常范围，主要以第二天醒后精神饱满的情况来判断。实际上，各种人群对睡眠的要求是不同的。一般而言，10～18岁的人群，每天需要8小时的睡眠时间，18～50岁的人群，每天需要7小时的睡眠时间，50～70岁的人群，每天需要5～6小时的睡眠时间。对于高龄老年人，一般睡眠质量低于年轻人，只要不影响身体健康且符合自己的睡眠习惯、能够保证白天精力充沛、醒后没有疲乏感即可。关键是深睡眠，量虽少、质要高。

（2）入睡标准：睡眠这一生理过程表现为机体意识活动的暂时丧失，感觉功能减退，骨骼肌反射、肌紧张减弱，并伴有一系列自主神经功能的改变。根据以下4个行为标准可判断一个人是否入睡。

①无意识性行为：如没有谈话、阅读、行走等活动。②卧位姿势。③对刺激反应减弱：对低强度的声音和触摸等刺激反应减弱，而清醒时能立刻感受到同样强度的刺激。④意识丧失的可逆性：与昏迷不同，很容易从睡眠中觉醒，恢复意识。

（3）不良睡眠习惯对大脑的影响：①公交车上补觉。有人认为坐在车上打瞌睡，一路睡到单位，既没影响工作，又不耽误睡觉。从睡眠机理看，深睡眠才能使人得到充分恢复。人的睡眠只有经过快速眼动睡眠和非快速眼动睡眠两个阶段，前一个阶段又要经过浅睡眠和深睡眠两个过程，且这两个过程在睡眠中循环多次。人们只有在睡眠中经历了几个深睡眠过程后才能使疲劳得到充分地消除。但是在公交车上睡觉容易受到各种因素的干扰，不容易使人进入深睡眠状态，得到的是不充分的恢复。②睡前拒绝运动。有些人晚上一有活动，就会兴奋得睡不着，所以认为晚餐后就应保持安静，甚至一些正常的轻度活动也拒绝参与。本来白天就在单位里坐了一天，回家后继续坐着，坐到睡觉前反而睡不着了。专家分析，适量运动能促进睡眠。临睡前的过量运动会令大脑兴奋，不利于提高睡眠质量。但适量的体育运动，能够促进人的大脑分泌抑制兴奋的物质，促进深度睡眠，迅速缓解疲劳，从而进入一个良性循环。特别是脑力工作者，一天下来可能都没什么活动，晚饭后的轻微活动反而有助睡眠。研究发现，临睡前做一些如慢跑之类的轻微运动可以促进体温升高；当慢跑后身体微微出汗时（一般来讲在20～30分钟为宜），随即停止，这时体温开始下降，当30～40分钟后睡觉时，人将很容易进入深度睡眠，从而提高睡眠质量。③用药物补充睡眠。有些人睡眠不好，认为吃人参、鹿茸等补品可以提神，提高睡眠质量，还可适当减少睡眠时间。实际上这是个误区，我国民间流传的"吃人参不如睡五更"有一定的科学道理。传统养生学提倡睡"子午觉"。"子"是指夜间的23—1点，"午"是指白天的11—13点。认为睡"子时"觉可以养精蓄锐，而睡"午时"觉则可以顺应阳气的开发。为了保证深睡眠，应该尽量做到早睡早起；学会睡个"子午觉"可以补充睡眠不足。有研究发现，经常在凌晨3点钟起床的人，免疫力就会减弱，血液中有保护作用的杀病菌细胞也会减少$\frac{1}{3}$。一般认为最佳睡眠时间在晚上10点至凌晨4点，入睡的最晚极限不能超过11点。过了11点，人容易变得兴奋，更难入睡。凌晨两三点，是熬夜的人感到最困的时候，而天亮后，人就开始进入浅睡眠期，这时候开始多梦、易醒。有些人喜欢睡"回笼觉"来增加睡眠时间，当然，这不失为补充睡眠的一个办法，但是"回笼觉"补充的主要是浅睡眠，效果不如早睡早起获得的深睡眠更好。

临床基础研究证实，深睡眠在一天中有几个阶段，在中午12点至下午2点之间有半小时的深睡眠期，但具体从哪个时段开始，因个人情况而异。因此，中午小睡片刻可以争取半小时深睡眠，帮助人体机能自行修复，让人头脑清晰，尤其对老年人而言可以减少上午的疲劳，补充精力过好下午的生活。从人的能量消耗和补充平衡的角度，午睡也很有道理。因为从清晨到中午和从中午到晚上入睡前，这两个时段都有七八个小时，持续运作会让人体各部分的效能降低，老年人更是如此。但午睡并不需要过久，半小时足够，最多不超过1小时，否则会影响晚上的睡眠。

（四）紧张的副作用

对大脑而言，最大的敌人是紧张或精神压力，从某种角度来看，紧张也是一种良性刺激。但是超过了一定限度，就会使大脑受到严重的损伤。其中最容易受损的是"海马"部位。海马又称记忆的入口，受损后新的记忆储存机能下降。

1. 紧张对脑神经的影响

在紧张刺激引起损伤的过程中，肾上腺皮质分泌肾上腺素，这种激素使血糖升高，为身体提供了与紧张压力抗衡的能量，一旦多余的肾上腺素被分泌出来，必然会损害海马甚至使其萎缩。德国科学家在肾上腺素兴奋性试验中发现，让学生们喝肾上腺素，数分钟后检查学生记忆的单词，学生们几乎没有回忆出来。与胃、肠等脏器相比较，紧张刺激对大脑的影响是偏重的。打麻将对改善老年人的认知能力有好处，但是整天沉迷其中，成为一种紧张压力，长期精神紧张容易导致抑郁状态，经常表现出易怒、暴躁、生气、郁闷，少言寡语等，严重者患上抑郁症。

抑郁和大脑的变化都与脑细胞的损伤有关，长期的、强烈的精神刺激，一旦超过限度造成脑损伤的风险势必增加。因此为保护大脑，生活中必须学会缓解大脑的压力。研究认为大脑分为新皮质层和旧皮质层两部分，旧皮质层与人的本能需求有关，长期抑郁会直接破坏旧皮质区的活动；旧皮质机能丧失后，新皮质也会失去机能，最后导致大脑功能的下降，使整个大脑逐渐衰老下去。

总之，焦躁时，大脑会失去功能，尽管想用脑思考问题，也是思维混乱，或徘徊兜圈子，视野狭窄，想象力贫乏。为改变此时的心境，可以采用放松的方法，脱离紊乱的心情，重新梳理思路，使得大脑流畅地发挥功能。

2. 放松对大脑的作用

脑电图中的波形分为 α 波、β 波、γ 波、δ 波、θ 波 5 种。当头脑清晰或者放松时，脑电图检查中以 α 波（频率

10赫兹）为主要表现状态，而大脑处于紧张状态或做无奈的事时常出现β波形（频率20赫兹）。

α波一般出现在放松时间。α波出现时大脑的效率最高，联想丰富、思维敏捷、立意涌现。α波出现时，脑内有关镇痛的内源性吗啡样物质分泌旺盛，它可以激活"海马"，而海马与记忆联系紧密，所以记忆力可以明显提高。由于放松时最容易出现α波，所以首先可以闭目放松一下心情，想一下高兴的事情，使大脑从焦躁中恢复过来，进入思维清晰、奔放的状态。

放松大脑紧张状态的方法较多，如练气功、练瑜伽、打太极拳、散步、慢跑，以及参与各种文艺活动。

（五）改善老年人记忆的技巧

实际上改善老年人记忆的方法很多，这里只介绍一些简单适用的方法及原理。

1. 多重感觉记忆学习法

随着年龄的增加，老年人的感觉器官功能都开始下降，为了增强记忆力，可以五官并用。因为人的记忆力与视觉、听觉、触觉、嗅觉、味觉等感觉器官的关系密切。比如为了记住什么事情，可以用红色的笔反复在纸上写，并且读出声来，如果加上动作，那么记忆又和动作关联上了。有人就是这样利用老曲调填新词记住了歌，实际每个人都有结合动作来记忆某个事物的体验。

另外，比起单一的视觉信息输入，同时采用耳听、手动、有节奏地发声等多种信息综合输入更容易把信息储存记忆。研究认为这种记忆方法会使要记忆的事物形成神经回路，建立一些突触联系注入脑内，在以后容易提取记忆的事物或回忆率很高。充分动员各种感觉器官参与记忆，不仅有稳定记忆的效果，而且是一种促进多种感觉器官协同作用的训练技术。由于感觉器官与大脑联系，该方法起到了活化大脑、延缓衰老发生的作用。

2. 表扬对大脑的激励效应

（1）表扬他人：对大脑而言，最大的敌人是什么？紧张或精神压力，但是某种程度的压力，也可以成为一种良好的刺激，如果精神压力超出一定限度，则会使大脑受到损害。

有人认为愉悦的谈话是一种锻炼大脑的方法；表扬也能使大脑愉悦，受到表扬时，脑内神经递质多巴胺的量增加，使大脑灵敏，活力提升。多巴胺是一种神经传导物质，用来帮助细胞传送脉冲的化学物质。这种脑内分泌主要负责大脑的情欲，将兴奋或开心的感觉信息传递。实际上就表扬者而言，当看到被表扬者的表情，也会对本人产生良好的效应，脑内多巴胺的分泌也会随之增加，也有活化大脑功能的作用。

表扬行为能活化大脑的理由之一：表扬者必须用大脑来考虑，寻找、发现对方的长处，需要细心观察，听其言，观其行，在了解对方的过程中对于什么地方值得表扬，大脑需要充分地活动做功，这是种"高水平"的思维作业，成为锻炼大脑抽象力、概括力的良机。用一些无聊的事情或者不动脑思考的看法当作优点来表扬别人，结果可能是尴尬或消极的，对于大脑激活作用不明显。

（2）自我奖赏：当老年人从事一些活动或学习新事物感觉很辛苦时，可以自我奖赏，用所谓的"成功报酬"作为一种自我奖赏的方法，来提升自信心。

成功报酬是什么都可以。例如"现在活动1小时后冲一杯茶喝""今天的回忆录还有3页就写完，写完后我玩半个小时游戏""今天只要完成这个工作，我就要喝一杯喜欢的烧酒"等，报酬都由本人自由设定。

中枢神经系统中多巴胺的浓度受精神因素的影响，成功报酬是一种心理上的抚慰，属于自然需求的表现。实际上多巴胺也是大脑的"奖赏中心"，直接影响人的情绪。从理论上来看，增加这种物质就能让人兴奋。成功报酬可以削减因为做不喜欢的事带来的精神压力，尽管感觉辛苦，但也能集中精力坚持做事或者学习，提高了效率。

如果目前没有想好"报酬"的方法，可以休息后再回来继续做，或者喝杯咖啡、听段轻音乐再回来做，实际上把休息当作成功报酬，把休息同工作或学习恰当结合起来，也有激励大脑的作用。

3. 培养正向思维，营造积极的心态

步入老年阶段的人容易产生悲观、消极的情绪，甚至回避现实生活中的问题，容易使自己陷入抑郁的状态。

（1）每日问"为什么"。在日常生活中，每人都在使用大脑，但实际上能够有效地使用大脑的人不多。比如生活总是一帆风顺的人，几乎没有什么烦恼，每天总是一样地无所事事，其思维可能会变得僵直。相反，人为了生存要直面艰难困苦的人生，如"怎么办""为什么不能做"，大脑一直在拼命思考此类问题。尽管是私下的唠叨，但是发自肺腑的烦恼。为了不使大脑"生锈"，形成每天问"为什么"的习惯；又如每天读报，看电视新闻，提出问题"为什么发生了那件事？"经常提出类似为什么的推理问题，促进自己注意观察周围的事物，培养研究或保持对事物的兴趣，同时也是预防大脑"生锈"迟钝的好方法。

（2）用积极的心态思考。为了激活大脑，要避免负向思维，例如学习掌握新电器设备没信心，手机不会用，觉得自己很笨，什么都觉得没意思、没兴趣，等等，都属于消极的负向思维，会放弃对事物的探索机会，容易导致注意力、记忆力的下降。相反用"应该能做到"的积极心态工作或学习，注意力和记忆力会提高，做事的效率会上升。

通过正向思维，大脑会更好发挥功效，脑内分泌的多巴胺会增加，大脑功能尤其是大脑额叶前区的功能会十分活跃，使得思维能力和记忆力明显提高。

多巴胺增加会使人处于快乐和幸福的状态；反之总是处于否定自己的负向思维，多巴胺分泌会减少。为了使大脑的多巴胺增加，发挥大脑的功能，首先要积极地思考问题，例如思考"为什么不行？""为什么那样？""为什么这样？"这样做会养成正向思维的习惯，使大脑处于活跃的状态，许多想法会自然涌现出来。

（3）用豁达、愉悦的心情生活。美国俄亥俄州立大学研究发现，快乐的情绪能预防记忆力衰退。在跟踪研究了46名年龄在63～85岁的老年人后，研究者发现心情愉悦的老年人更容易在游戏中取得胜利，熟记字母和数字的能力也更强。如果老年人能经常面带笑容，其决策力和短期记忆力会得到提高，思维也会更敏锐，神智更清楚。研究者建议，子女或护理者应采用一些简单的方法改善老年人的情绪，如讲笑话，举办家庭聚会，送他们小礼物，帮他们交朋友等，来预防老年人记忆力衰退。

脑神经细胞是通过突触连接的，神经突触将神经细胞连结成网络群，各种情报信息在网络上交换，人可以边思考边控制身体的行为。如果某个神经细胞丧失了，其他神经细胞仍可发挥联系作用（又称代偿）。例如学习记忆一个英语单词的神经细胞死亡了，但是仍旧有其他神经突触在连接着，那个单词是不易忘记的。

神经突触的作用，对于平时经常动脑的人是越用越有效率，而在生活中不太动脑的人，某些神经细胞死亡后，神经突触与其他神经细胞的连接也会减少或消失，导致脑功能逐渐衰退。神经细胞之间的突触联系原本是先天遗传下来的，但是通过训练，可以在后天建立起新的突触连接，产生新的功效（又称神经可塑性）。各种学习运动都可以建立新的突触连接，也可以代替已丧失的功能，因此再学习或反复运动训练是个重要的手段，在现代康复医疗中被广泛使用。

总之，为了保持脑神经细胞之间的联系，就应关注日常生活中如何使用大脑，正如俗话所说，大脑越用越健康。

4. 芳香植物对大脑作用

工作或学习时，适度休息是必要的。休息中多数人喜欢喝咖啡，来缓解暂时的紧张或疲劳。为了促进大脑功效，一般推崇喝花茶，含有柠檬油、薄荷油的香草或者香树皮的茶叶。将少许茶叶放入杯中，注入开水，短时放置就冲出浓香的茶水。茶叶有醒脑的功能，香味是功效之一，茶香具有放松心情、缓解烦恼的功能。此外营造一个茶香的环境，也会有提高大脑记忆力的效果，其作用因茶的种类不同而有微妙差异。如艾菊茶有提高记忆力的效果，实验证实其香味可使大脑清醒、注意力集中、记忆力提高。

（1）芳香植物和人类：数千年前，人们使用许多有益于人体健康的花卉植物达到保健、治病、增进性趣的功效，历经时代的淬炼改良，演变成今天所谓的世界盛行的另类疗法——芳香疗法。其中最主要的成分分别自花朵、树叶、果实、枝干萃取而来。然后让芳香气味经由嗅觉和皮肤吸收，以帮助人疏解身心，并达到皮肤保养的目的和改善身体健康的功效，长久以来即被广泛运用在沐浴、护肤、按摩的美容文化中。

目前已发现300多种鲜花的香味中含有不同的杀菌素，其中许多对人体有益，所以，不同花卉的香味对不同的疾病有辅助治疗的功效。例如，菊花含有龙脑、菊花环酮等芳香物质，被人吸入后能改善头痛、感冒和视力模糊等症状；茉莉花香味可以减轻头痛、鼻塞、头晕等症状；丁香花香味能净化空气，杀菌，有助于治疗哮喘病；百合花香味使人兴奋，还能净化环境；天竺花香味有镇静安神、消除疲劳、促进睡眠的作用，有助于治疗神经衰弱；玫瑰花、栀子花香味有助于治疗咽喉痛和扁桃体炎；桂花香味闻之疲劳顿消，有助于治疗支气管炎；夜来香香味可清除不良气味；郁金香香味可辅助治疗焦虑症和抑郁症；杜鹃花香味对气管炎、哮喘病有一定疗效；水仙花香味可使人精神焕发；牡丹花香味可使人产生愉快感，还有镇静和催眠作用。

由于现代人承受种种来自环境、情绪、身体、精神的压力，导致文明病的产生。现代研究发现，采用植物源作为日常保健，主要是依赖植物中的化学芳香物质（或称精华油类）的作用。从机理上看，精油中的化学成分或分子可以通过嗅觉或皮肤进入体内，或从神经刺激传达至大脑的边缘系统，边缘系统中的杏仁体处理情绪反应，海马体则可以恢复记忆，在香味传递的过程中，具有重要功能。当吸入香味时，嗅觉立即传递到边缘系统启动记忆，启发思维；所闻到的味道和情绪反应结合，进而表现为高兴、生气、放松或是焦虑；而当香味传递到大脑皮质的下视丘时，则会影响自主神经系统及内分泌系统的作用。适度利用植物性的香味刺激，可以解除心理和精神上的压力，令人身心舒畅。该方法不仅能使人们建立积极的人生态度，还会增强人与人之间的沟通能力，有效的芳香气味还可以营造氛围、增强创造力和提升工作效率。国内著名心理专家郝滨认为："科学证明恰当地使用精油可以达到消除紧张、焦虑情绪，建立乐观积极心态的作用。"

（2）常用缓压益智的芳香类植物的应用：实际上缓解精神压力的植物很多，这里主要介绍几种常用、简易的缓解精神压力的芳香植物功效，以及简单的使用方法。

历史记载古罗马人和希腊人都会以薄荷叶作为浸浴之用，薄荷叶的应用很广。薄荷醇（又叫薄荷脑）是薄荷最重要的成分之一，也是薄荷香味的来源，其次为薄荷酮；收集方法为将薄荷的花、叶、茎、根部等加水蒸馏，然后在蒸馏出来的精油中收集，如薄荷香水。其清凉香气，还可平缓紧张、愤怒的情绪，所以疲倦时使用能提振精神、使身心愉悦，另外还可以帮助入眠。

薄荷的成分容易因受热而挥发，所以宜在水滚后再放入。而其具醒脑、兴奋的功效，故晚上不宜饮用过多，以免困扰睡眠。可与绿茶、红茶同泡，或直接用开水泡。

薰衣草是公认最具有镇静、舒缓、催眠作用的植物，被誉为"香草之后"。它能舒缓紧张情绪、镇定心神，平心静气，自古就广泛用于医疗，茎和叶都可入药，有健胃、发汗、止痛之功效，是治疗伤风感冒、腹痛、湿疹的良药。国外就有使用从薰衣草中提取的挥发油来改善老年人的睡眠的例子。在我国新疆的某些医院也用薰衣草全草制剂来治疗神经衰弱和失眠。其花朵做的香包，香气能醒脑明目，使人舒适，还能驱除蚊蝇。薰衣草的主要成分为乙酸芳樟酯和芳樟醇，决定香气的成分为薰衣草醇和乙酸薰衣草酯。薰衣草精油是香水的重要原料。

在心境不安定时，用干燥的薰衣草为茶，热水冲服，或加少许蜂蜜调味，可驱散忧虑不安，休息大脑。

菊花是中医药学最为推崇的提神明目的植物。菊花被认为是一种神经强壮剂，能增强毛细血管的抵抗力，可延缓衰老，增强体力。菊花有良好的镇静作用，经常食用能使人肢体轻松，醒脑提神。平常老年人疲劳时可以泡一杯菊花茶来喝，能消除眼睛疲劳，顿觉神清气爽。如果每天喝3~4杯的菊花茶，对恢复视力也有一定作用。

菊花中含菊甙、维生素A样物质、维生素B_1；另外还含挥发油，油中主要为菊花酮、龙脑、龙脑乙酸酯等。中医药界认为："凡芳香之物，皆能治头目肌表之疾。但香则无不辛燥者，惟菊不甚燥烈，故于头目风火之疾。凡花皆主宣扬疏泄，独菊花则摄纳下降，能平肝火，熄内风，抑木气之横逆。"如能长期饮用会增加人体钙质、调节心肌功能、降血压、消除癌细胞、扩张冠状动脉、降低胆固醇，进入老龄期可以经常饮用菊花茶。

茉莉具有抗氧化效果，与维生素E的抗氧化效果相似。用茉莉根提取液对青蛙、鸽、大鼠、豚鼠、兔、犬腹腔注射试验，发现其具有镇静催眠的作用。对小鼠自主活动研究发现，茉莉根醇具有一定的镇静作用。中国中医研究院采用茉莉根治疗失眠症，试验结果表明茉莉根口服液治疗失眠症的整体疗效优于安定片，副反应小。茉莉花可提取茉莉花油，油中主要成分为苯甲醇及其酯类、茉莉花素、芳樟醇、安息香酸芳樟醇酯。茉莉花茶兼有绿茶和茉莉花的营养成分，富含叶绿素、儿茶素、茶氨酸、咖啡碱、茶多酚、维生素A、维生素C、维生素E等多种营养元素。

为了缓解精神压力或烦躁，可以闻闻茉莉花或饮用茉莉花茶；房间里可以栽培茉莉花，利用茉莉花的香气，使老年人保持心境平和，注意力集中，也有助于睡眠。此外茉莉花精油也有振奋心情、镇静、清晰头脑、恢复活力的作用。

柠檬含有丰富的柠檬酸、柠檬香精油、类黄酮、维生素C、维生素A、维生素P及钙（Ca）、铁（Fe）、镁（Mg）、磷（P）、锌（Zn）等多种微量元素，是世界上具有高营养与药用价值的水果之一，除了美容、减肥的功效之外，有人极力推崇柠檬的益脑功效，因为它富含大量维生素C，而脑神经功能和敏锐的智力离不开维生素C。维生素C可以使脑细胞的结构更加坚固，同时软化血管，防止血管松弛或堵塞，使脑细胞维持正常的生理功能。如利用柠檬清除自由基的抗氧化功效，可改善血液循环不佳的问题，有利于记忆力及反应力的运作。因此一天一杯柠檬汁有助于保持记忆力，是日常生活中随手可得的健康食品。

柠檬的气味可唤醒睡意，返回注意力集中的状态；感觉炎热烦躁时，可以用手拿着柠檬，靠近鼻子闻，能够带来清新的感受，帮助澄清思绪。简单的方法也可切2～3片薄柠檬，放在杯子里并加入热水，每天饮用。如果将柠檬汁和蜂蜜用温开水调和，制成蜂蜜柠檬水，则成一道完美的营养饮料。

柠檬的萃取物柠檬精油的用途很广泛，可以按一定比例调和基础油后直接使用，也可适量滴入面霜、按摩霜中使用；沐浴时滴入几滴精油，可松弛神经、消除疲劳、润滑肌肤。

五味子、蓝莓、人参、黄芪、黄精、酸枣仁、柏子仁、川芎、枸杞子、肉苁蓉、石菖蒲、茯苓、远志、葛根等虽然不属于芳香类植物，但是其在对抗衰老，预防认知功能低下方面有较强的作用，可在医生指导下，做成茶饮使用。

二、生活习惯

认知症的发生与不良的生活习惯有关。为提升认知力，改变不良的生活习惯十分重要。

1. 导致认知症的危险因素

国际对引发认知症的各种因素进行了广泛的调查研究，提出其中不良生活习惯占相当的比重，列举如下。①教育背景：缺少高等教育。②社会活动：与外界接触极少。③嗜好：吸烟、过量饮酒。④饮食习惯：过食，尤其喜食油腻、咸、甜食物。⑤营养：维生素类食物摄入不足。⑥生活习惯病：高血压病、高脂血症、冠心病、糖尿病、肥胖综合征等。⑦精神：抑郁症。⑧脑血管病。⑨外伤：有脑外伤病史。

上述危险因素均与认知症具有高度的相关性，但是最终的或是直接的原因，还应该是脑本身组织的变性改变，它是由各种因素积淀而成，但遗憾的是没有进行实实在在的预防，以致出现无法挽回的后果。

2. 健康的生活习惯

（1）健康的生活习惯一般主要指以下三个方面。①饮食：指多食鱼类，注意食物中的维生素、叶酸等营养素的搭配，试行减肥饮食，谨慎饮酒。②运动：指养成适度运动的良好习惯。③社会参与、激活智力：指与人接触交往，培养有益智力开发的趣味活动。

健康的生活习惯会减少生活习惯病，从而降低认知症发生的风险。例如高血压病、糖尿病等生活习惯病的管理控制是预防认知症不可缺少的措施。许多研究揭示，40～60岁中年期血压控制不良的持续状态下，出现认知机能下降的人增多，脑动脉硬化或脑血管疾病诱发的认知机能低下的人也有增加的趋势。血糖水平控制不稳、病程较久的人，显示智力下降的报告较多。其中主要表现在阿尔茨海默病和脑血管性认知症的发生率较高。

另外血液、脂类的代谢异常与认知机能也有一定的关系。虽然目前尚无共识，但是在中年期患有高脂血症的人，步入老龄期后发生阿尔茨海默病的概率是更高的。

上述生活习惯病多与饮食习惯不佳、运动不足及精神压力过大等有关，导致生活习惯病的病因也可视为引起认知机能低下的危险因素。生活习惯病得不到改善容易引起血管障碍，也成为影响脑功能发挥作用的重要因素之一。为预防认知症，可以认为血压、血糖及血脂的管理，完全是一种持续性的、不可缺少的环节。

为了调整或保持血压、血糖及血脂的良好状态，应该适当地增加药物疗法，改变饮食及运动等生活习惯。要根据病情选用药物治疗，降压药种类较多，适用于老年高血压、已有心脑肾损害或合并稳定性心绞痛的高血压病人，一般短效的药物有硝苯地平（心痛定）、恬尔心，中效的有尼群地平，长效的有氨氯地平（络活喜）、非洛地平（波依定）、尼卡地平等，这些药物对间接改善认知机能也有一定的效果。

临床降血糖治疗常用吡格列酮与磺酰脲、二甲双胍或胰岛素等。高脂血症是脑动脉粥样硬化的主要危险因素，可选用他汀类如：辛伐他汀、普伐他汀和氟伐他汀等。

饮食方面，注意营养均衡及不要过饱，多食鱼类、蔬菜及水果。运动方面，每周不少于3次，每次在20～30分钟；以有氧运动为主，逐步增加运动量或强度。

总之，改善患有生活习惯病的老年人的生活方式，将是提高认知机能的基础。80岁、90岁的高龄者，生活习惯病和认知症相关性较高，年龄越高越明显。即使对血压和血糖进行了严格控制，也很难预防认知症的发生。相反，也有报告认为血压和血脂值下降过低，也容易导致认知症。所以人在60～70岁之前，就要加强管理慢性病，才有可能改变这种病理变化的过程，换言之，即便年轻，也应重视对致使生活习惯病的危险因素的预防。

（2）社会参与是维持或改善大脑机能的重要手段之一，是通过社交磨砺一个人的大脑。人们的社交过程就是一个大量的智力和情感锻炼的过程，因此在社交中产生了强化大脑功能的效果。例如每一次处理人际关系时，都需要在不同层次上思考，处理很多不同的情绪和观点。因为某一方用语可能不准确，而双方必须在谈话范畴内进行理解，交谈是一场复杂的过程。最重要的是，双方都必须使用并留意肢体语言、说话音调、谈话背景及其他诸方面的因素。

参与社交需要集中注意力、做出决策，有批判性思维、创造力、同情心，所有这些都会激活你的大脑额叶。因此，每一次谈话都需要唤醒你的大脑，阻止你陷入因为认知机能下降而伴发的精神症状之中，例如白日梦、冥想、发呆等倾向（又称默认模式网络）。通过启动额叶皮质，关注与你分享当下的人，同时激活大脑的其他部分。

因为大脑额顶叶结合部的功能涉及对他人情况的"客观"感受理解（心理学称为"认知同理心"），所以当一个人投入社交活动时，这个部位就会活跃起来；相反，孤独会导致额顶叶结合部的萎缩，甚至还会造成一种恶性循环，你参加的社交活动越少，就越是恐惧社交，自信心就越差。

研究发现社交少的人中，脑腹侧被盖区的活跃度降低，多巴胺的释放减少，伏隔核对快乐的感受变钝，由此他们从人际交往中得到的快乐更少。如果最终成为孤独症，他们的大脑将对社交更不敏感，更难与他人交流，交流几乎必然会失败，这种失败更加强化了对社交厌弃的念头。如果因为年老不愿意参与社交，想要锻炼颞顶叶结合部也是很难的。但你用得越多，它就会变得越健壮、越好用。

三、健康的饮食

1. 与认知功能相关的主要食物成分功效

为了提升认知功能，需要重新认识我们日常生活中较为熟知的食物。一些研究报告指出：经常食用或大量食用如下食物者，比较少食用者的认知障碍发生率低。

（1）脂肪酸和维生素、氨基酸一样，是人体最重要的营养素之一。多价不饱和脂肪酸包括亚油酸（C18：2）即n-6系列不饱和脂肪酸（又称ω-6不饱和脂肪酸），亚麻酸（C18：3）即n-3系列不饱和脂肪酸（又称ω-3不饱和脂肪酸）等人体无法合成的必须脂肪酸，必须从食物中摄取。

不饱和脂肪酸的生理功能：其参与组织细胞膜的构建和通过其代谢产物发挥作用，还可以作用于过氧化物酶体增殖因子活化受体（PPARs）等转录因子，进而对多种基因的表达进行调节；这些基因涉及脂质和能量代谢、细胞黏附性、神经递质转运及信号转导等多个方面。n-3系列不饱和脂肪酸在脑组织中含量丰富，在促进大脑发育方面起着重要作用，n-3、n-6系列不饱和脂肪酸影响大脑发育与功能的机制涉及多个方面，与儿童注意缺陷多动症、抑郁症及老年性痴呆等疾病密切相关。尤其多项动物和人群实验均提示，补充n-3系列不饱和脂肪酸可能对老年人认知功能起到改善作用。以富含n-3系列不饱和脂肪酸的食物或膳食补充剂开展的营养性介入疗法可能对预防老年人认知功能障碍的发生或改善阿尔茨海默病患者的认知功能起到积极的作用。在不饱和脂肪酸中二十二碳六烯酸（DHA）值得一提，它是顺畅传递神经细胞网络信息不可缺少的物质，大脑和神经组织中的DHA含量远远高于机体其他组织。DHA作为一种必需脂肪酸，是大脑细胞及脑神经形成、发育及运作的物质基础；经常补充适量的DHA，可提高记忆力、判断力、想象力，充分激活大脑的"记忆仓库"，使思维活跃起来。据人群流行病学研究证实，体内DHA含量高者的心理承受力强、智力发育指数高。

各类不饱和脂肪酸的来源：n-6（亚油酸）系列主要存在于豆油、玉米油和葵花油中。n-3系列有亚麻酸，二十碳五烯酸（EPA）和DHA；前者存在于亚麻油中，后二者俗称"脑黄金"，存在于鱼肉、鱼油及海藻中。亚麻酸主要来自紫苏籽油和亚麻籽油，含量分别是62%和65%。鱼类，尤其是深海鱼、海贝的脂肪中DHA的含量是陆地动植物脂肪的2.5～100倍；鱼油富含n-3系列不饱和脂肪酸，如DHA（二十二碳六烯酸）和EPA（二十碳五烯酸），属于多价不饱和脂肪酸。

含n-3系列不饱和脂肪酸的鱼类较多，哪些鱼体内含有DHA？一般以100克鱼肉中的DHA含量是否超过1克来作区别。如果100克鱼肉中的DHA含量超过1克，就把这种鱼叫作DHA鱼。含量最高的如沙丁鱼，每3盎司（1盎司=28.350

克，3盎司相当100克）含有1.95克的n-3系列不饱和脂肪酸。金枪鱼（肥肉部分）、鲑鱼（大西洋鲑鱼）、鳟鱼、鳕鱼、鳗鱼、师鱼、黄花鱼、秋刀鱼、鳝鱼中n-3系列不饱和脂肪酸也达到1克以上。三文鱼、淡菜、虹鳟鱼等也含有n-3系列不饱和脂肪酸，大约在0.63~1.06克。含有少量DHA的鱼，有加级鱼、鲤鱼、鲈鱼、鲽鱼、比目鱼、多鳞鳝、燕鳐鱼、香燕鱼、大头鱼、章鱼、墨鱼、牡蛎等。

n-3与n-6系列需要均衡摄入。由于n-3与n-6系列具有不同的生物作用，因此在饮食中保持n-3与n-6的均衡至关重要。日本东北大学医学院的研究人员在对"孕期吃鱼与婴儿大脑的健康状况"的相关研究中发现，孕妇对脂类的均衡摄入对胎儿正常的大脑形成是必要的。在动物研究中，当雌性小鼠摄入富含n-6而缺乏n-3的食物时，它们产下的小鼠后代具有较小的大脑，并在成年期显示异常的情绪性行为。在小鼠后代中发现的大脑异常，是由产生脑细胞的胎儿神经干细胞的过早老化引起的，其与n-3和n-6脂肪酸氧化物的失衡引发的过早衰老相关。

这个结论很重要，因为目前许多国家的人们有着同样的不良饮食习惯，倾向于消耗更多的种子油（富含n-6脂肪酸）和较少的鱼类（富含n-3脂肪酸）。根据各国科学家的研究结果，当前人类膳食中的必需脂肪酸n-6、n-3的比例是不均衡的，n-6与n-3的比例明显高于100年前人类的膳食结构。

世界各国如美国、英国、加拿大都对膳食中n-6、n-3的均衡比例提出了建议，中国营养学会于2000年编撰的《中国居民膳食营养素参考摄入量Chinese DRIs》按年龄段给出了适合中国人的均衡建议：60岁以上是4：1，其他年龄段是4～6：1。

中国营养学会提出n-6与n-3的适宜比例为4～6：1的标准。

流行病学调查显示：我国居民饮食脂肪的来源主要是植物油，n-6与n-3的比值较高，在11.15～286.37之间，提示当前n-6系列不饱和脂肪酸摄入过多而n-3系列不饱和脂肪酸摄入过少的不均衡状况。有人建议在控制脂肪总摄入量的同时，改食富含油酸的野茶油或富含α-亚麻酸的功能性调和油。

近年来我国专家对淡水鱼体内的不饱和脂肪酸进行研究，发现鲢鱼、罗非鱼和草鱼的n-3系列不饱和脂肪酸占脂肪总量的8.44%～18.78%，其中鲢鱼比率最高；n-6系列不饱和脂肪酸占脂肪总量的20.79%～24.23%，其中草鱼比率最高。鲢鱼、罗非鱼、草鱼的n-6与n-3的比值分别为1.16，2.46和1.98，提示三种鱼油的比值均低于目前我国食用植物油中n-6与n-3的比值现状，三种淡水鱼也可作为有利于健康的脂肪来源途径。

另据同济医科大学科研人员提供的淡水鱼EPA和DHA含量表（提取的1升鱼油中），可知白鲢的DHA和鲫鱼的

EPA含量较高（表5-1）。

表5-1　淡水鱼EPA和DHA含量表（1升鱼油中）

鱼名	EPA（克）	DHA（克）
白鲢	0.44	128
花鲢	0.58	99
鲶鱼	0.55	87
鲫鱼	3.38（主要为EPA）	—

橄榄油被认为是迄今所发现的油脂中最适合人体营养的油脂。橄榄油和橄榄果渣油在地中海沿岸国家有几千年的食用历史，在西方被誉为"液体黄金""地中海甘露""植物油皇后"。橄榄油的突出特点是含有大量的单不饱和脂肪酸。单不饱和脂肪酸除能供给人体热能外，还能调整人体血浆中高、低密度脂蛋白胆固醇的比例，能增加人体内的高密度脂蛋白（HDL，俗称"好胆固醇"）的水平和降低低密度脂蛋白（LDL，俗称"坏胆固醇"）的水平，有抗衰老与利智健脑的功用，能减慢老年人神经细胞功能的退化和大脑萎缩，进而预防和推迟老年性痴呆的发生。

核桃油的营养价值极高，素来可以与橄榄油媲美。冷榨的核桃油中富含高达90%左右的多种不饱和脂肪酸，饱和脂肪仅占8.67%。核桃油中植物性的n−6与n−3脂肪酸含量达67%以上，其脂肪的主要成分亚油酸和亚麻酸含量分别高达64%和12.2%，其中亚油酸含量为普通菜籽油含量的3至4

倍。α-亚麻酸和亚油酸是脑黄金DHA和ARA（花生四烯酸，多元不饱和脂肪酸）的前提物质，蛋白质与碳水化合物含量分别为15.4％和10.3％。此外，还有丰富的钙、磷、胡萝卜素等营养素。由此可见，核桃中不饱和脂肪酸的总量非常高，这对减少肠道对胆固醇的吸收及降低血清胆固醇、防止动脉粥样硬化和血栓的生成具有积极的意义。核桃油中所含的亚麻酸和亚油酸是人体合成前列腺素的前提物质，具有调节人体血压、促进新陈代谢的作用，可延缓细胞老化，并协助人体的消化与吸收。《开宝本草》也有类似记载：核桃仁食之令人强健、润肌、黑须髯。李时珍在《本草纲目》中记载：核桃仁能补气益血、润燥化痰、温肺润肠，且味甘性平。

也有的人喜欢食用椰子油，椰子油富含一价不饱和脂肪酸，研究认为其具有提高认知能力的效果。而一般植物油类富含n-6不饱和脂肪酸。增加n-3不饱和脂肪酸摄取量可以促进婴幼儿视网膜、大脑和神经系统发育；n-3不饱和脂肪酸通过各种途径抑制炎症的发生，降低糖尿病患者血清低密度脂蛋白胆固醇（LDL-C）和甲状腺球蛋白（TG）水平，抑制体外培养的乳腺、前列腺和结肠癌细胞增生，促进细胞凋亡。另外有些脂肪酸不利于甚至有害于心脑功能，如月桂酸、豆蔻酸、山萮酸（二十二烷酸）。亚麻籽含有的是亚麻酸，在体内可以转化为DHA和EPA，但是亚麻含有氰化物、亚麻木酚素等多种有毒和抗营养物质，对人体正常的生长发育有很多不良影响。也有人认为含有亚麻酸的食品虽然很多，但都不如芝麻的效果好。芝麻经焙炒后制作的芝麻油常有浓郁的芳香气味，因此人们称它为"香油"或"麻油"。由于芝麻同时含有亚麻酸和维生素E，两者同时存在，不但防止了亚麻酸容易氧化的缺点，又起到协同作用，加强了对动脉硬化和高血压的治疗效果。100克芝麻油中的单元不饱和脂肪有39.7克，多元不饱和脂肪有 41.7克，其中含有40%左右的亚油酸、棕榈酸等不饱和脂肪酸，香油本身的消化吸收率也较高，可达98%。

EPA和DHA的保存要避光，烹饪过热、过久容易流失，如清蒸是保留鱼类EPA和DHA的最佳吃法。鱼体内含量最多的部分是眼窝，其次是鱼油。

（2）食物中的营养素和多酚：许多研究证实，水果和蔬菜富含维生素和多酚类物质，可以使老年痴呆发生的风险下降；相反果蔬不足的饮食生活，会导致老年痴呆发生风险上升。并且高脂肪、高能量的饮食嗜好可引起生活习惯病发生或恶化。法国科学家发现每天摄食富含多酚的食物能使血液在血管中顺畅流动，因为多酚能阻遏LDL-C氧化损伤血管内皮，并能防止血栓形成，多酚中的原花青素能抑制导致动脉硬化的肽形成。一些流行病调查显示，摄入富含多酚的蔬菜和水果可降低患心血管病的风险。

作为一种化合物，多酚类物质是一种天然的抗氧化剂。多酚存在于一些常见的植物性食物当中，它不受细胞膜或胞内脂溶性抑制或水溶性限制，可发挥其防止机体氧化"锈蚀"的作用。多酚物质一般不会因加热烹调被破坏，并且容易被人体吸收；可以清除人体产生的自由基，延缓肌肤衰老；它还是很好的抗癌物，能抵抗细胞癌化。

酚酸、黄酮类或单宁酸都是抗氧化剂多酚化合物，属于天然植物代谢物，在人体中能够发挥抗氧化作用。美国哈佛大学的研究人员发现，被喂食花椰菜、胡萝卜、青豆等多种蔬菜的老鼠，其动脉胆固醇斑块要比普通老鼠少38%，且身体炎性反应活性被抑制，提示多食绿色和黄色蔬菜能抑制动脉硬化发展，降低患心血管病的风险。

植物的叶、茎、果实部分所含色素是多酚，具有苦涩味，是植物在光合作用下部分糖分转化生成的富含色素的物质，存在于多种水果之中，如苹果、红石榴、蓝莓、洋李子和葡萄等。多酚食物中含有抗氧化物质，如原花青素、花青素、鞣花酸、白藜芦醇、槲皮素、茶多酚、大豆异黄酮、姜黄素、银杏黄酮、黄烷醇、咖啡酸、木聚糖、柚苷、芹菜配基等。

水果和蔬菜不仅是多种维生素及钾、镁、钙、磷、铁等矿物质的主要供给来源，并且是植物化学成分如类胡萝卜素、植物多酚等抗氧化剂的重要来源，对增强体内抗氧化防御系统及营养修复基因、纠正基因弱点起着重要的作用。大量研究资料显示，饮食习惯以多吃蔬菜、水果、豆类、全谷物等植物性食物者，其健康状况比肉食性食物者好得多。如甘蓝，被誉为蔬菜中的超级明星，位列抗老化功能食品之榜首，除富含抗癌复合物吲哚外，还富含钙、铁、维生素A、维生素C、维生素K、纤维素及植物蛋白等。又如色彩与口感俱佳的甜椒，能提供丰富的维生素C、维生素K和β-胡萝卜素等。西兰花的维生素C含量为番茄的3～4倍，钙含量与豆腐相当，且钙的吸收率较高；此外，维生素B_6、叶酸和硒含量也颇丰富，并且含抗癌物质莱菔硫烷，又称"萝卜硫素"。萝卜硫素是所有天然抗癌物质里效力最强、效果最好的活性成分，它可阻滞癌细胞生长，使细胞凋亡。该活性物质在西兰花、芥蓝、北方圆红萝卜等十字花科植物中含量较丰富。

中国营养学会在《居民膳食指南》中建议，每天摄入300～500克，3种以上最好5种不同的新鲜蔬菜，其中一半应为绿叶蔬菜。

科学家经研究认为，绿叶蔬菜所含维生素含量居各类蔬菜之冠，如100克新鲜绿叶蔬菜维生素C平均含量为20～60毫克。此外，绿叶菜中核黄素和胡萝卜素含量也颇丰富，尤其是能保护心脑血管降低同型半胱氨酸浓度的叶酸与强健骨骼的维生素K的含量，更是其他食物难以比肩的。如西兰花、紫包菜、紫茄、红皮洋葱、香菜、芹菜、大葱、豌豆、西红柿、卷心菜、菊苣等，对维护心血管健康和预防心脏病、糖尿病、脑卒中、老年痴呆、黄斑变性及肿瘤的发生具有不可小觑的意义。

水果中富含多酚（主要是类黄酮和单宁酸）的有石榴、蓝莓、李子、樱桃，此外苹果、葡萄、梨、红枣、香瓜和草莓等多酚抗氧化剂含量也较丰富。绿茶被认为是植物中抗衰老效果最有效的"超级明星"，但有的研究表明石榴的多酚含量比绿茶高很多。

谷物和豆类食物一般含有多酚、类黄酮，如菜豆、绿豆、豌豆和坚果，黄豆还富含异黄酮。其他如全谷类食品、荞麦、燕麦、黑麦也含有多酚。荞麦分为甜荞和苦荞，苦荞是自然界中甚少的药食两用作物，富含原花青素（苦荞麸皮含量最高可达5.03%）、没食子酸、原儿茶酸、香草酸、丁香酸、阿魏酸等苦荞多酚。苦荞富含亚油酸、芦丁、槲皮素、芸香甙（卢丁）和烟酸（维生素PP）等多种营养物质，此外还含有钙、磷、铁、镁、硒、铬、锰等多种微量元素。中国、日本都将其视为高级营养珍品。

含有麸质的谷类食物不宜多食，麸质可引起麸质过敏症（乳糜泻），会导致人体的免疫和消化系统同时异常。麸质是谷物如小麦、黑麦、大麦，还有燕麦中含有的一组蛋白质。过去曾认为这种疾病只发生于高加索人，特别是儿童，典型的表现是体重减轻和腹泻。现在认为事实并非如此，在西方国家以面食为主的地区发病率更高。由于许多病人并不出现腹泻等消化道症状，因此很难将体重增长缓慢与乳糜泻联系起来。近年有报告认为，麸质引起的炎症是全身性的，尤其损害脑神经细胞，可导致退行性痴呆。

我国茶叶主要包括绿茶、红茶、乌龙茶、白茶、黄茶、黑茶几大品种，均具有抗衰老、醒脑提神的功效。调查发现每日饮绿茶的人患认知症的风险较低。茶叶中所含的营养成分很多，将近500种，主要成分有茶多酚、咖啡碱、脂多糖等，还有茶碱、可可碱、胆碱、黄嘌呤、黄酮类及甙类化合物、茶鞣质、儿茶素、萜烯类、醇类、醛类、酸类、酯类、芳香油化合物、碳水化合物、多种维生素、蛋白质和氨基酸。氨基酸有半胱氨酸、蛋氨酸、谷氨酸、精氨酸等。茶中还含有钙、磷、铁、氟、碘、锰、钼、锌、硒、铜、锗、镁等多种矿物质。

2. 营养素的补充途径

各种营养成分与脑功能正常发挥有密切关系。但是其保护神经的效果都是借助特定的补给形式来获取。

（1）维生素：一般认为容易从纯天然的食物中容易获取，常见的有维生素E、维生素A、维生素C、维生素B_{12}、叶酸、烟酸等。当获取不充足时，可能会导致认知功能下降，反之会防止机能下降。英国一项新的研究表明，增加维生素B_{12}和叶酸的摄入有利于避免早发性痴呆。研究人员对数百名受试者进行血样分析提示：血液中维生素B_{12}含量在正常范围的$\frac{1}{3}$下限者，患老年性痴呆的可能性增加3倍以上，而叶酸含量同样低者患此病的可能性增加2倍。对大量摄取叶酸情况的研究显示，其具有防止大脑萎缩的功能。

研究发现，维生素B_{12}缺乏可使体内转钴胺素I的结构和作用改变，导致免疫球蛋白生成衰竭，抗病能力减弱，严重者可引起神经细胞损害。富含维生素B_{12}的食物有雏菊、香菇、大豆、鸡蛋、牛奶、动物肾脏及各种发酵的豆制品，它们是预防老年性痴呆的有效食物。米糠和麦麸子中含有阿魏酸，可抑制轻度认知功能障碍，但不属于大样本调查研究，尚需进一步探讨。维生素E和维生素C药剂并用可以预防阿尔茨海默病的发生，但也有持否定的意见。

上述营养素等多存在于自然食物中，如菠菜、西兰花、花椰菜、芦笋、毛豆（新鲜连荚的黄豆）。另外绿茶、肝脏、紫菜等中的含量也是很丰富的。如果每天平均摄入300克蔬菜，饮茶3～4杯，基本能满足上述营养素的最低需求。

关于银杏叶提取物的应用，目前使用较为广泛，但是美国也有相关的大规模研究否认了其抑制认知功能下降的作用。

一般食物中的各种营养素成分很丰富，但是各种营养素的含量多少，没有特殊的检测手段是无法精确估量的，可以参照各地域食物营养标准数据来分析。摄入不足时，可使用各类维生素或其复合剂。

每一种营养素与认知机能都有特定的作用范围，因此使用补充药剂时，要注意营养的平衡，避免某种特定成分的过量使用。研究报告提示任何一种特定成分的过度使用都可能损害健康。如维生素类物质可积蓄体内产生副作用，比如维生素E，如果每日摄入量在400单位以上且长时间服用，会损害机体，增加死亡率。

严谨地说，许多疗法效果的证明需要相同的状态、条件及大样本的人群，分为实验组和对照组，进行严格的比较。目前营养素补充剂的使用还缺少科学性的效果验证，尽管有些治疗认知症的商品被宣传具有有效性，但多是在有限的人群范围内做的研究比较，而没有使用这些产品的人并非都患上认知症。

总之，轻易或过分使用所谓的营养补充剂是存在风险的。尽管市场上有出售，为了改善认知功能，有些人会抱着尝试的心理去试用，但是不能只考虑其好的一方面，同时要兼顾运动、饮食及社会交往，后者才是提升认知能力的基础，也是任何营养补充剂无法替代的。

（2）卵磷脂：老年人记忆力减退，其原因与乙酰胆碱含量不足有一定关系。乙酰胆碱是神经系统信息传递时必需的化合物，人脑直接从血液中摄取磷脂及胆碱，并转化为乙酰胆碱。如果长期补充卵磷脂，可减缓记忆力衰退的进程，预防或推迟老年性痴呆的发生。含卵磷脂丰富的食物有蛋黄、大豆制品（尤以豆油含量最高）。

3. 其他特色食物

（1）纳豆是盛行于日本餐桌上的一种食物，几乎每日必食。在中国南方的很多地方，至今保持着类似将豆类自然发酵的古老吃法。近代科学发现，纳豆中富含纳豆激酶、亚油酸、异黄酮、胡萝卜素、维生素E、卵磷脂等多种活性物质。据日本《农林渔业金融公库》杂志报道，纳豆是世界230多种普通食物中唯一能溶解血栓的食物。它可消除活性氧、自由基，防治过氧化脂质生成，共同促进血脂代谢，使血液中的多余脂肪排出体外，消除过氧化斑块沉着，保护脑细胞不受活性氧、自由基的损伤，从而有效预防和改善动脉硬化引起的老年性痴呆。由于纳豆能促进胃液分泌及嘌呤代谢作用，患有消化性溃疡、急性胃炎、慢性浅表性胃炎、肾炎、肾功能衰竭、痛风、急性胰腺炎的老年人不适合吃纳豆。

（2）颜色较浓的葡萄皮和葡萄种子均富含多酚，以葡萄为原料的葡萄酒不仅是水和酒精的溶液，它有丰富的自然红色素、单宁酚，也蕴藏了多种氨基酸、矿物质和维生素（C，B_1，B_2，B_{12}，PP），这些物质都是人体必须补充和吸收的营养品。其发酵而成的葡萄酒具有抗衰老作用，有可能起到预防痴呆发生的作用，但是饮酒过度也会导致认知功能下降。

4. 饮食规律

一般进入老年期，生活规律容易被打乱，破坏了饮食生活习惯，导致肥胖或者营养不良现象，加速神经系统老化。因此有人提出，在膳食上要遵循"三定、三高、三低和两戒"的饮食规律。"三定"即就餐要定时、定量、定质；"三高"即高蛋白、高不饱和脂肪酸、高维生素；

"三低"即低脂肪、低热量、低盐；"两戒"即戒烟、戒酒。老年人应多补充有益的矿物质或微量元素，如不能缺乏锌、钙等微量元素。近年来在饮食结构上，有人提出"低碳水化合物+高脂肪结构"模式，认为大脑需要的是脂肪和少量的碳水化合物，这样会有利于脑细胞的健康，避免痴呆的发生。这是对现代饮食结构的一种颠覆性认识，还有待进一步的研究证明。

复习题

1. 防治认知症主要采用什么策略？

2. 简述老年人的认知能力特点。

3. 什么叫做认知储备？如何提高大脑的认知储备能力？

4. 简述睡眠的机制，列举会影响大脑休息的不良睡眠习惯。

5. 试说明多重感觉记忆学习法、表扬激励效应、正向思维对大脑认知的作用。

6. 举例说明芳香植物对大脑的作用。

7. 导致认知症的危险因素有哪些？健康的生活习惯主要指哪些方面？

8. 对认知功能有益的主要食物成分包括哪些种类？

第 2 节　认知症的药物治疗

学习指导：

1. 熟悉轻度认知障碍使用药物的种类及使用方法。

2. 熟悉认知障碍可能伴发的精神行为症状，了解常用的治疗药物。

一、轻度认知障碍的药物

在轻度认知障碍发生初期，也可以试用药物疗法。例如阿尔茨海默病，系神经变性引起的认知症，尽量早期开始使用药物治疗，其临床疗效较明显，如能结合运动训练，对现有机能改善或维持效果更好。也有实验报告认为一旦中止用药，个别人易出现认知机能急速反跳的情况。

1. 药物种类的选择

（1）神经递质类有关的药物：神经递质抑制剂的作用机制是，大脑中的众多神经细胞是靠各种神经递质联系的，如乙酰胆碱就是其中一种神经兴奋剂，是关系到认知机能的重要神经递质。如果其能顺利产生或获取，则神经系统的功能处于良好的状态；反之其数量减少，认知功能就会下降甚至丧失。

另外正常体内还存在胆碱酯酶，具有分解不必要的或多余的乙酰胆碱的功能。如果乙酰胆碱被过量制造出来，胆碱酯酶就发挥这种"清除功能"；但乙酰胆碱被分解或减少甚至维持很少的量，会导致神经传导效率下降，发生认知障碍，而使用胆碱酯酶抑制剂，可以阻滞胆碱酯酶的分解作用，使乙酰胆碱的量增加，进而改善神经系统的功能（图5-3）。

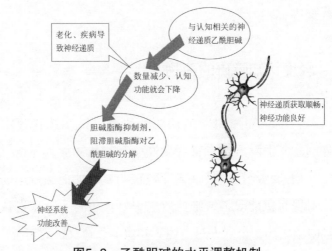

图5-3　乙酰胆碱的水平调整机制

神经递质类药物种类较多，使用前请医生帮助选择，这里仅做简单说明。

一类：

①胆碱酯酶抑制剂：他克林、石杉碱、加兰他敏、美曲丰、安理申（多奈哌齐）。②受体激动剂（M受体）：奈必西坦、烟碱ABT、易倍申等。

如阿尔茨海默病和路易体痴呆患者脑中的乙酰胆碱处于减少状态，主张使用多奈哌齐等胆碱酯酶抑制剂类药物，使得胆碱酯酶的分解功能下降，来维持乙酰胆碱的浓度，尤其在轻度认知障碍的早期，它有明显推迟失智症发生的效果。

二类：

非胆碱能药物：对于痴呆患者的脑功能衰退，多与去甲肾上腺素、多巴胺、5-羟色胺，γ-氨基丁酸、神经肽等神经递质水平失衡有关，故可以使用与上述递质相关的药物，如司来吉兰、利诺吡啶等。

阿尔茨海默病患者脑内的乙酰胆碱能被损坏，乙酰胆碱酯酶抑制剂可有效增加乙酰胆碱的水平，改善临床症状。针对谷氨酸能神经元的破坏，谷氨酸的NMDA受体拮抗剂美金刚为一线治疗药物，与乙酰胆碱酯酶抑制剂联用可更显著地改善痴呆症状。

额颞叶痴呆患者可应用谷氨酸受体拮抗剂（GluRA）、5-羟色胺选择性重摄取抑制剂（SSRIs）及抗非典型精神病药物治疗患者的认知障碍及精神症状，语义痴呆患者应加用乙酰胆碱酯酶抑制剂，伴有锥体外系症状的患者需加用多巴胺能药物治疗。

额颞叶痴呆患者的多巴胺能神经元显著受损，伴有锥体外系症状的患者突触前的多巴胺囊泡转运体（VDAT）及多巴胺转运蛋白（DAT）均被损坏，导致多巴胺（DA）释放减少，可应用多巴胺制剂进行治疗；患者突触后多巴胺D2受体也增高，抗非典型精神病药可改善精神症状。

路易体痴呆患者存在乙酰胆碱、多巴胺、谷氨酸、5-羟色胺和去甲肾上腺素能系统的显著损害，可应用乙酰胆碱酯酶抑制剂、美金刚及5-羟色胺选择性重摄取抑制剂进行治疗，伴有锥体外系症状的患者可加用多巴胺制剂。路易体痴呆患者的乙酰胆碱能显著受损，表现为突触前囊泡转运体及突触后受体损害，而阿尔茨海默病患者主要为海马乙酰胆碱能受损，烟碱样受体α4和α7亚型受损，而乙酰胆碱酯酶抑制剂可改善患者的临床症状。

Nikolaus等研究显示，路易体痴呆患者尾状核和壳核摄取多巴胺的能力较健康人群下降50%和55%，尾状核、壳核和黑质的VDAT2较健康人群下降49%、64%和24%，纹状体及尾状核的DAT较健康人群显著降低，尾状核及壳核DA受体显著降低。Klein等发现，伴有帕金森症状的路易体痴呆患者的纹状体、边缘叶及额叶摄取多巴胺显著减少，提示左旋多巴可改善患者的锥体外系症状。

（2）脑代谢赋活药物主要是扩张血管类药物，可增强脑皮层细胞对氧、葡萄糖、氨基酸和磷脂的利用；促进脑细胞恢复，改善认知功能。如尼莫地平、都可喜、银杏叶提取物。

（3）中医药物治疗中药：传统的补肾药六味地黄丸、补中益气汤、归脾汤、天王补心丹、灵芝片经科学证实，具有抗衰老及抗氧化作用。对于正常老化或早老性痴呆症、神经衰弱及健忘者均有疗效，因此有人主张长期服用。

按照中医辨证施治，也可做如下选择：

龟鹿补肾液尤其适用于肝肾亏虚型痴呆患者；症见胁痛、口苦、多尿、脱发、浮肿、腰膝酸软、面色无华等。

华佗再造丸适用于痰浊血瘀型痴呆患者；症见舌有紫斑、经脉不通、头痛头晕、偏瘫失语等。

天保宁适用于气滞血瘀型及脑脉闭阻型痴呆患者；症见血脉不通、肢体不温、面色苍白、活动不便、精神不济等。

益智健脾胶囊适用于脾肾亏虚型痴呆患者；症见纳差、腹胀、便溏、多尿、脱发、腰膝酸软等。

参茸精适用于虚症型痴呆患者；症见面色苍白无华、神疲乏力、食少纳呆、语声低微、二便不利等。

另外一些中草药也被用来治疗认知障碍。枸杞子有降血脂、降血糖、降胆固醇，提高人体免疫功能的作用；多用于治疗老年性痴呆的肝肾亏虚症。麦冬具有益胃生津、清肺养阴、益智补虚的功效；多用于治疗老年性痴呆病，兼治舌干口渴，心神不安，记忆下降等症。茯苓具有抗氧化，防衰老，增强免疫力的作用；可治疗肾炎、心衰水肿，有镇静作用，对神经衰弱有效。黄精具有补脾益气，滋肾填精，养心安神的功效；多用于治疗老年性痴呆的心脾两虚，肝肾不足，筋骨软弱，食少口干等症。冬虫夏草具有补肾益肺、益气养脑等功效；适用于老年痴呆病，体虚不复，畏寒自汗，咳嗽咯血等症。

（4）神经修复作用类：神经节苷脂是神经细胞的结构性物质。实验表明，脑损伤时及脑萎缩后，神经节苷脂有明显消耗或减少。神经节苷脂具有稳定神经细胞膜，从而稳定神经细胞的功能；促进神经树突和轴突生长，重塑神经网络。药物神经节苷脂经口服或注射进入体内，能够穿过血脑屏障，进入大脑，镶嵌在神经细胞膜上，对损伤的脑神经细胞进行营养、修复和再生，与扩展血管、活血通络及对症康复的药物（如镇静、镇痛、降压、帕金森病补充美多巴）等治疗原理完全不同。

总而言之，早期使用药物方法对轻度认知障碍和失智症有一定的疗效，认知水平可能有短时性改善，能维持一个较长的良好状态。但是认知障碍仅靠药物是无法治愈的，药物只能是一种维持性手段。

2. 药物的使用方法

（1）什么时候开始用药呢？用药的时间选择一般应根据年龄和认知状态，请医生来决定。即使被确诊为轻度认知障碍，其原因或症状也不相同，是否开始用药物治疗，老人和家属应一起与医生充分交流后再做决定。

与同龄人比较而言，其认知能力在持续下降，经常忘事，建议开始用药物治疗。如果在认知能力下降的过程中，还伴有心情不安或抑郁表现，用药物治疗也是有效果的。

（2）可以长时间使用药物吗？有副作用吗？药物的使用疗程，从药物的效果上看，经数年的临床观察，一般认为坚持服药的老年人比起一直不服用药物的，其认知机能通常维持在较高的水平，并且没有出现较大的副作用。

从早期开始用药，认知机能容易得到改善，但是治愈痴呆尚未解决。对于某些轻度认知障碍的老年人，可能伴有进展性的脑神经变性，即使现在就使用药物治疗，也无法预测疗效如何。随着神经元变性的进展，认知机能也会随之下降。目前完全依赖药物来抗拒老化，治疗失智症还不属于最佳的方法。

在长期使用多奈哌齐（商品名：安理申）片剂时，偶见反酸打嗝、腹泻等消化系统症状，但是多数人继续用药未见大碍。对于情绪不安、过度兴奋的患者，可以用抗焦虑药物对症处置。

（3）药物与训练并重：目前全世界尚在探索使用药物治疗失智症，还没有根本性的治疗药物。因此在使用药物的同时，加强运动锻炼是必要的（参阅第4章"老年认知功能障碍的康复技术"）。

二、精神行为症状的治疗

1. 痴呆的精神行为症状（BPSD）

痴呆表现为认知和精神行为两组障碍，精神行为症状是指以思维障碍、情绪障碍及行为障碍为主要表现的疾病的统称。

痴呆患者的精神行为症状包括思维、情绪、行为的一切异常表现，几乎所有功能性精神障碍能够出现的症状，在痴呆的患者中都有可能出现。具体表现为：妄想、幻觉（幻听、幻视）、抑郁、淡漠、焦虑、脱抑制等思维、情绪、行为的障碍。最典型的精神行为症状就是妄想，例如怀疑有人偷他的东西。

在痴呆早期，BPSD的主要表现是情感障碍和人格的改变，约有80%的患者出现人格改变，但在疾病的前期，这一症状不明显。如果是空巢老人，子女的关注度不够，这一症状很难在早期被发现。

轻度或中度痴呆主要表现为幻觉、妄想、攻击行为及其他精神行为症状。

在重度痴呆之前，BPSD往往达到高峰，几乎所有的精神症状都会出现。比如病人会出现妄想、行为障碍，冲动行为也会特别明显，处理起来很困难，并且大剂量应用抗精神病药物的副作用也很大，如抗胆碱能药物又可能导致肢体活动不利，视力减弱，降低了患者的生活质量。

到了痴呆的后期，BPSD会逐渐缓解，但认知功能受损会特别突出，往往表现为不吃、不喝、不动，生活质量非常低，成为需要陪护的主要原因。

痴呆老人晚期死亡的原因一般为肺炎、褥疮感染或者噎食。随着疾病的发展，各个阶段会出现不同的表现，并且会逐渐加重，因此积极进行早期治疗，有助于减轻痴呆老人的精神行为症状，改变疾病的进程。

抑郁在痴呆的老人中比较常见，尤其多见于脑血管病性痴呆的患者。抑郁可以作为该类患者的原发症状出现，也可以是继发在认知功能缺损的基础之上发生。如某患者记忆力不好，导致情绪低落，容易忘事，被别人提醒后，更会引发不快，持续下去，会导致继发性抑郁。

痴呆老人的抑郁一般来说症状较轻，典型表现如兴趣减退、情绪差等，常伴有躯体不适，甚至会有自杀的念头。在痴呆的患者中，BPSD的总体发生率为70%～90%，成为痴呆综合征的关键组成部分。也有人认为，患者记忆力下降本身可能就是BPSD的一个原发症状。如果患者有BPSD，他的认知功能下降会更明显；同时认知功能的下降，可能也会加重BPSD，两者是相互影响的。所以无论是哪一种症状，都应该尽量去控制，延缓痴呆向重度发展，提高老人的生活质量，减轻介护者的负担。

2. 药物治疗

一般认为药物治疗首先要治疗痴呆。现在研究表明，服用抗痴呆药物有助于缓解精神行为症状，而且可以延缓精神行为症状的出现。对于BPSD严重的病人，可以考虑使用抗精神病药物，但是要考虑患者精神行为症状的个体差异，药剂量要小，给药速度要慢，同时要注意药物的不良反应。

临床上常用的药物按化学结构和作用机制，通常分为5-羟色胺选择性重摄取抑制剂、去甲肾上腺素再摄取抑制剂（SNRI）、三环类抗抑郁药（TCAs）、四环类抗抑郁药（TeCAs）、单胺氧化酶抑制剂（MAOIs）及其他类抗抑郁药物，其中SSRIs和SNRI占临床使用的70%以上。

（1）5-羟色胺（5-HT）选择性重摄取抑制剂：主要是盐酸氟西汀、帕罗西汀、舍曲林、西酞普兰、氟伏沙明等药物，通过抑制5-HT重摄取进入突触前细胞从而增加突触间隙5-HT的水平。SSRIs类药物能补充病理所致的5-HT降低，改善抑郁相关的神经精神症状，如攻击、焦虑、情感淡漠和精神病症。

（2）苯二氮卓类药：可能对焦虑症状有一定作用，但是有药物依赖性、过度镇静、增加跌倒、呼吸抑制、认知功能恶化、谵妄及增加情绪低落的风险等副作用。劳拉西泮和奥沙西泮没有活性代谢产物，其作用优于半衰期较长的药物（如地西泮或氯硝西泮）。

（3）传统三环类抗抑郁药：如丙米嗪、地昔帕明、氯米帕明、曲米帕明、阿米替林、去甲替林、阿莫沙平等等，由于副作用较多，应该谨慎使用。

（4）非典型抗精神病类药：非典型抗精神病类药物与典型抗精神病类药物相比，具有独特的改善认知的作用，对阴性症状更为有效，对难治性患者疗效佳，如氯氮平，奥氮平、思瑞康等。但是要注意氯氮平和奥氮平的不良反应，包括：心脑血管意外、迟发性运动障碍、意识模糊和认知功能的恶化。使用抗精神病类药物无效时，使用低剂量的卡马西平、丙戊酸盐对AD激惹症状患者有一些效果。

3. BPSD的管理

当环境变化、身体因素（慢性感染、长期便秘）及使用抗精神病药物时，发现BPSD出现或加重，就应立即加强对痴呆老人的行为管理。对BPSD的研究提示药物存在较高的安慰剂效应，有可能早期症状有短期内缓解时，应尝试安全的非药物治疗，如运动锻炼、作业疗法、教育、感觉刺激、音乐疗法等。当BPSD被控制后，多数病例可以停药。

复习题

1. 试述胆碱酯酶抑制剂的作用机制。

2. 试归纳痴呆的精神行为症状的临床表现。

3. 简述5-羟色胺选择性重摄取抑制剂对痴呆的精神行为症状的作用机理。

第 **6** 章

认知功能障碍的康复训练

第 1 节 提升认知能力的运动疗法

学习指导：

掌握提升认知能力的运动疗法，了解运动不足的临床表现。

现代生活中，人们明白运动有益于健康，但是许多人不能坚持锻炼身体。尽管已经感到认知能力低下，但是只要恢复运动习惯，仍有阻止认知能力下降的机会，关键是要坚持锻炼。

1. 身体机能与认知能力的关系

运动是身体机能的维持及提高的一个不可缺少的主要

因素。运动不足表现如下：①肌力下降，与年轻人相比，握力下降、姿势不好。稍微一活动就觉得疲劳，握力逐渐下降，也反映于全身肌力下降。②平衡感觉不好、身体摇晃、犹如醉倒的样子，如不及时矫正会跌倒。③行走速度缓慢，尽管过去走路很快，但是逐渐步速变慢，足底呈现拖地或蹭地样子的行走。

身体机能下降时，认知能力也容易出现低下的倾向。身体运动机能和认知机能有什么联系呢？美国科学家以2000人为对象，连续6年跟踪调查研究，从调查初就发现身体机能低下者的认知症发生率出现较高的倾向，其发生的风险是始终保持运动机能者的3倍。还有许多大样本的调查均提示：作为预防痴呆的因子最有效果的是运动。

运动不仅对大脑的功能有直接的影响，而且对容易导致痴呆风险的生活习惯的改善也具有重要作用。

锻炼的方法各种各样，改善认知力可做有氧运动、肌力拉伸运动和平衡运动三类方式的运动，但关键是坚持运动。有一些老人对运动态度消极，不要强迫老人运动，可以利用周围环境带动他们参与运动，周围环境因素包括和家属一起运动，或在社区老人活动机构里做同龄人群的体操，组织适应老人的体育活动等，总之，利用社团性活动比独自运动效果更佳。

2. 有氧运动

指运动时主要由碳水化合物、脂肪及氨基酸代谢而产生能量，这种运动的特点是有充分的氧气供应，运动强度较低，有节奏，持续时间较长。如快走、慢跑、骑车、上下楼梯、爬山、游泳和跳绳等活动，适宜中老年人。

一般运动强度用心率来表示，如用简便的方式换算，可计算老人最合适的强度范围，公式如下：

最合适的强度范围=（220-年龄）×（60%～85%）

例如老人72岁，运动时的理想心率范围为89~126次，再结合老人的心肺机能实际状况，确定运动强度。运动时当老人表现轻度气喘，轻微出汗，表明多数达到了锻炼的目的。

有氧运动是一种改善全身血液循坏的高效运动，适当运动可使脑机能得到进一步激活。另外有氧运动也能改善生活习惯病，直接或间接地提升大脑认知力。下面介绍几种适合老人运动的基础方法。

（1）室外速走运动：速走运动是有氧运动中最简便易行的代表性运动。如去超市购物，去车站赶车，都可采用快速行走的办法，非常轻松地进行，缓慢行走效果就差些，幅大些同时摆动双臂效果更好。一边速走一边闲聊，这种方式也很好，如果喘气急促，那速度可能过快了，应降速。

速走时前足尖尽量上翘，以避免跌倒。每周运动3次以上，每次20分钟。在普通生活中，该运动时间的设定与交通工具的使用不会发生冲突。

此外，也可选择跳绳、踢毽子、骑自行车及游泳。

（2）室内有氧运动：①座椅踏步训练法。坐在靠背椅子上，模仿走路的姿势，不受天气影响，在室内轻松完成有氧运动。要求身体适当前倾，躯干伸展的坐姿。然后躯干和下肢相互配合，按照节律向前方摆动一侧上肢，并抬高对侧下腿。动作完成后放下对侧脚，踏地的同时上肢后摆。脚尽可能抬高，并按节律进行，如能配音乐节拍则更有趣（图6-1）。②上下台阶运动。主要是上下台阶的反复运动，其比座椅踏步的训练量稍大些，运动的时间控制在20分钟之内。训练时不要憋气，要放松，按节拍进行。操作时一只脚踏在台阶上，另一只脚也随着踏上来，双足站稳后，一只脚下台阶踏地，另一只脚也随之放下（图6-2）。

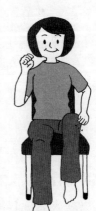

图6-1　座椅踏步训练法

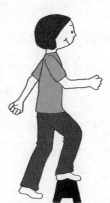

图6-2　上下台阶运动

3. 站立平衡能力训练

脑功能下降时，身体平衡控制能力也随之降低。人的前庭器官、眼睛及肌肉等发出的信息都要经过大脑的综合整理。为保持平衡，大脑发出指令，控制全身的运动。当认知能力低下时平衡也会恶化，如深浅感觉会变得不敏感，平衡能力会下降。经常刺激平衡感觉系统，也会改善大脑的认知功能。

①单腿站立平衡训练是一种站立能力训练方法。测定单腿站立持续的时间，从单足抬离地面开始测定，当足下降时，只要足刚刚接触地面即为测定结束。或者一只手接触身边物体以维持平衡，也为测定结束（图6-3）。如果测定时间为60秒

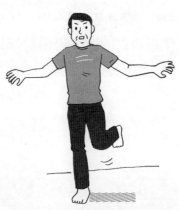

图6-3　单腿站立平衡训练

以上暂定为及格（表6-1）。对于其中身体摇晃者，可立即开展这种站立训练。对于单腿站立时间较长，平衡稳定的老人，可以将手放在后腰部，继续加大难度的单腿站立平衡训练，如闭目单腿站立训练。

表6-1　老人单腿站立平衡时间表（秒）

	65~69岁	70~74岁	75~79岁	80岁以上
男性	82.9	60.0	56.7	47.6
女性	67.1	48.7	36.5	34.7

（引自日本植屋、请见等人研究数据，2016）

②直线行走训练是类似杂技走钢丝或服装模特的步姿，双足踏在一条直线上行走。如果平衡感减弱，则身体

会发生摇晃而无法长时间行走。如果能行走20米左右的距离，可试着闭目行走，加大行走难度，可提高训练效果。行走姿势如图6-4所示。行走时双手腕高抬，不要太低。行走自如者，可试着闭目行走，但注意手腕的配合。迈步时前方的足跟部要能触到后足尖处，为正确步态。

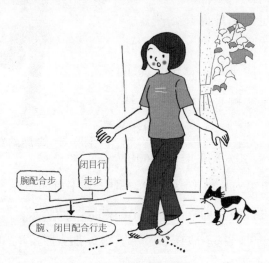

腕配合步

闭目行走步

腕、闭目配合行走

图6-4　直线行走训练

4. 肌力强化训练

促使肌肉用力，活动肢体，甚至感觉肌肉酸痛等，都是以大脑为中枢的神经指挥系统的功能。锻炼肌肉也可使神经系统的功能更加敏感或活化起来。

运动可产生"酸痛"刺激，会使布满全身的末梢神经与大脑产生联系；运动也可发现痛觉迟钝者神经系统机能存在问题。末梢神经又称周围神经，分为感觉神经和运动神经两种。除此之外，身体还有植物神经（又称自律神经），主司各种内脏器官的功能。

简而言之，大脑对运动的控制机制如图6-5所示，首先由感觉神经将身体各处的信息传入大脑，大脑对信息进行整体处理，然后通过运动神经将大脑的指令传给肌肉，肌肉产生伸缩作，接着肌肉上的感觉接收器再通过肌肉上的感觉神经将肌肉运动及感觉信息传回大脑等中枢神经部位，大脑再次调整反馈信息及控制运动。周而复始，保持运动与环境的适应状态。如果感觉神经功能下降，则大脑接收到的传入信息减少，进一步导致动作细微调整困难，甚至对疼痛不敏感。大脑捕获并处理了来自周围神经的各种信息，实际上也是对大脑的激活，关系到大脑的活性化问题，因此可以认为肌力的训练有助于改善或维持大脑的功能。

训练的关键首先是能够让自己体会到哪些肌肉得到了锻炼，其次在训练活动中能够对肌肉的"酸痛"或"紧张强度"进行判断。一般而言，痴呆者的感觉较为迟钝，如盛夏仍旧穿着厚厚的衣物，门窗紧闭，也有人对疼痛不敏感。持续性的肌力训练，起着调整神经系统功能的作用，是增强感觉系统敏感度的重要手段。实际上，这种训练并非需要大力度的操作，每周集中训练一次，也是有效的。

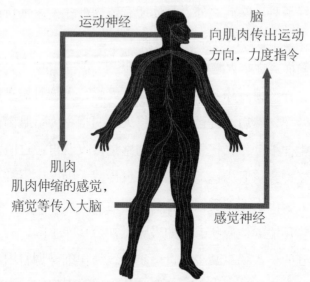

运动神经

脑
向肌肉传出运动
方向，力度指令

肌肉
肌肉伸缩的感觉，
痛觉等传入大脑

感觉神经

图 6-5　大脑对运动的控制示意图

肌力训练的原则：以拉伸肌肉为主，并且配合缓慢的深呼吸。

（1）整体性的肌肉促醒训练方法：①上肢上方伸展训练.取站立位，十指交叉握合，向头顶上方伸展上肢。到达头顶上方正中线后，翻转腕部使掌心朝向空中，不要憋气，缓慢数十个数，此过程中要自我体验到腹部的肌肉确实有伸展的感觉，然后放下上肢（图6-6）。

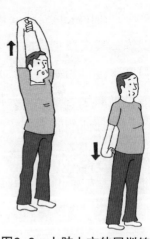

图6-6　上肢上方伸展训练

②身体后方伸展训练。基本动作程序同上肢上方伸展训练，向下伸展上肢并将掌心朝向地面，要求体验胸廓肌肉扩展及双腕部肌肉被牵拉的感觉。

③单脚坐位鞠躬法。坐在靠背椅子上，一只脚放在对侧大腿上。坐稳后向前方弯腰，使躯干尽量靠近大腿部，默数十个数后复位，左右下肢交换进行上述动作（图6-7）；要求体验大腿髋部和足踝部肌肉被牵伸的感觉。

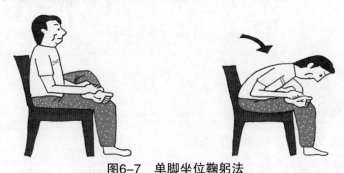

图6-7　单脚坐位鞠躬法

④跟腱牵引法。取站立姿势然后往前方一步，再伸展后腿，体重稍稍移到前腿上，慢数十个数后再交替左右腿进行同样的动作（图6-8）。

（2）大腿肌肉牵伸法：

①股四头肌牵伸法。取坐位，将一侧下肢伸展平，然后缓缓放下，动作左右交换10次，要求注意力集中在大腿股四头肌上图6-9，然后进行双膝屈曲地上

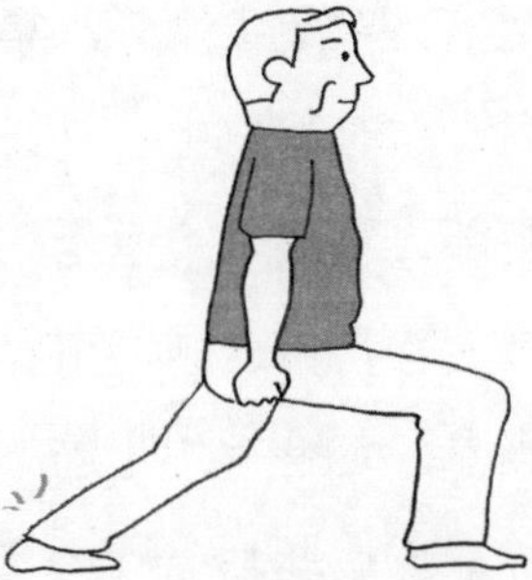

图6-8　跟腱牵引法

举下肢，尽量靠近胸部，再缓慢放下，注意操作中不要屏气（图6-9）。

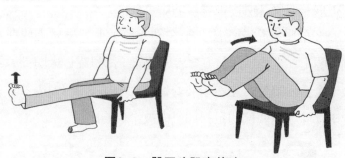

图6-9　股四头肌牵伸法

②大腿内收肌和臀大肌的牵伸法。大腿内收肌和臀大肌衰老时，直接影响姿势及步行能力，确实的训练会改善整个身体的运动能力，方法如图6-10所示。取站立位，双腿分开，约为肩宽的两倍，双足尖呈外八字状站立，同时将双上肢交叉紧靠胸部，然后下蹲躯干约10厘

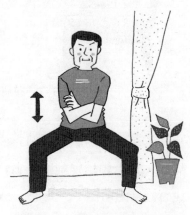

图6-10　大腿内收肌和臀大肌的牵伸法

米为宜，再返回，重复该动作10～20次。牵伸时，注意力集中在大腿内收肌上。

③单腿后伸上举牵伸法。取站立位，双手扶椅子靠背，将一只腿后伸且抬高离地，屈膝90°保持姿势，然后令

膝部上下运动，幅度为10厘米左右；上下运动5次后，缓慢放下此腿，再交换对侧下肢，进行同样动作；左右交替5～10次。牵伸时，不要屏气，注意力集中在大腿后肌群（腘绳肌）和臀大肌上（图6-11）。

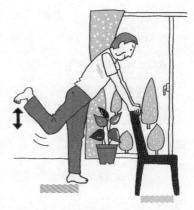

图6-11　单腿后伸上举牵伸法

（3）背腰肌牵伸法：为保持一个好的姿势及提高运动能力，必须注重躯干肌的训练。取双足与肩同宽站立位，双上肢向前方水平伸展，同时腰前屈30°～45°，躯干前倾，双膝轻度屈曲，保持平衡。注意躯干维持笔直状态。然后从上述姿位挺直躯干，返回到与地面垂直的姿势；反复进行10次左右。双手平伸有困难时，也可以双手掐腰完成上述动作（图6-12）。

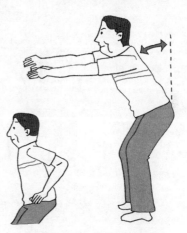

图6-12　背腰肌牵伸法

（4）躯干旋转牵伸法：取椅坐位，如图6-13所示，一只手紧紧抓住对侧膝部，同时将躯干向对侧旋转，转动时不要屏气。转动后的姿势保持10秒钟，再将躯干转到相反侧，且保持10秒钟。左右侧共转动4～6次。

（5）肩腕肌牵伸法：静坐不动的人很多，容易导致双肩幅变窄，后背前倾，使上肢活动能力下降。

①后支撑牵伸法。如图6-14所示，双手挂放在椅子上，用双足和双手支撑身体，然后屈伸肩肘关节，使躯干缓慢上下移动，反复10次。注意力集中在肩和腕部。

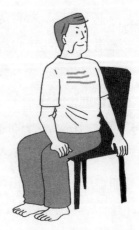

图6-13　躯干旋转牵伸法

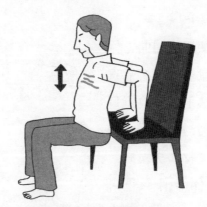

图6-14　后支撑牵伸法

②肩外展内收牵伸法。如图6-15所示，取椅坐位，双手握住海绵球，夹在双膝之间；双手用力张开双膝，再令双膝用力并拢压迫海绵球。用力约10秒，然后放松，再用

力10秒，每次合计20秒。根据身
体情况可实施2～4次。注意力集
中在肩周围肌群上，体验肌肉强
力收缩的感觉。

③肘牵伸法。用一只手握
住对侧手虎口处，令对侧肘做
屈伸动作，同时再给予适当的
阻力，反复进行10次。再换另一
侧手实施同样动作。注意操作时
不要屏气，呼吸缓慢，主要体验
双手用力时上臂肌肉收缩的感觉
（图6-16）。

（6）日常生活中有益改善肌
力的方法

这里主要推荐的是改善认知能
力的运动训练。在日常生活中有许
多动作都可在提高肌力的同时，改善认知能力，应该有意
识地在日常生活中进行，效果更好。

①快速上楼梯：日常动作中的上楼梯对肌肉的负荷最
大，是联络大脑与肌肉的最好时机。

②站立时踮脚：站立时，尽量让足跟上下活动，使身
体对足部肌肉产生较大的负荷。

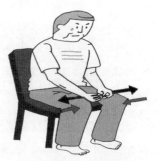

**图6-15　肩外展内
收牵伸法**

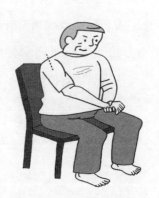

图6-16　肘牵伸法

复习题

1. 老年人运动不足时经常有哪些表现？

2. 如果采用心率把控运动强度，请估测75岁老人的心率是多少？

3. 描述或操练室内有氧运动：座椅踏步训练法、上下台阶运动。

4. 描述或操练适用老年人的站立平衡能力训练方法：单腿站立平衡训练、直线行走训练。

5. 描述或操练如下肌肉训练法：整体性的肌肉促醒训练方法、下肢肌肉牵伸法、背腰肌牵伸法、躯干旋转牵伸法、肩腕肌牵伸法。

第2节　智能激活性训练

学习指导：

1. 了解"双重任务"训练对改善脑认知能力的作用。
2. 掌握常用的手指运动方法、神经突触训练方法。
3. 了解互动游戏的特点，熟悉适用老年人的益智性游戏。
4. 熟悉适用维持老年人智力的文化活动。

怎样做才有助于激活或者改善脑力呢？这的确是一个较为复杂的问题。

有研究发现：经常从事人脑与身体的"同步活动"，有助于改善脑的智商。所谓"同步活动"，指一边用脑思考，一边进行身体的动作，又称"双重操作课题"。一般认为这种活动方式可以有效地激活大脑动能，延迟大脑衰老。其实"双重操作课题"是提升智力的关键，每次用两个或两个以上的行为促进大脑的活动，关系到认知能力的提升。实际上，日常生活中使用双重性的活动很多，例如边走边聊、学唱卡拉OK、边打电话边记录要点、边烧汤边切菜都包括同时进行的两个或两个以上的行为课题。

改善大脑机能的运动方法很多，但不能视为只是身体在默默地活动，应该让大脑主动地参与到动作行为中，了解"课题"，来拓展大脑的活动区域。单纯的身体动作主要由大脑运动区和感觉区控制（又称初级运动），但是增加了对运动行为的理解或思索，则又激发了大脑额叶区的活性（又称二级运动），扩大了大脑的激活区域。认知机能低下的老年人对传入大脑的各种信息不能正确处理，因此很难按照预定实现各种需求。

近年来"双重任务"训练方式受到推崇，如同时进行左右手的不同动作、一边思考动作一边操作等"双重任务"训练，可能与大脑的信息处理、执行能力及认知能力具有一定的关联性。

1. 手指运动

在主导身体感觉和运动的大脑皮层中，支配手指运动的感觉区域最为广泛，几乎与整个下肢所占的区域大小相等。如果巧妙地利用手指活动，可能使大脑皮层的大部分区域得到活化，是个维持大脑机能的好方法。

（1）指尖转动法：双手指尖相对呈圆顶状，依次从拇指到小指，左右相同地相对转动。两指尖向前同时对转10次，然后向后对转10次，其余手指仍保持不动。这是一种简单的"双重任务"训练，但并非都能完成，只要坚持训练就会有效果。由于固定的手指尖容易分离开，所以最初可以缓慢进行转动。

上述动作熟练后，也可做两个或者两个以上手指的同时对转动作，增加训练的难度。如"食指对食指""中指对中指"及"无名指对无名指"三组同时进行（图6-17）。

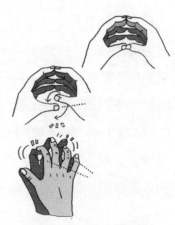

图6-17　指尖转动法

（2）双手指屈曲数数法：在一只手上从拇指开始依次弯曲手指，每弯曲一个手指数一个数，并相应从1开始数到10，同时，规定对侧手的拇指始终处于屈曲状态，且随着数数的口令从中指开始依次屈曲。在数到5或10时，左右手指返回到初始规定的状态为合格。然后左右手交替进行（图6-18）。

（3）掌指屈伸数数法：左右手分别按各自规定屈伸的方法，即一只手只做掌屈伸，对侧手只做指

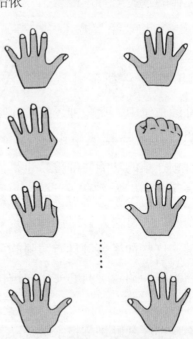

图6-18　双手指屈曲数数法

的屈伸。初始动作为双手呈伸展状态，一只手掌数1（奇数）时闭合，同时对侧手的拇指弯曲；数2（偶数）时屈掌侧的手掌伸开，对侧食指依次屈曲，在数到10时，返回初始状态。然后，双手交换屈伸的方式（图6-19）。

2．神经突触促进运动

所谓神经突触是指神经系统中，众多神经细胞之间及与其他组织器官相连结的功能性部位，也是信息传递的关键部位。有研究认为"改变突触信号能够改变行为"，进而提高神经的功效。人类的大脑拥有850亿个神经元和数以万亿个神经突触，这些神经突触具有很强的可塑性，由于外界刺激因素的影响，随着时间的变化而进行自我调整，变得更强或是更弱。

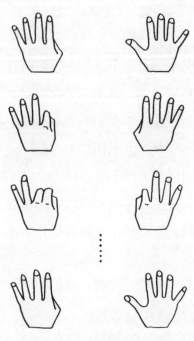

图6-19　掌指屈伸数数法

神经突触训练技术就是以激活脑认知功能为目的的运动训练程序。不论你的运动能力如何，只要你愉快地参与训练，对认知功能都有维持和改善的作用。

目前社会上流行的体育场馆或会员俱乐部，某些活动项目的机理类似神经突触训练技术。神经突触训练表现如下三个特征。

社会性交流：训练活动参加人员较多，用团队组合形式，容易促进交流，感觉愉快。

运动：根据教练的指导，进行活动，而且什么时候活动、需要多大的运动量都能把握得很好。

认知力的刺激：对于教练的指令，老年人可一边思考一边活动手脚，一边说话。当基本动作熟练后，也可变化指令，使脑的刺激随之变化。

实际上，为提升老年人的认知能力，如何有效地组织这项训练，营造一个快乐舒心的场所是一个长期的工作。

神经突触促进训练技术强调用大脑思考来控制身体的活动，也类似双重任务的训练方法。

（1）投手帕活动：两人为一组，相隔适当距离，对面站立。将手帕打出一个结，投掷者发出"左"的口令，将手帕向上掷出，令接收者用左手接手帕；接到后，再发出"左"或"右"的口令，令接收者将手帕扔回去；如此反复进行（图6-20）。

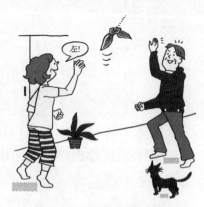

图6-20　投手帕活动

还有些刺激大脑的指令变化方法，如：①指令左手接手帕时，接收者一边迈出左足一边用左手接住；如果指令右手接时，接收者一边迈出右足，一边用右手接住。②指令左手接手帕时，接收者用左手接获的同时，需向前迈出右足；如果指令右手接时，接收者需要迈出左足，同时用右手接住手帕。

（2）拍膝运动：取坐椅位，陪练者发出指令"左"，练习者抬高左腿，同时用左手叩击右膝部；如此反复进行（图6-21）。

（3）拍手操：按照歌诀节奏，两人对坐、互相拍双手（手掌和手背）。歌诀按下列进行，也可自编。口里唱着，心里想着手的动作变化。三段歌诀和动作如下，连续反复进行。

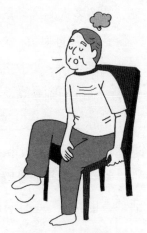

图6-21　拍膝运动

歌诀：土豆、土豆、丝、丝。

动作：（自拍1次、自拍1次）两人右手掌对右手掌互拍1次，同前（右手）。

歌诀：土豆、土豆、背、背。

动作：（自拍1次、自拍1次）两人左手背对左手背拍1次，同前（左手）。

歌诀：土豆、丝、背。

动作：（自拍1次）两人双手对拍掌1次，两人双手对拍背1次（左右交叉）。

3．互动游戏

在解答问题时，大脑运动能量最活跃，尤其与他人互动时的效果最佳，因为游戏增加了交流沟通的机会。虽然受欢迎的个人游戏很多，但是提升认知能力大的仍是多人参与的趣味性游戏，这类游戏有以下特征。

交流：通过游戏能增加博弈的机会，与对手的"拉锯式"谋划，势必深深地刺激大脑。

欲望激励：不论玩什么游戏，获胜了都会高兴的，并有了自信心。就是玩输了，也容易产生下次比试高低的欲望。

强化注意力：为了解决游戏中的难点，大脑会高度集中思考，提高了大脑的功效。

当然，对互动游戏持有强烈否定感的人不适用。对于智力锻炼而言，社会上开发和交流的诸如数字、文学、符号等各种数列游戏、填字游戏、拼图游戏及古典式游戏都可选用。有时游戏太难，也有碍一些人参与，只能劝其玩一些相对简单的游戏。比如：数字或猜字性游戏、扑克、麻将、桥牌、棋类及视频电子游艺等，都有助于大脑智力训练，但是难度大些，长时间玩容易疲劳，可玩一些喜欢的、轻松的游戏。

下面介绍一些简单的益智性游戏。

（1）猜拳法与一般的石头、剪刀、布玩法不同，一般是一起出拳决定胜负，本游戏是由一人出拳，对方故意后出拳决定胜负的游戏。后者如果出拳为平手或胜手，则后者输了。如果后者为负手，则后者赢。因此出拳前要看着前者的出拳，判断打出胜手或是负手。

（2）夹豆粒游戏：用筷子从盛豆粒的盘子中，将豆粒一粒一粒地夹送到旁边的空盘子中，可以2～3人同时分别从豆粒盘中往自己的空盘子中夹，规定5分钟谁夹得多谁赢；也可一个人练习，计算移动10粒豆到空盘子需要多少分钟。由于指尖活动很精细，对大脑是个很好的刺激。

4. 唱歌

事实证明音乐对人的身心有着强大的激励作用，在医疗和养护的地方经常使用的音乐疗法就是利用了这个原理。它可以使人精力充沛，产生战胜疾病的乐观心态，尤其对于轻度认知障碍的老年人，唱歌就是最简单的音乐疗法。

（1）唱歌要出声：有人主张唱歌要大声唱，仅靠嗓子、口腔和鼻孔唱不出响亮而动听的歌，因为唱歌也属于全身性运动。如果唱不出声来，首先要舒展放松身体（参见"肌力强化训练"部分），才容易唱出大的声音。

（2）歌词和曲调的回忆：令人怀念的童谣、昔日的民谣及流行歌曲等被许多人铭记，看着视频歌词、听着录音，可以从头唱到尾，还会勾起以往的记忆。

（3）充分利用歌本：曲子（调子）可随口哼出来，但是准确的歌词不见得能记住，或者只记住了部分旋律，此时应该充分使用歌本，看着词谱就可以回忆出来。

（4）合唱：唱卡拉OK，参加各种合唱团队也是个健身益脑的好方法。一些调查结果表明：老年人们参加合唱队有助于加强脑力锻炼，主要在记谱背词的训练上。有些老歌过去虽然唱过，但分声部没有唱过，词也不一定都记得，所以参加合唱尤其参加演出，背歌就成了合唱团团员一个必修的科目。同时合唱提倡要用耳朵唱歌，自己边唱还要听到主旋律，与同声部其他人的声音靠拢，不能走调或者个人突出，求得和谐统一，再加上歌曲中的起、落等，要看清指挥手势，唱出歌曲的内涵，唱出内心的情感，是一种身心配合、体脑协调的综合智力与情感运动。如果能坚持参加，会延缓衰老的到来，促进心态年轻化。

（5）串歌词游戏：选一些熟悉的歌，只改变歌词，然后用老曲调唱新词，对大脑也是一种激励。在朋友、亲属之间轮流唱，也是非常有趣的。

（6）踏步唱歌游戏：指唱歌加上肢体运动的"二重任务"。唱歌的同时，按照节拍上下阶梯；也可坐在椅子上，按照歌曲的节奏左右踏步，且双上臂配合如同行走。

5. 演奏乐器

不论哪种乐器，只要自己操作演奏，都是快乐的，并且也实践了双重任务性的训练。许多人认为演奏乐器是件困难的事，但仅有一点兴趣的话，也应该试试，因为演奏可以激活大脑的能力。按照乐谱的要求，"吹、拉、弹"有手指的动作，也有胸廓呼吸运动，都是大脑控制的"体操"。

平日组织乐器练习之外，应该举行演奏会，不仅有自由的独奏，可能的话，也应试行合奏。多数人参加配合旋律，召开音乐会，互相交流分享音乐的乐趣。

能够开展的乐器种类很多，如弹钢琴、拉二胡、弹吉他、拉大提琴、吹笛子、吹口琴、拉手风琴、弹扬琴等。对于喜欢但无经验的老年人也可学习打击乐器，也是激发兴趣的手段。必要的话，聘请有经验的志愿者指导，举办学习班。

6. 绘画及手工艺品的制作

如素描、创意画、国画、油画、涂鸦等绘画活动，都需要注意力的集中，比如临摹实体周围的空白和轮廓线。这个练习可以抑制下意识的高层次处理能力，防止对实体之外的联想，保证注意力集中在临摹体上。此外它还可以激活大脑中潜在的低层次的认知处理能力。

绘画艺术可以促进人们大脑的思维，比如意大利画家达·芬奇创作的蒙娜丽莎的肖像油画，至今人们还在探讨她那神秘的一笑。有人评价中国油画家韦尔申的作品有一种"永久坚实"的品格，体现一种"宗教般的宏伟和庄重"，有一种"永恒之威"。不会画画没有关系，可以进行艺术欣赏，也能启迪我们的思维，唤起我们的想象力。

其实作为普通人，为了提升认知力，会不会画并不重要，只要有这种兴趣，就应集中精力去做，当作品完成之后，你会有一种参与的成功感、成就感，对大脑而言是一个良好的刺激。如果能够参加绘画教室或小组活动，不仅能见到朋友和熟人，还可以进行作品交流。近年来社会上流行的涂色画也可以选用。

除了绘画创作之外，手工艺品的制作也有广泛的激活大脑功能的作用。如用纸做各种卡通造型，用铁丝、棉线绳、塑料绳、竹子或藤条编织各种物品；另外，剪纸、雕刻、石膏艺术品、陶艺品、泥塑品等工艺创作活动也被医疗或养老机构广泛利用，可对老年人或患者进行心理分析或改善认知症状。

组织者可以对老年人创作的各种作品进行展示、奖励或宣传，让大家共享，对老年人是一种激励，也是一种维持创作兴趣的方法。

7. 厨房活动

厨房活动包括设定菜单、备料、烹调、就餐、收拾整理等程序，需五官的全面参与，也是对大脑的激活训练。

上述程序中，首要构思做什么料理，为实现目标还要考虑整个先后的顺序，然后逐一去做，锻炼了必要的计划能力和执行能力。如烧水时可切菜，烧饭时可以洗炒勺等，为准备一个菜肴，需要同时并行做好各种配合。又如用刀切块、削皮、炒及搭配混拌等，都是连续的手工作业。烹调失败者，多数是由于操作应变力差，认知能力低下的人也不少。

厨房活动较烦琐且每日做饭又没完没了，可是日常生活又必须进行，因此不妨将其作为提升认知能力的一种好方法。尤其在养老机构里，譬如挑选一些喜爱烹调、身体状况较好的老年人，开展助厨活动也是必要的，当然不要忽略安全问题。

可以认为厨房活动是提升程序能力（设计和执行）的日积月累式训练，是"双重任务"或是"三重任务"的连续训练，无论烹调经验多少，都应充分利用这个锻炼机会来提升认知力。做什么饭菜、做得好与差不要太看重，关键是坚持参与、琢磨，培养一种乐趣。养老机构也可根据老年人的情况，搞一些厨艺展示竞赛活动。经常吃中餐的，可以试做西餐和面食；喜欢热菜的也可做些凉拌小菜；喜欢咸的，可以琢磨清淡的。总之，丰富多彩的生活对维持认知能力是有利的。

复习题

1. 如何理解脑和身体的"同步活动"具有改善脑功能的作用？

2. 试操练指尖转动法、双手指屈曲数数法、掌指屈伸数数法。

3. 举例说明互动游戏对大脑的作用。

4. 简述唱歌、演奏乐器、绘画、手工艺品的制作及厨房活动等对大脑功能的益处。

第3节 节律性运动疗法

学习指导：

了解节律性运动疗法的机理，熟悉节律性互动认知训练方法。

这里所言及的节律性运动疗法，并非一般的规律性运动，而是基于互动节拍器反馈信息的严谨训练项目，主要用来帮助成年人和儿童改善或克服注意力、记忆力与运动协调能力的障碍，在改善大脑认知功能方面是颇具前途的物理康复疗法。

1. 作用机理

近40余年，神经科学家研究探索时间在大脑中的作用，例如：语音感知（听觉处理）、语言产生、阅读、注意力、记忆力认知处理速度、决策、行为与运动协调等方面。神经科学研究认为：大脑能持续地测量时间，这种能力对人类很多关键性的行为极其重要（例如：节奏感、运动能力同步化）。任何人类负载的行为处理中都涉及定时能力，它甚至是学习和环境适应能力的关键因素，科学家已经证实："时间感觉从婴儿时期就存在且随着中枢神经系统的成熟，不断提高其精密度。"

为了解决与时间有关的事情，动物和人类的中枢神经中已经发育形成了多样的计时系统。根据Buhusi和Meck的研究，人类已经形成三个等级的定时系统：生理、间隔和毫秒级定时。

生理定时：表现行为有食欲、睡眠-觉醒的循环；执行在一个较狭窄的时间范围内是精确的，但缺少灵活性，如24小时范围内，在自然中最常见。其控制部位在大脑视交叉上核。

间隔定时：影响行为有觅食、做出决定、时间的估测；控制的时间在大于1秒到小于1小时范围内，不太精确，但是更灵活。参与间隔定时的大脑结构有皮质、纹状体环路、多巴胺神经；机制有复合监测，纹状体的LTP（长时程增强效应）和LTD（长时程抑制）。

毫秒级定时：毫秒级定时系统执行任务能影响大量的人类行为（例如语言、音乐、讲话、注意力、运动行为控制）。这种精确的定时系统主要包括的大脑结构有小脑、基底神经节、右顶叶和背外侧前额叶皮层；机制有小脑的LTP和LTD。例如：认知在学习、工作和人类行为几乎所有方面的成功或失败中都扮演着重要的角色。人类的思维效率决定我们集中或控制自己的注意力，然而，我们很少有人接受过关于怎样提高注意力（集中我们的注意力）的训练。大脑的注意力或受控制的注意力是指一个人将注意力只集中于任务相关信息的能力。这要求对某个人"锁定"注意力的状态有持续的监控和及时的反馈。当注意力高度集中时，认知控制机制保持持续的监控行为并且抵抗外部干扰和内部自己"注意力涣散"。注意力训练的结果是"让忙碌的心情平静下来"。这些都涉及毫秒级定时系统执行任务。

临床研究表明，使用毫秒级节律运动技术及毫秒反馈仪（俗称节拍器），提升了额叶和顶叶大脑网络的效率，与受试者直接相关的认知功能、工作记忆、注意力和执行运动的控制能力改善明显。脑神经时钟节律调控效率的提高使得白质纤维束对信息的整合能力、连接性、沟通能力和同步性得到提升（图6-22）。

许多研究认为：毫秒级节律运动技术能够改善脑神经时钟节律调控的效率，是建立在神经可塑性的基础上。它是以"集中目标注意力"为切入点的节律性反馈训练技术，人们每天进行运动技能学习和认知体验，运动皮层和细胞性质都会发生相当多的可塑性变化，使得大脑的机能得到改善和维持。

总之，一个更快的神经时钟效率会使个体能更快地执行神经的操作。大脑的定时功能低下将会影响神经效率，出现认知和运动行为障碍；如果能够促进大脑更有效和快速地交换信息，它会提高人的生活、学习、工作等能力。实验理论研究的成果为我们探索解决现实生活中的各种病症提供了基础。

　　近年来，越来越多的临床研究和治疗实践表明，节律性训练技术为改善脑中风、脑损伤、帕金森病等导致的认知和运动障碍的康复治疗提供了一个崭新的途径。在美国与加拿大，已经有超过15000家专业医疗机构使用该技术进行评估与治疗；超过20000专业人士通过学习获得互动节拍器指导师的专业认证，服务和协助数以百万计的待康复人士。目前我国已经自主研发了毫秒级互动反馈训练技术和系统设备，陆续投入市场。

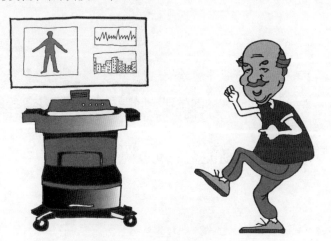

图6-22　节律性运动疗法

2. 节律性互动认知训练方法

（1）认知功能评价。

本训练之前需要进行认知功能水平的评价（可参照第3章），然后设定适当的运动节律，以便掌握训练效果，改进训练节奏。

（2）动作方法的原理。

通过模仿智能设备中预先设定的视频动作和同时听到的音乐节律，来校正本人动作的速度和准确性，实现互动反馈。经过一段时间的训练，逐渐减少老年人与健康的大脑节律运动的误差（成人正常节律误差≤60毫秒），实现认知功能的改善，这可借助毫秒级运动反馈仪来实现。

复习题

1. 什么叫节律性运动疗法？

2. 简述人的大脑的生理、间隔和毫秒级三个等级的定时系统功能。

3. 节律性互动认知训练方法的原理是什么？

第 **7** 章

认知症的介护技术

第 1 节　认知症照料的理念

学习指导：

1.　了解认知症的进行性、长期性、不可逆性及社会性等问题。

2.　熟悉生存质量和幸福感的关系。

3.　了解代沟、偏见、歧视等社会性表现、危害及对策。

一、认知症的进行性、长期性及不可逆性

认知症又称痴呆症、失智症，它不同于所谓的"健康老人"，病理变化和临床表现为进行性、长期性及不可逆

性。我国老年痴呆的发病目前有"三高一低"的特点，即发病率高：据2020年及2021年5月数字统计，中国老年痴呆人数约有1507万，到2030年将达到2200多万（见本书的前言）；致残率高、家庭影响和花费高；"一低"是指人们对疾病的认识程度还很低。

根据"ICD-10国际疾病分类"（2003），认知症属于慢性或进行性脑部疾患，表现为记忆、思维、判断、理解、计算、学习、言语、时空定位等多重高级神经功能障碍的症候群，成为导致日常生活能力存在障碍的因素。也有人认为记忆障碍是影响社会职业能力的基本因素。

目前医学界对失智症的研究较多，但尚无突破性的进展。一般认为衰老和疾病是基本原因。随着年龄增加及大脑中枢神经系统的退变，最初多表现为轻度认知障碍，逐渐发展到重度认知障碍，最后可能成为痴呆，进而丧失了生活能力，直到死亡。显然认知障碍是一种必然趋势，它具有不可逆性的特点。所以有人认为：对失智症的照料实际上是对无法返回原本状态病症的援助。

事实上，尽管有的老人存在记忆障碍，但尚未妨碍其社会生活时，仍可以维持社区生活。或者说有疾病，也可同时在家休养，这种生活中包括慢性化障碍的经过，成为其显著的特征之一。如同风湿病，认知症也表现为慢性的进展过程。其中有的老人虽然不出现急剧的变化，但进展时间比较长，并呈现复杂多变的特点，如果适当地对症控制，病情也可以稳定下来。轻度的认知障碍尚不能称为认知症，它可发展为重度的认知障碍，最后进入认知症。轻度认知障碍的患者经过积极地预防或者治疗，也可转化为健康的老人。因此有人认为：慢性症状的照料焦点不是治疗，而是与疾病共存的过程；或者说在把控慢性状态的同时来获得生存，在人的身心和疾病之间取得新的平衡。从发育学的角度看，人生下来就开始发育，直到成年人的成熟期，一旦伴发疾病或障碍，其身体机能开始下降甚至消失，迫使人们尽可能减少生活的障碍，因此必须寻找或是重新构筑时间、方式及生存的关系，这种为了继续生存的对策，有时还需要反复进行更改或修正，以不断适应症状的恶化。

追求幸福感实际上是保护心理上的"安宁"。在失智症的家庭生活中，不仅患者辛苦，还会令全家人陷入不愉快的心境。认知症老人从发病到死亡，是一个漫长的阶段，该症妨碍正常的生活，如生活时间和空间受到限制，预后不确切，生活不能自理，需要照料，耗费精力且照护费用较高。这种慢性化特点应该引起医务人员、介护者及家属的重视，照料者的态度和知识影响照料的效果。总之，对认知症的介护，实际是对进行性疾病的照料，对老化的病理性照料，更体现了对人类尊严的尊重。实现生命最终的照料，也是对家属奉献最大的爱心。

照料工作会带来疲劳和自责，要克服"否定"或无价值的想法，只有体验人生的各种苦难，激励对生活的信念，才是留给后代最有价值的遗产。

总之，失智症的进行性、长期性及不可逆性的现实，无论就什么国家而言，必然都会产生援助性问题，这种照料涉及人力、设备、精神、技术及资金的投入，尤其对于老龄化程度严重的我国，认知症老人的照料更亟待关注。

二、认知症老人的照料是社会性问题

1. 关于老化理念认识的变迁

自古以来人们认为老人是有智慧、有价值的。古希腊农耕时代就认为老人是知识和智慧的化身。《论语》中记载，"七十而从心所欲不逾矩"，指70岁时智慧丰富，可自由行事，但不越轨。犹太教认为：80岁是具有"开普勒运动能力"的年龄，90岁是获得新的能量、承担重任的年龄。总之，老人能够通过一生经历，悟出人生的道理，留给后人，最终也是从社会中归纳出来，对某种有价值的规律的尊重，换言之，是对老后的一种"幸福感"体验。

但是进入近代社会工业大革命后，物质生产的价值作用被凸显出来，而高龄者的生产性处于低下的、衰退的位置，几乎各种老化学说、科研事实都把老化作为"有害"的理念来认知。换言之，身体内衰老的事实随着时间积累在不断地发生。这种认知实际在公元前300年就有人提出。

在20世纪70年代，法国思想家、作家Beauvoir氏指出"老年人的痛苦和凄惨，为了让老人更充实地活着，应该在年轻时代就为其做好准备。老人后半生不能回避衰老的到来，需改变目前这种状况，要从解决老化问题的方向上提出计划。"此后，面向高龄者的作用，老化的防治研究迅速开展起来。

1980年以来，Rowe和Kahn提倡："为防止因疾病引起身体机能的下降，通过活动维持生活能力。"这种做法受到关注。Lowlon提出防止衰老的标准，应该把"主观幸福感"的概念纳入其中。也有人提出把"社会贡献"（价值追求）的条件作为评估老化的标准。也有研究认为：80%的老人可以实现生活自理。老人临终之前结晶性智力能力仍旧存在，但是高龄者这种能力能否发挥（或挖掘）出来还需要寄希望于社会的重视。

认知症照料工作随着社会发展、诊断设备和治疗技术不断进步，相关研究更加深入。但是在我国认知症知识的普及不够，老人接受检查率不高，社会上的偏见和不理解等，妨碍了老人认知症防治工作的开展。发达国家对认知症老人的防治工作正进入较高的专业化程度，有法规、有组织、有系统的全面防治经验值得我们借鉴。

2. 生存质量（QOL）和幸福感

诸如上述现实，今后潜在机能的挖掘，如果能得到全社会的帮助，尽管本人身体机能开始老化或有疾病，也会获得较高的生存质量。但是失智等患者，多数人无法进行自身生活质量的主观评价，或者不明白为什么需要评价。一些地方开展让受照料者感到快乐的服务，体现了"尊重"的精神。按照幸福感（Well-being）的观点，这种做法会使人感到幸福。

在世界卫生组织（WHO）的健康定义中，明确地提出了幸福感。Diener等认为：幸福感就是满意自己的一生，经常感到幸福，几乎没有寂寞的感觉。但是幸福感和幸福地变老到底有什么关系，尚在研究之中。

在上述观点基础上，有人提出了"生态健康"的理念，其中包括生活健康的理念。把健康和生活质量用二维坐标表示：纵轴是幸福轴，横轴为生活机能轴，坐标上某一点便为某人某时的健康状况。从图可见高龄者的生存方式，在横轴上略高些，但是有限度，而幸福轴是无上限的。因此应该追求更高的幸福生活，换言之，既然活着，就应为生活质量的更高水平而努力（图7-1）。

按照上述理念，一般的"老人的身体机能低下，就不能言幸福"的认识，显然是一种误解。幸福是在长期的人际关系中积淀而成的。比如我们生活在同一空间，信赖、情结、离合使我们从中获得"价值"，满足着人生的各种需求。而对每个失智老人，更需要送给他们健康和幸福的人生。

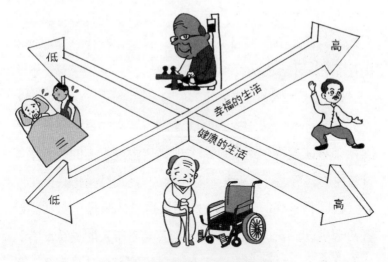

图7-1　幸福健康坐标示意图

3. 代沟

人在年轻时，难以理解老年期的事情，或者说可能存在着不理解老人的倾向，产生所谓的代沟。

首先，高龄群体与年轻人的自我意识有所不同。有报道认为：高龄者与年轻人相比公共性自我意识和自私的自我意识均低下。有些很少关注"自我"的高龄者，较少能够引起抑郁不安的因素，几乎很少有抑郁感；对于别人的看法或评论常常显得漠不关心，所以很少对外人产生偏见，在与他人交流时，所谓的客套或礼仪可能不太在意。但是与上述表现相反的也不在少数。

不管哪种情况，老人在与年轻人交流时，都可能无法正常沟通，二者容易产生隔阂。因此年轻的照料者在处理与老人的关系时，一定先要充分了解对方的心态，避免产生代沟，而影响照料目标的实现。总之，世代之间要加深相互理解，才容易构筑和谐文明的社会。

4. 偏见和歧视

言及老人的认知症必然涉及对待老人的看法问题。美国社会学家英格尔斯说过："现代化中最普遍的、几乎不可避免的趋势之一，就是对老年人的尊敬遭到削弱。"

德国精神病医学家Erickson从自身体验提出："高龄者希望生动真实的交流。"就老人与青年人的关系而言，二者之间是可以做到充分或客观交流的，尤其是医务工作者，凭借着对老人身心问题的掌握，对其如实反馈信息，以满足老人交流的需求。

"歧视老人"是Butler在1968年提出的概念，是指因为所谓"形象差且上年龄"，就笼统地或世俗地否认老年群体。如把关照老人视为负担，就是一种歧视的心态。

歧视（ageism）和偏见（prejudice）是有差别的。偏见进一步发展，可形成歧视。在交流的过程中，如果传统的认知和态度有问题时，其（偏见）可能通过言语表现出来。而歧视在传统理念、态度上的表现与偏见不同，主要表现在制度、个人方面的差异。偏见和歧视可因为国家、民族、地域文化习俗及教育背景的不同，而形成差异。

对老人的偏见和歧视主要表现在低估老人的思维和工作能力，将其视为社会负担；把他们的意见当作老一套，而不予重视。进而，在社会组织和实际工作中排斥老人。不了解老人的实际心理、生理特征和生活能力，在社会生活中轻视、不尊重、甚至虐待老人。近年来我国非常重视老年民生政策的制定和发展养老产业的问题。但是由于老龄化社会的极速到来，我们的服务体制还不健全，除了认识上的偏见，还存在一些制度性的歧视问题需要改革。它限制了老年群体所应享有的福利，造成资源和机会在待遇上的不平等。因此有人认为歧视老人现象与是否担当社会责任密切相关。国外有分析认为一般对待老人的原则是"崇尚敬老"，但内心对待老人却是轻蔑或淡漠的。显然，这种现象在国内外可能比较普遍，认为老人是"麻烦"，是"负担"，与之谈话难等。交流技巧可以通过教育得到改善，但是偏见很难改变，它是一种"社会性学习经验"的积蓄，不易适应或变化。一些老人受到歧视的根本原因之一是基本生活契约遭到破坏。根据这种契约，老人得到照料应该是一种生存的基本权利，或是社会应承担的责任，而不是一种特殊的荣誉，更不是一种来自某人的无偿施舍，这是老人应得的报酬。老人作为社会的资深公民和家庭的尊长，是在完成了国家、社会和家庭赋予他们的生产和生育的责任后进入老年的。按照代际交换的经济观，"老有所终、壮有所用、幼有所长"的大同思想和"老者安之、朋友信之、少者怀之"的伦理道德观，国家、社会和家庭理当为他们提供维持生存的物质和劳务帮助，保障他们"老有所养"。

医务工作者的专业理念影响到对老人的看法，这类群体服务老人的机会较多。在某些场合对老人健康问题做出否定的看法，但不是依据年龄和老化的差别做出来的，而是凭着"健康为主导"的职业习惯做出的判断，其他的因素考虑得较少。

Bernard对护理的"老年观"（看法）做了调查，显示具有歧视的倾向，尤其在照料老人生活方面存在较多问题。如照料重症障碍老人的服务人员，内心不愿意从事这样的工作，觉得价值不大，脏累差、压力大、收入低等否定性心态表现突出。有人认为这种否定性心态必然导致照护质量的下降，因此为提高服务效果，医生、护士、护理员等的正向性或肯定性的职业素养亟待培养和提高。

除上述情况之外，对老人的偏见也会导致照料者的庇护（或称过度呵护）态度。因老人感觉机能低下和认知能力衰退，则过度夸大或评价衰老的形象，导致与老人说话方式简单、生硬或过分庇护的倾向。如使用缓慢的断句或话语，使用极其简单的言语交流，或者说些有损对方人格情绪的话语，还有的称谓老人不分性别、尊称，而一律用"统称""编号""绰号"，但是与其他年龄层的人交往却不同，前者表现出明显的偏见与歧视现象。

护理人员与病人交流，除了收集正确的信息、解释及指导病人之外，还要心境平和地接受病人不安、悲痛的倾诉，若只是沉默无语或毫无情感地站在旁边听是不行的，需要掌握安抚、援助的沟通技巧。在看护职业范围内，由于歧视和职业特点，有可能存在"健康至上"和伤害尊严的庇护态度。如原本能做的事也不让做，甚至以安全保护为由限制自由，实际是限制了老人的主动性。因此为解决老人在人际关系上的障碍因素，改善照护质量，不断克服歧视的心理，提高照护人员的沟通技术等就显得尤为重要。近年来逐渐改变了对痴呆老人的称呼，如中国大陆称为失智症，日本改为认知症，体现了对老人人格的尊重。

对于障碍老人的援助，不是专业人员单方面所能完成的，要结合老人的各种症状和需求，动员社会上各种职业的人群，尽可能加入奉献爱心的行动中。

可以认为，老龄期相当于人生的"回味期"，让老人在回忆中生活，在活着时祈求心爱人的幸福，并继续追求活着的价值，以此保存或延续他们的"青春活力"或激情。每个人都要理解他们自己的生活方式。总之，上述种种现象的分析提示，失智症老人的照料问题是个社会性问题，随着人类寿命的延长，失智症老人比例将不断攀升，仅仅靠家庭是无法解决这种社会性问题的。

三、对策

加强舆论宣传，正确认识认知症老人。

1. 发扬民族的优秀文化传统，打消对老人的偏见和歧视

众所周知，老人的生理机能逐渐低下，同时伴有认知症，那么生活的难度是不言而喻的。而人为的偏见和歧视又成为老人们生活的新障碍，如何打消人们对老人的偏见和歧视呢？强化民族的优秀文化传统，有可能破解认知症老人服务的困局。中华民族几千年来的孝道文化，是关于关爱父母长辈、尊老敬老的一种文化传统，其中敬老养老是核心。历史告诉我们，没有国家养老体制的时代就是这个传统支撑我们民族的繁衍生息。

孔子曰："今之孝者，是谓能养。至于犬马，皆能有养，不敬，何以别乎？"孝道是中国古代社会的基本道德规范，一般指社会要求的子女对父母应尽的义务，包括尊敬、关爱、赡养老人，为父母长辈养老送终等。孔子认为，子女履行孝道最困难的就是时刻保持这种"爱"，即心情愉悦地对待父母。又如《孝经》中说："孝子之事亲也，居则致其敬，养则致其乐……"孝道文化的思想体系则会反映到现实社会中的供养关系、经济行为、赡养制度和养老保障等具体的事物上面，更为直接的体现便是：直系亲属的情感精神与物质奉献、养老费用的支取、家庭养老资源的提供及各方面的自由与自主。

然而，在现代社会结构中，由于多重客观因素的影响，家庭结构简化或规模开始缩小、家庭养老功能削弱、

人口流动迁移加快、家庭结构不稳定、老年人口不断增加、养老负担增加等一系列问题，都使得孝道文化影响下的养老机制面临着极大的挑战，其功能也被弱化甚至消解。也正是在这样的现实环境之下，我们更需要认真审视社会上各种意识偏见和歧视现象对养老保障机制的影响。

要充分认识弘扬养老文化的重要性。中国传统养老文化博大精深，源远流长，其核心是孝文化、尊老敬老文化和家庭养老文化的有机结合。以孝文化为核心的这三种类型的养老文化分别成为机构养老的根本理念、基础及保障，为机构养老价值理念的发展奠定了良好的文化基础。随着老龄化社会的发展，如何促使传统养老文化与机构养老理念更好地融合，需要建构新型养老文化与机构养老理念的和谐体系。我们面对的老龄文化，即养老文化，就是保证老人在物质生活的基础上，精神上也得到最大的安慰，实现外安其身，内安其心。

营造孝道文化氛围，提倡"精神赡养"，充分满足老人的情感心理需求。目前，老人对于养老的需求不仅表现在物质与经济之上，精神方面的关怀显得更为重要，甚至于很多人期待"直接的精神赡养"。孔子曾说："今之孝者，是谓能养。至于犬马，皆有能养，不敬，何以别乎？"提示：敬养父母最难的是"以色养亲"，即保持父母精神上的愉悦。有关部门应该将发扬民族的优秀文化传统，打消对老人的偏见和歧视宣教工作纳入重要日程。

2. 科普宣传

尽管患病率越来越高，但是老年痴呆发现率（就诊率）非常低，导致老年痴呆诊断率低。因此，首先要大力加强科普宣传，让人们清醒地认识到老年痴呆的严重性，必须高度重视；但也不要盲目恐慌和误解，老年痴呆不是精神病，而是大脑功能区的退化病变，所以出现健忘、异常行为等疾病的外在表现，不要因此将老人拒之千里。其次，目前虽然还没有特效药，但改善老年痴呆的一连串症状是完全可以做到的，家属、患者，包括一些医务人员对老年痴呆症的治疗，必须要有信心。公众在具备一定常识之后，一旦发现苗头，应早就诊、早识别、早干预，则可以推迟病程、缓解症状，大大降低患者和家人的痛苦。

3. 全方位开展认知障碍的预防、康复治疗及科研工作

我国老年痴呆的发病目前有"三高一低"的特点。面对这样的情况，我国医疗界还没有确切直接的诊断用生物标记物和特异性的治疗药物，预防及康复医疗工作尚待开展，面对如此之大的群体，尤其是卫生、民政及残联部门要及早开展老年认知症的防治工作及建立防治体系。建议在国家政府的主导下，发挥行政职能部门的作用，动员社会力量参与，推动失智症老人介护援助工作的开展。

复习题

1. 为什么说认知症是一种进行性、长期性及不可逆性的脑部疾患？

2. 如何理解生存质量和幸福感的关系？

3. 举例说明代沟、偏见及歧视等的社会性表现和危害。

第 2 节　认知症老人介护的原则

学习指导：

掌握认知症老人介护的原则。

认知症老人的认知能力障碍不同一般老人，大约有90%的老人出现交流障碍，严重影响日常生活。据国外研究报告，失智者的老化速度是常人的3倍。认知症高龄者4年后的死亡率约为83.2%，而正常高龄者仅为28.4%左右。因此如何理解失智者的世界非常重要，不能使他们感到他们的世界与现实世界存在隔阂和裂隙，这是全社会的责任。

1. 对失智老人的尊重

尊重失智老人就是尊重生命，这是做好介护的基础。不能因为痴呆而鄙视老人，要有包容心。照料老人如待常人，有礼貌、讲礼节，做到善始善终。诸如"你好""辛苦了""对不起""不好意思"等问候语或歉意语要经常说。即使老人平日话语较少，也要主动打招呼。有时老人吐字不清晰，也应表示尊重，耐心与之沟通。

失智老人做事有违常理时，不能轻易斥责、刁难、虐待，要维护老人的尊严，慢慢地疏通，帮助老人重塑理性的思维和行为。

2. 情感共鸣

理解老人，形成共同的情感认知。只有同情老人、理解老人，才容易形成情感性共鸣，获得老人的配合。例如与老人交流时，可使用肢体语言，多点点头，气氛就容易融洽。点头表示自己有同感，有时胜过言语的表达效果。认知症老人听、说、做的事容易忘记，但情感活动多残留着，从理性世界进入情感世界，比如喜欢表扬、感谢、同情、情感共鸣、道歉；个别人说谎及不承认现实等，妥善处理非常重要。情感具有正负双向作用，强势应对失智老人，老人会有强烈反应，在老人和介护者之间如同有面镜子，介护者的镜像心态即为老人的心态。

3. 清晰、恰当、反复的言语表达

许多老人有听力障碍，大声或只用舌头、唇音低声说话，老人很难听懂，甚至声音的方向也会影响老人的听力，尽量在老人的目光下进行交流，并且注意保持环境的安静。与老人交流时，如果老人没有理解或根本没听到，导致无动于衷或是焦虑，还需反复向老人说明以求理解。

老人认知能力低下，考虑问题或回忆事情都需花费时间，即使沉默不语，也要耐心等待切不可急躁。尽量让老人把要说的话表达清楚最重要。不仅要细心听取老人的话语，还要注意观察老人的面部表情，有助于了解到老人的一些想法。

询问老人的话长短、绕口及内容复杂程度，要适合老人的沟通能力，对轻度认知症老人而言，问话长度和复杂性能引导其某种程度的回答，但对重症老人发问时就不合适，此时应结合简洁明了的词法来提问，效果会好些。

4. 强化表情传递手段

不仅用语言，还应注重用表情传达心情。老人的表情功能下降，表情变化较少，有时语调平淡，甚至对搞笑的事也毫无反应。交流时要密切观察老人的表情，不仅要说话，也要利用表情，如用眼神、微笑来向老人传递心情。

5. 不否定精神症状的现实

有些认知症老人伴有明显的精神症状，如妄想、猜疑等，对本人而言，那是"真实"的，立即纠正较难，不应采取否定、嘲笑的态度，应把老人的"话头"接过来，或者转移话题，慢慢解释引导，让老人脱离虚幻的世界，控制自己的精神症状。

6. 让老人自己做事和帮助做事

认知症老人自己能做的事，尽量让他们自己去完成，不能过度呵护，要设法激励老人对生活的信心。老人确实不能做的事，要帮助完成。受到帮助的老人，多因自身能力受限，还需注意保护其自尊心，如在帮助者的性别、年龄的选择及其他要求方面，管理者应给予必要的考虑。

7. 把握住交流的话题

失智老人对自己说了什么话很难记住，随着时间的延长容易跑题，说些无关的事情而不能自拔。如果发生这种情况，可以用"说到哪儿了""稍等一下，你刚才说的××事"等提示语，设法让其返回原来的话题上。把握住话题对失智老人而言，不仅是为了交流，同时也是维持残存的认知力的训练手段。

8. 重症期仍不能有否定的情感

失智老人进入重症期或临终期，作为照料人员仍不能表现否定的情感，要自始至终照看，不放弃，要成为老人最后的理解人。如重症期容易引起同情、悲观、丧失信心、失落等否定性情感，尤其与老人朝夕相伴的介护人员更容易受波动，此时，重要的是清醒理智地接受这种现实，保持一如既往的心态与合适的礼节，注意调整自己的情感。

复习题

1. 简述认知症老人介护的8个原则。

2. 如何理解情感共鸣、不否定精神症状的现实、重症期仍不能有否定的情感的介护原则？

3. 围绕"对失智老人的尊重、言语表达、把握住交流的话题"等原则，自行设计案例，现场操练，实际体验。

第 3 节　认知症的共性特点及对策

学习指导：

1. 掌握认知症的症状共同特征及对应方法。
2. 了解常用的介护技巧。

　　对于介护人、医务工作者及管理人员，要想做好认知症老人的生活照料、医疗服务，首先理解、了解认知症老人的世界是非常重要的，尽量使他们感觉不到他们的世界与现实之间存在间隙，而能够安心地、满意地度过余生，这不仅是介护追求的目标，也是介护人应遵守的原则。

　　这里将认知症的症状整理成9大特点及处理原则，可结合本章第4节案例讨论学习。

一、记忆障碍

　　几乎所有的认知症都表现为忘事，认知症老人的许多不被理解的言行大部分与记忆障碍有关，失去记忆对本人影响很大。认知症的忘事有3个特点：记忆新事物困难，做过（或体验过）的事几乎忘记，生活在过去的记忆中。

1. 记忆障碍特征

（1）记不住新东西。记忆可分为三个环节来实现：①铭记：能接受或体验新的东西，并记住。②掌握：能以某种方式保存记忆。③再现：重新提取记忆的事物。

就认知症老人而言，尤其是铭记力下降，对新的事物不容易记住，甚至说过的话、看见的事、做过的事，马上就忘得一干二净。就看护人员而言，首先要了解这种情况。如同样的事，认知症老人可以重复提问几十次、几百次，一边回答"我明白了"，然后又提出同样的问题。

积极的对应方法：如果是有意义的相同问题，无论多少次也应反复给予答案，忘事可以认为是认知症的特点之一（客观承认）。

错误的对应方法："说过多少回了，还是不懂！"（训斥的口气）。对反复问话生气，使用有刺激性的话语都可导致症状恶化。

（2）做过的事全部遗忘。这里指对能做的事全部忘记的状态。健康人的记忆力也是不准确的，对事物的细节也能忘记，多数能够记住昨天午饭吃什么，能够记住报纸的细节的人很少，但是对吃没吃饭完全忘记的人几乎没有。对认知症老人而言，他们会忘记吃过饭和吃了什么东西，本来刚吃过饭，他却对家属诉说还没吃饭呢，使家属很困惑。常见的行为如：本来已经吃过饭了，还说"没吃饭""快点吃饭吧！"；本来已经到达目的地了，却忘了自己已经来到了，还以为在原处。正确的做法是吃饭时要避免外界刺激，设法保持就餐的心情，不要刻意期待认知症老人能记住新东西；又如就餐时认知症老人把手伸向别人食物的现象发生时，不要斥责，避免伤其自尊心。

（3）生活在过去的记忆中。目前的记忆是逐渐积累起来的，又从中开始丢失，仅残留过去的记忆，或者说以现在为起点经过数年，数十年的记忆被悄悄地忘掉了。所以对本人而言的"现在"，也就是最终残存记忆的时点。如果问70岁老人年龄时，可能回答"40岁"或"18岁"；常可见到已经退休的老人，早上穿上工作服去上班；有的人一到晚间就大包小裹收拾行李，想返回常住过的老房子；总是思念自己的儿子（女儿）、父母或者兄弟姐妹。

对应方法：和老人一起回忆过去，仿佛生活在愉快的过去，不要讽刺老人"你是谁呀！你早就退休了！"；老人想要回家，可以陪老人一起到旧居去转转；老人思念亲人，不要训斥"你整天儿子儿子的，我不知道！"；为了防止老人外出走丢，可以把大门锁上，但这也不是好方法。

2. 症状强度表现特征

越是接近人，对其表现出的症状就越强烈，终日照料认知症的陪护人及其亲属，对此都非常有感触，如果不理解，介护人员与周围的人之间就会对认知症的认识产生很大差异。例如：儿媳妇流着泪诉说"我不分白日黑夜照料婆婆，她还说我是小偷"，而不在一起住的家属却说："你夸大了，妈妈不是这种人呀！"亲戚们不仅没有半句感激儿媳的话，反而认为她说老人的坏话。

如何理解越接近的人反而患者的反应症状越强烈呢？作为一种可能考虑，一旦成为认知症，认知水平是否退化到儿时的水平呢？孩子总是受父母照料的，很难说不存在撒娇任性的问题，所以对待他人的照料，孩子采取截然不同的态度是源于对母亲的依赖心理，因而出现任性的言行。认知症老人也是如此，因为依赖介护人而表现对其与对别人不同的强烈情绪反应。如果患者确实属于撒娇，介护人就不应该动怒或伤心，把心态放平和一些。

身边的照料人员或者家属，都可成为患者发泄强烈反应的对象，尤其对陪护（雇工）员的反应更强烈。

3. 对己有利特征

一般认知症老人对自己不利的事绝不承认。例如认知症老人在走廊里乱撒尿时，本人不承认，但是护理员发现他的被窝里也被尿湿了，给他指出时，他回答："是小狗尿的，或者是孩子尿的。"显然是在撒谎（欺骗）。如果是偶尔地做错了，也就算了，但是他还说"谎话"，随意编造强词夺理的话来自我辩护，怀有不明的抵触感，甚至连亲属也不愿意理睬他。

有人认为：对于认知症老人而言，如果把"认为对自己不利而不去做"的行为视为自我本能性"保护机制"就很容易理解了。不管是谁，当自己能力每况愈下，生存能力逐渐丧失，但又不甘心时，自己的本能就完全暴露出来了，使其无法与他人建立良好关系。一旦成为认知症，智商下降了，本能性的需求行为得不到理性的控制，就会出现"自我需求第一"的利己行为。

4. "斑点式"症状特征

所谓"斑点式"症状，表现形式呈现"肯定"和"疑惑"、"明白"和"糊涂"的纠结之中。时而处于正常状态，时而又表现出不可思议的状态（认知症状态），两种情况始终交替出现。如果说是痴呆，但有时还表现得很清醒、理智，弄得家属也不知所措。对于一些奇怪的言行，不易断定到底是否属于认知症，可能一直反反复复下去。

但是对于健常人而言，不会有诸如此类的表现特点，一旦上述情况发生，就应首先考虑是否为认知症的表现症状，关注老人有没有困惑或混乱，就可以做出疾病的结论。

一般认为，脑血管性认知症常见"斑点式"症状，主要是因为病后仍可残留一部分功能，所以认知症老人有时表现出"清醒"或"理智"的正常状态时，是部分正常的脑神经发挥了作用。

5. 感情残留特征

对认知症老人而言，自己说的话、听见或看见的事、做过的事，马上就忘记了。但是那种令人痛心的情感却永远残留在心里，不会忘记。有时遇到高兴的事，老人会立刻忘记烦恼，但是那些烦恼的情感活动却始终存留在脑海中。我们由此可以理解认知症老人的智力低下，是因为对于理性世界的基本共识已"丧失"，还停留在情感支配的世界中。

老人处于徘徊、否定、混乱、发怒、拒绝状态时，介护人员也要给予老人适度的帮助，如耐心劝说、热情解释，让其冷静理智，注意不要有失体统。

上述的努力，可能被认知症老人忘记，但是厌烦的情感活动仍残留在老人的心里，有时症状反而会恶化。

另外，认知症老人的介护人员身边那些爱叨咕或说闲话的人，要把控好言行，以避免不慎激怒老人，增加介护的难度。

对应方法：首先多表扬老人，说些感谢的话，老人高兴时，再处理介护上的难事。其次要对老人表示同情，有共感，例如老人说"东西丢了"，生气或发怒时，介护人员要主动和老人一起去寻找；如果找到了，立即表现很高兴的态度，这样也会抑制老人的症状；最后，介护人员要向老人"道歉"，说声"对不起！东西找回来了。"老人即便不好意思，介护人员仍道歉，并继续做事，就能顺利地缓解尴尬的场面。

6. 执拗特征

认知症老人有一个突出的特征：思维总是集中在一件事上，难以自拔。无论周围人怎么劝说、制止，都是相反的效果，你越阻止他，他越抵触，越固执。如每次外出旅行时，总是行李装得满满的，不管什么东西都从柜子里拿走，怎么阻止都不行。

不论什么人做重要的事情，或者没钱了，经常有求助他人帮忙的情况，这是能够客观地认识自己，是一种正常、冷静、理智处理自己困境的行为；而认知症老人总把找不到东西和被盗联系在一起，怀疑这个、猜测那个，只要自己眼睛没看见，就等同不存在，被盗了。

对应方法：①帮助把东西找回来，让老人确认。②转换话题，谈论老人感兴趣的事情。③让第三者或者老人信赖的人进入现场劝说。④对于收集癖的认知症老人，介护人员可以回避，而让社区工作人员介入劝说，也有一定效果。⑤有被盗妄想的认知症老人多有生活贫苦的经历；也有因为误解而把介护人员驱走的情况；而了解介护人员的过去，也是必要的。⑥认知症的执拗时间一般不会太长，主要与金钱和食物有关的事情比较多。

7. 作用与反作用特征

对认知症老人予以强烈的对应（刺激），老人也会发生强烈的反应，如同认知症老人与介护人员之间放置了一面镜子，介护人员的情绪表现都会在镜子里反映出来。例如在康复治疗或入浴时，强硬牵拉老人去，会遭到其强烈的反抗，偏不按你的意思办。发生上述情况时应该查找一下介护应对的方法是否得当，不能强迫、无理要求认知症老人去做。

8. 对复杂症状的理解特征

认知症老人的言行表现十分复杂，对于健常人而言不好理解，而站在认知症老人的立场上考虑则容易明白。例如认知症老人在夜间不睡觉，到处徘徊。可以设想，一个记忆障碍的人独自在黑暗的屋子里睡觉，突然醒了，"我现在在哪里呀？几点了？"可能会有些恐惧，那么反复的踱步行走就可能发生。家属和周围的人应给予理解，认知症老人也有自己的思维方式，了解或理解这些对介护人员照料老人是十分重要的。

9. 进展性衰老特征

认知症老人的老化速度是健常人的2～3倍，一般认为2年就成为4～5岁的状态。有人将高龄者分为4个组，调查每年的死亡率发现：认知症高龄者4年后的死亡率是83.2%，而正常高龄组为28.4%，其累积死亡率是正常组的2.5倍。其中阿尔茨海默病衰老速度最快，而其他疾病引起的认知症，如果原发病稳定，环境适当，则老化速度较为缓慢。

总之，高速的进展性衰老是认知症的一种客观现实，面对这种现实，不能悔恨、不能悲哀，只有对其照料才是最大的事情。

二、介护的技巧

1. 传统的照料

按照对一般智力或情绪健常人的认识，是无法理解认知症老人的心情和行为的，容易使用一些不恰当的言语或态度与认知症老人沟通。

①"你看，这个疼痛怎么办呢？"（反问认知症老人的形式，介护人表现一种无奈、困惑的感觉）

②"我总是听到你提同样的问题！"（显示不耐烦的情绪）

③"不对！就是这里！"等（厌烦口气的纠正方式）。

④"就是没有加强锻炼啊！"（斥责性激动）

⑤对认知症老人的言行弄不懂时，"说（干）些什么玩意呀？""别讲了！"（搪塞、拒绝的心态）；

⑥对发生人格变化的认知症老人说"就是那种人啊！没法子啊！"（感叹、消极的态度）

⑦"别管他！就那样吧（随他去吧）！"（冷漠、放弃的态度）

⑧"怎么弄，还是他（改不了啦）！"（憎恨的心态）

⑨说一些有伤认知症老人自尊心的话。

⑩与激动的认知症老人反唇相讥、对骂（缺乏

理智）。

以上言行的对应容易导致认知症老人的症状恶化，异常行为增多，另外作为介护者的负担也会加重，而且身心也会疲倦不堪，久而久之，丧失了对介护的自信心。

2. 积极的介护技巧

作为介护人，做好照料有许多介护方法，但是最基本的原则是首先要充分理解认知症老人的心情和行为含意。

（1）收集介护的各种信息，并要充分理解、灵活运用。许多亲属没有相关的认知症知识和经验，就开始做起介护。直面这种反复无常的症状，常常会不知所措，因此要及时或同步地学习适当的相关认知症知识，才能避免混乱和减轻介护的负担。另外认知症老人的感情活动很敏锐，照料人的急躁都会影响老人的心情稳定，因此要拿出良好的心情来对应，才容易在双方之间形成愉悦的氛围。目前市场上有许多方便的介护用品和居家介护服务，很多方法可以减轻介护的负担。但是如果不了解，就无法灵活使用它。总之，了解认知症，才是做好介护的基础。如社区或媒体应经常组织学习或宣传有关认知症的知识，这也是一个学习的主要途径。

（2）不能穷追不舍，要想得开。要拿得起、放得下，不要固执己见，要改变思考方法，才是好的介护思维。如许多认知症老人讨厌洗澡，衣服穿得怪怪的，对掉在地上的食物也会捡起来无所谓地吃掉。热心的介护人会费力地纠正这些毛病，每天如同战争一样，非常辛苦。

现代社会是个快捷的、紧张的社会，人们都有自己想做的事，但是都会自觉地遵循一个共同的基本准则来把持或处理各种关系。而认知症老人是一个脱离习惯和常识世界而生活着的群体，他们不懂得现代社会的基准（道德），因而有时"温馨"的照料，如同"烦琐"的或"多余"的做法反而使其感到很勉强、别扭，这样一来，认知症老人容易出现抵触、暴力，使介护越来越艰难。过于强硬的介护，容易使老人出现抵触，但是有的过于"热心肠"也是不恰当的，因而需要尝试变换考虑方法，摸索认知症老人的个性规律，尤其当自己解决不了时，要向有经验的人请教。

以下逐项介绍的方法，可供介护和管理人员参考，不做详细讨论。

（3）配合认知症老人生活，如同欣赏演员的演技一般来从事这份工作。

（4）介护人，尤其是亲属，不要执拗过去，要承认现在（现实）。

（5）不能单纯凭力气做介护，要学会借助各种服务资源。

（6）社区的各种援助属于"开放式"的介护，它优于居家的"封闭式"照料。

（7）要与朋友、亲属多做心理交流，有助于调整自我心态。

（8）再紧张劳累也要学会放松，有自己的休息时间。

（9）借助的人手越多，越愉悦。

（10）介护要配合认知症老人的行为动作速度，勿急躁；要多站在认知症老人立场上考虑。

（11）不要固执已见，多听他人及认知症老人的想法。

（12）注意照顾好自身，自我的心理健康是做好介护的基础。

复习题

1. 简述本书归纳的9个认知症表现的特征。

2. 试分析传统的照料中一些消极性做法。

3. 结合本人工作实践，谈谈做好介护工作的最基本原则是什么？有何方法或体验？

第 4 节 从案例中学习介护技巧

学习指导：

1. 通过本节诸多案例的学习，了解认知症老人时空判断困难、执拗心理、排泄的认知障碍、强迫性心理、物品使用障碍、失认或情感需求错位、环境变化的不悦、忘记生活动作（失用现象）、言语沟通障碍、不懂得维持身体平衡、冲动或攻击性行为、精神恍惚或意识低下等方面常见的典型表现。

2. 从消极和积极两个角度分析和探讨对策，掌握积极的介护方法。

一、空间时间判断困难

场景 1 抱怨不给吃饭

时间：上午10：30

老人："我起床到现在还没吃早餐，肚子好饿啊！"

家人："啊，没吃早餐吗？"

老人："是啊，经常不给我饭吃，太过分了！"

家人："我去问一下。"

场景的理解：

短期记忆障碍典型的表现是，常见老人向他人抱怨吃不到饭。听到的一方也感到很震惊，担心真的发生虐待老人的事；介护人员对于如此的抱怨，感到冤枉，甚至疲惫不堪也是常有的事。

考虑要点：

●确认一下真的没吃吗？

●想想下次吃饭的理由。

●根据情况可以给吃零食。

不好的应对：

介护人："早饭刚吃完啊，你忘记了吧？"（像告诉老人有记忆障碍一样，这样的态度会伤害老人的自尊。）

正确的应对：

介护人："现在正在做饭呢，还有30分钟就好了，请稍等一下。"（即使是和事实有差异的回答，老人也会理解的，重要的是说一些他们会接受的理由。）

处理方法：

因为没吃饭而想要零食时，首先可提供水分，如果吃了早饭，喝一杯温茶就可以了。根据早餐吃的量，给一些果冻、酸奶、糕点等也可以。一边说话一边吃，愉快的谈话也会让老人很兴奋，而消极的应对容易使老人的心情低落。

※ 短期记忆障碍

短期记忆障碍是阿尔茨海默式痴呆症在初期阶段会发生的：忘记东西放在哪里，多次反复说一件事，在熟悉的地方迷路，忘记到医院的路、最近一个月发生的地震。

场景2　已经吃过饭了吧?

老人："现在是吃饭的时候吧，今天吃什么?"

介护人："啊，刚吃完啊!"

老人："是吗? 吃完了吗?"

场景的理解:

理解老人想吃饭的心情，再说明用餐时具体的过程，老人会理解更多的事。比起吃了饭这个事实，用餐的具体过程说明是为了向老人传递关心，不要刺激老人，使其受伤。

痴呆症老人即使用完餐也没有吃饱的感觉，这是由脑萎缩或中枢传导系统衰老引起的，即对于吃饱和空腹等自我感觉或信息有传达障碍，明明吃过了，但感觉不到。此刻，为了让老人冷静下来，给老人吃些零食反而是个好办法。

另外，有的痴呆症老人由于过食、吃太多而变得肥胖，这并非好事情。

考虑要点:

●吃饭时进行具体说明。

●思考能让老人理解地用餐。

●能保证下次好好吃饭。

不好的应对：

　　介护人："刚吃过了，到明天为止请忍耐一下！"
（对于连吃饱没吃饱都不知道的记忆障碍者来说，只告诉
事实是不会得到其理解的。）

正确的应对：

　　介护人："看正在吃东西的某先生，我也会变得很想
吃，那么，下次吃饭的时候我通知你。"

　　老人："是吗？那我就安心了。"（一边说一边回到
了房间。）

　　场景3　忘记住院的事实，总想回家

　　住院老人到护理办公室询问。

　　老人："打扰了，能帮我开走廊门锁吗？"

场景的理解：

　　现在出现患有定向障碍的痴呆症老人忘记自己为什么
会在医院，但即使是那样，为了不让自己忘记，老人会清
楚明确地说明自己要求回家的理由。如果举止自然，并且
穿着日常服装的话（平时也有不愿意穿病服的老人），工
作人员也有可能不小心弄错来访者，而让老人离开医院。
住院初期的痴呆症老人由于不适应医院，所以特别想离开

医院，这已经成为离开医院的主要原因了，要十分注意。

对于老人的要求尽量往后拖延时间，通过实际"定向训练疗法"有效地说服老人，甚至慢慢接受事实（参阅本书第4章第4节"知觉障碍的康复"中的"空间定位障碍"等内容）。

考虑要点：

●遇到这种情况，可以拖延时间思考对策。

●进行实际"定向训练疗法"评价或训练时，介护人要持有感同身受的态度。

不好的应对：

介护人："已经说了很多次了，你现在在住院呢！"（指出老人遗忘的事情，这样的说辞是最不好的。）

正确的应对：

1. 介护人："有些事情想告诉你，能等一下吗？"（进行类似的拖延对策，但是有老人可能会记住约定，所以拖延的理由要仔细考虑。到傍晚的时候，老人会变得易怒，必须要谨慎应对。）

2. 介护人："您今天刚住院，也没有认识的人，可能会感到寂寞无聊。不过，我们会尽心尽力地照顾你，请您放心。"（进行实际"定向训练疗法"虽然有一定效果，但需要在训练前向老人说明理由。）

场景4 分不清时间或日期

老人："晚上好。"

（一天早晨，老人一边打招呼一边走到洗脸台前，分不清早上和晚上的区别。）

场景的理解：

定向障碍是指一个人对时间、人物、地点及自身状况的认识存在错误。时间定向障碍是指从分不清楚今天、明天，甚至连周、月份、季节都会弄错，最后变成以年为单位的记忆障碍。如果变成重度时间定向障碍，可以出现完全不能理解时间概念的情况，比如80岁的老人认为自己是30岁。睡眠不足或宿醉的时候，即使是健康的人也会有轻度的定向力偏差。但是痴呆症老人是因为轻度的定向障碍而被发现患有记忆障碍的，这可以说是痴呆症老人的重要症状。痴呆症老人在初期阶段，大多数都认为自己只是忘事，并不承认有记忆障碍。忘事一般是忘记了，会因为诱因而重新回忆起来；与此相反，痴呆症老人否定忘事，即可以表现出本人完全不能意识到"错误"的特征。

在医院的生活中，老人对于时间的感觉很容易变得模糊。痴呆症老人因为很难回忆，所以强烈要求老人进行回忆也是没有必要的。当病情恶化、时间定向障碍继续加深时，通过使用大的日历挂历、带老人散步等方式让老人感知四季。另外，运用有时节特点的音乐疗法也有可能让老人回想起时间（往事）。

考虑要点：

●因为弄错日期不会有实际损害，多数老人大致可以确认季节。

●提起关于季节的事情，也有老人能回忆起现在的时间。

不好的应对：

介护人："你分不清早晚了吗？"（激起更多不安的应对是最不适合的。）

正确的应对：

介护人："早上起床马上就去了厕所。我刚洗完脸。"（促使老人回想早上发生的事情。另外，看早间的电视节目，使老人有早晨的意识也是有效果的。）

场景5 分不清季节

在家的场景。现在是7月的初夏，老人穿着半袖。

家人："快要出门了，准备好了吗？"

老人："已经是冬天了，不穿外套出去啊？"（老人拿起冬天的外套。）

家人："冷吗？"

老人："好像是不冷。"（一直在流汗。）

场景的理解：

定向障碍是痴呆症的代表症状，其中分不清楚季节是家人一开始就能注意到的障碍。在大家都说天热的情况下，老人一边流汗一边穿着外套的样子就成为家人能注意到异常的线索。

对季节周期、哪个月是哪个季节都分不清，或者是回答春天是12月、冬天是8月的情况也有。虽然总觉得能感觉原本的季节，但现在是四季的哪一个季节，从印象淡漠到不注意的阶段、到明显的行动异常阶段，会表现出各种各样的症状。

散步或用季节的照片等方式都是为了提高定向力的日常的重要认知训练，最好是每天都进行。

对长期住院的痴呆症老人，要特别有意识地进行定向力引导，这是很重要的。

考虑要点：

●即使觉得很奇怪，也不要马上批评老人。

●思考要怎么做才能让老人改变错误的想法。

●要使老人及家属能逐渐接受"痴呆症"的客观现实。

不好的应对：

家人："说什么呢！现在是夏天啊！脑子糊涂了吗？"（直言不讳的批判性评价。）

正确的应对：

1. 家人："今天穿外套的话会很麻烦，下次有机会再穿吧。"

老人："这样啊，那放着吧。"

（即使稍微不情愿，也可以试着提出能得到老人认可的建议。）

2. 在老人非常坚持的情况下先暂且接受，等过一段时间老人浑身是汗，就若无其事地说："脱下来吧。"（因为天气的确变热了，老人会很乐意把外套脱下来。）

场景6　分不清自己的房间，在哪都能躺下睡觉

老人："现在想睡觉。"（一边说着一边面对着卧室的门。）

介护人："那么，回房间吧。"（推着轮椅，前往卧室。）

老人："请停下来！"（说着就从轮椅上下来，四肢着地在走廊上摇摇晃晃爬着，之后像躺在床上那样开始睡觉了。）

介护人："怎么了吗？觉得哪里不舒服吗？"（想着是不是老人身体情况有什么变化呢？但是……）

老人："在这里睡，在这里睡。"（就这样入睡了。）

场景的理解：

痴呆症老人即使是在行动过程中，也经常会出现忘记自己正在做什么或突然去做其他事情的情况。这是由于记忆障碍而变得不能理解自己行动的目的和意义。

老人突发的行为对于介护人来说也是措不及防的，但是老人也有自己的理由。特别是身体疲惫时，即使是当场

躺下睡觉的行为也是以缓解疲劳为目的的，所以老人也有正当的理由。

对于介护人来说，即便是自己难以理解的行为，也要尽可能地去了解老人的想法并给予照顾才是重要的。要抱有尊敬老人个人意见的态度，才能相互信赖。痴呆症老人能看透谁才是真正温柔的人。

考虑要点：

● 如果频繁地睡着，先暂时接受再思考对策。

● 如果不知道自己的卧室在哪，要每次都对老人进行引导。

不好的应对：

介护人："在这样的地方睡觉的话会感冒的哦！"

（强制让老人转移到床上，看起来是为了老人着想，但是实际上是过于顾及自己的想法，容易激起老人的不悦情绪。）

正确的应对：

介护人："困了吧，那么，过一会再回房间吧。"

［如果经常发生这样的行为，有的理由是困而要在这个地方马上睡觉，还有的老人是由不能区分走廊和卧室（空间识别障碍）等导致的，这需要详细了解老人的生活方式或卧室环境有无变化，观察老人躺的床的样子，或者移动一下卧室的床。］

场景7　昼夜颠倒

介护人："××先生（女士）到吃饭的时间了。"

——无论介护人怎样叫老人，老人就是不起床吃饭，仍在睡觉，但是一到傍晚，老人就开始精神了，自己张罗下床去外面活动。

介护人："××先生（女士）到睡觉的时间了。"

老人："什么，你说什么，我要去公司办事了。"

（半夜睡不着觉，在室内外徘徊。）

场景的理解：

重度认知症老人会出现2～3天连续24个小时不睡觉的状况。由于老人失去对时间的感知，所以经常会出现睡眠-觉醒节律障碍，也会有在晚上出去活动的"傍晚症候群"老人，因而介护人时刻留意老人的表情变化及疲劳状态是非常必要的。

由于老人白天可能没有摄入足够的食物和水分，所以要根据老人的外在表现来考虑应对的处理办法。治疗办法可以采用白天陪老人散步，利用光照来调节老人的生理时钟，另外，白天的活动内容以关怀老人为出发点，可以适当开展文体活动，若是老人有兴趣，还可以开展棋牌类活动，白天轻松的阅读练习也是改善老人睡眠的有效方法。

考虑要点：

●昼夜颠倒会使老人经常"过度兴奋"，确认老人是否过度疲劳。

●注意给老人补充水分和营养。

●尽可能在白天进行活动。

不好的应对：

介护人："我也没有办法啊！"（晚上不睡白天睡，很容易导致恶性循环。）

正确的应对：

介护人："××先生（女士），我们去外面看看吧，去公园好不好？"（白天向老人传达外面很有趣的想法。）

老人："一会再去吧。"

介护人："不快点的话，公园就要关门了哦。"（采用吸引老人关注的行为和语言是有效果的。）

※ 傍晚症候群

大概下午三点左右，老人的行为变得活跃、徘徊和兴奋感升高，变得吵吵嚷嚷，特别是会做很多想要回家的行为，老人不理解自己现在所处的是什么地方。在自己家里疗养的老人，甚至也会说"想要回家"这类令亲人为难的话。因为该症状多发生在日落时刻，故又称日落症候群。

场景8 把轮椅当成坐便器

用轮椅引导老人去厕所，但是在推车过程中老人（穿着衣服或内衣的状态）失禁了。

场景的理解：

定向障碍是指对时间、人物、地点及自身情况认知错误，但在这基础之上，也有各种各样的情况。例如，一坐在轮椅上，就总觉得坐在坐便器上，然后就失禁了。因为老人自己察觉不到自己弄错的事，所以与其去在意那些事情，不如继续按原计划去厕所。

如果能明白这是由记忆和认知障碍造成的话，即使让老人知道，也只会伤害老人的自尊心；而且这只是让介护人得到了满足，并没有顾及老人的感觉。因此，可以不断地问自己是为了什么而做的看护，并认真思考对策。

考虑要点：

● 再次确认排泄时间。

● 装作不注意的样子自然地行动。

● 问一下自己，老人是因为什么才需要看护的。

不好的应对：

介护人："你把轮椅和厕所弄错了。以后在我说到厕所之前，不能撒尿啊！"（用教训的态度接触老人的话，很有可能会否定老人的存在。要观察老人本身是否还有执拗表现，并且应该极力避免无效的批评或纠正。）

正确的应对：

介护人首先把老人带到厕所，让老人坐在坐便器上。

老人："看，已经便完了。很舒服哦，谢谢。"

介护人："回房间吧。裤子好像湿了，把它换掉吧。"

（排泄时间的安排是必须的。老人自己察觉不到衣物湿了，但是看护者在衣物湿掉之后注意到了吗？是否定时让老人排尿了？以前失禁过吗？收集这些数据，有助于日后的看护。）

二、执拗于不应该或无法完成的事情

⭐ **场景1 固执要求坐自己想坐的座位**

老人："那个座位好。"

介护人："那里好像已经有人坐着了。"

老人："呀，不行，不坐那里可不行！"

场景的理解：

痴呆老人留恋、拘泥于或执拗某个场所，是认知机能降低的一个表现。不管那里是否已经有人预定了或已经在使用了，要性子坚持要坐在那里。这是由于对事实理解的能力降低了。

考虑要点：

●提示具体的代替方案。

不好的应对：

1. 介护人："你别犟了，那里有人坐着，不能坐那里！"（不接受的态度。）

2. 介护人："我不是说了不行吗？"（必须听我的。）

正确的应对：

介护人："下次吧，下次我们再坐那里吧。今天我们就让给他们坐，让给他们的话，他们一定会很开心的。"

老人："是哈，那我们就让给他们吧。"或者介护人转移话题，避开尴尬场面。

场景2　想去轮椅过不去的地方

介护人将老人用轮椅带到活动区，这里已经排满了坐轮椅的老人们。

介护人："我们到了，停在哪边好呢？"（目视能停下轮椅的区域。）

老人："那里。"（指向两台轮椅之间很狭窄的地方，要停在那里。）

场景的理解：

这是认知症的视觉空间障碍症表现。从视觉得到的信息在脑内进行解析用于判断状况是一项认知功能。对于健康的人而言，根据经验对于空间的距离，可以有一个正确的判断理解；但是，认知症老人对空间的信息进行解析后，判断的过程中存在障碍，对空间的理解产生错误。如果用语言来说明的话，老人很难理解。但如果先接受老人的心情或意志，照他说的做一下试试，他就会明白了。逻辑上很难说服就用良好的情绪去促使老人平静地接受、理解。

另外，事实是不可行的，已经给老人展现了，但是老人从感情上还是不接受，这样的案例也是有的。

考虑要点：

●老人坚持的是不可实现的，用事实证明给他看。

●平稳的情绪会促使老人平静地接受。

不好的应对：

介护人："轮椅进不去，多小啊！"（不应该为了节约时间，介护人在短时间内代替老人下结论，这容易使老人焦躁。）

正确的应对：

介护人："好吧，我们过去看看。"

（推轮椅靠近，此处的空间根本停不下一台轮椅，让老人了解事实。）

介护人："看，进不去吧，我们停旁边吧。"

老人：……

（老人虽然不理解，但看到事实也就接受了。）

※ 护理时的心情

护理方如果在意时间，表现急躁，老人就会情绪不稳定，形成恶性循环。即使老人反复问同样的问题，护理方也要像第一次听到这个提问一样来回答，这很重要。好的心情是老人开展有序的生活动作的窍门。

场景3　收集脏污物品

老人的口袋里有使用过的脏的手纸。

介护人："你口袋里都放的什么啊？"

老人："还可以用，扔了浪费了。"

场景的理解：

高龄者经历了长期的人生，学会了珍惜物品。因为物品是经过劳动创造出来的，所以认为它具有价值，就连很小的东西，他也能找出它的价值。但是，认知症老人认为有价值的东西，有很多是没有价值的，比如使用过的纸巾，使用过的湿巾，有时还有带排泄物的手纸。老人将这些放入用过的纸杯中、裤袋里，有的还装入袋中放在床上。

这跟当今社会珍惜物品的判断标准大相径庭，这是认知机能降低导致的。但是，老人内心想的是"还可以用"，所以否定他们的这一想法有一定的困难，介护人可以每天试试清理1次。

考虑要点：

●理解老人珍惜物品的习惯。

●不要急于在当时左右老人的心情，可以给他一些时间，等心情好的时候再说说看。

不好的应对：

1. 介护人："你以为谁来清理这些啊！"（责备的态度。）

2. 介护人："你看！都是用过的，多脏啊，赶紧扔掉吧。"

老人："不能扔！"

正确的应对：

介护人："今天，让我们来清理一下吧。"（虽然还会发生，但也要像今天第一次发生一样应对，这很重要。为了让老人有满足感，有的时候需要在老人睡着的时候进行清理；第二天，重复同样的做法。）

⭐ **场景4　收集物品放入手推车（收集癖）**

老人收集了很多物品放入手推车，上面盖着毛巾。从侧面的缝隙可以隐约看见里面的物品，好像还有同室老人的物品。

介护人："这里面都是什么啊？"

老人："这些都是我的东西，你不要拿。"

场景的理解：

收集癖的症状就是收藏没有价值的物品，或藏起他人的物品，认为那是自己的物品。两种情况多数是由老人本身情绪不安引起的，所以要尊重老人的心情，要聆听老人的理由。听一下理由，再判断是马上解决还是找别的合适的机会说一下。

固执，有的是生来就有的性格，但是患上认知症后会导致此性格的激进化，变得更加固执；包括固执倾向，如果不构成危险，可以在一定程度上给以允许。如果没有收集腐烂食物等，可以采取1天处理1次的方法来应对。但是，如果成为与他人起争执的原因，就需要花时间跟老人进行说明，或取得对方的理解，来调整人际关系。

考虑要点：

● 聆听老人坚持的理由。

● 如果没有什么危险，可以考虑接受。

● 为了保证收集癖不会造成与周围人的争执，要进行必要的调节。

不好的应对：

1. 介护人："没一件像样的东西，不要收集了！"（轻蔑的态度。）

2. 介护人："这也不是你的东西啊！"（责备的态度。）

老人："是我的东西！"

正确的应对：

介护人："能让我看看这些吗？"（老人认为这些都是自己的物品，所以要尊重他们的想法。当老人同意拿出来后，介护人可以对收集物进行处理。）

场景5　拒绝洗澡

介护人："好了，洗澡吧。"

老人："……不想洗。"

> 介护人："很舒服的。"
>
> 老人：……（不予回应或是躲在被窝里睡觉。）

场景的理解：

患上认知症的老人执行机能就会降低。不愿意穿脱衣服或认为洗澡太麻烦，这种现象在患认知症的老年人群中是普遍存在的。初期阶段老人会认为比较麻烦，到了中期阶段老人不清楚洗澡的正确顺序，更严重者会对水产生恐惧感。

重症者不一定经历由轻到重的顺序，各阶段的老人不想入浴的理由也各不相同，应该给予理解。

应尽量观察、分析老人产生不安情绪的原因，并设计一个合适的方法消除他的不安，达到让其入浴的目的。

考虑要点：

●考虑一下老人不想洗澡的理由。

●考虑一下是不洗，还是洗不了。

不好的应对：

1. 介护人："这样啊，不洗的话身体会很脏的！"

2. 介护人："你身体都有味了，还不洗澡吗？"

（如果无视老人的不安只会导致关系的恶化。）

正确的应对：

1. 介护人："我会帮你洗的，不用担心。"（不让他一个人洗，消除他的不安。）

2. 介护人："有人等着给你冲后背呢！"

★ 场景6 感觉受到不公正对待，不想去洗澡

介护人："您为什么不洗澡呢？"

老人："我一点都不想用那个澡盆！"

介护人："为什么啊？"

老人："我有几次都是用别人用过的浴盆，弄得脏兮兮的。"

场景的理解：

在对要洗澡的老人进行确认后，从喜欢高水温的人开始按顺序进行。

认知症初期的老人会想起一种被伤害的情感，也会有种受到不公正对待的认识。像这样的老人，会因为自己身体衰老，有种仿佛受到虐待的感觉，产生精神疾病方面的并发症也是常有的事。

在那样的情况下，虽然有必要考虑药物疗法，但根据老人感情受到伤害的程度，医生要综合处理。

如果老人是因为自己身体虚弱从而失去信心，已经失去了活下去的希望而发牢骚，针对这种情况，对他们进行精心地抚慰是很重要的。如进行一些能让心情放松的游艺活动，或者做一些简单的运动训练，这些在让他们心情尽快好起来上也是有效果的。

考虑要点：

- 如果老人受到不公对待，直接确认事实。
- 即使存在误会，也要尊重老人的想法，用心护理。

不好的应对:

介护人: "应该没有那种事吧,都是一样的,我没有做错什么!"

(介护人这样的做法,容易加深老人受虐待的感觉,一旦回忆起这段往事,就毫不犹豫地说出来。因而,即使是在老人思绪混乱的情况下,也应给予充分的理解。)

正确的应对:

介护人: "你用的盆消毒得很干净了。你试试这个温度合适吗?"

(针对老人对水温的喜好程度,从喜欢热水的人开始按顺序给老人洗澡。下次试着从喜欢温水的人开始按顺序给老人洗澡。向老人们说明这个方法的公平性,使他们能够接受这样的安排。)

场景 7 喝厨房洗涤剂

伴有失语症的痴呆症老人因误食洗涤剂而被救护车送到了医院,洗胃后住院。老人被保护在单人病房里。因为该老人没有表现出暴力行为所以没有被强制性隔离。老人来到了照护站。

老人: "啊……啊……这里……这里……"

(一边揉着胳膊一边诉说着疼痛的地方。)

介护人: "请到这边来。"

(将老人招呼到照护站的处置室中。)

老人："疼！……"

（诉说着……）

介护人："那么，我给你敷药吧。"

（离开，去准备药品。）

——几秒后"咕咚……咕咚……"地响起了吞咽的声音。老人把放在处置室水栓旁的洗涤剂喝了。

介护人："你干什么呢？"

（将洗涤剂夺了下来。）

场景的理解：

随着痴呆病情的进展老人会出现失语症状。在这种情况下，我们不能清楚地了解老人在想些什么及老人病情的恶化程度，因此往往容易忽视老人的异常行为。

我们会大意地认为这样的事情只能发生在老人家中，不可能发生在医院的。然而在医院这样的危险是真实存在的。洗涤剂在老人家中一般是被放在厨房的，而在痴呆症病房大多是放置于处置室。在极少数的场合和时机下，老人碰巧在场的话就可能发生意外事故。

在老人有认知障碍的情况下应特别注意防止异食行为的发生，因为异食会导致消化管道反应异常。所以当有异食行为发生时应采取冲洗等适当的应对措施。

重要的是，工作人员应扩大对危险物品的了解范围，而不是责备老人。无论在哪一方面，都不能让认知机能低下的老人负责任。为老人创造安全的环境，提前预测老人可能遇到的危险是必要的。

考虑要点：

●因为痴呆症老人不能认知危险物品，所以确保老人的安全是介护人的任务。

●应事先预想、查找、分析可能引起异食行为的危险因素，并且还应该熟练掌握发生异食的应对方法。

不好的应对：

介护人："不行啊！不允许这样做，会死人的！"

（因为慌慌张张地大声训斥，会使老人更加慌乱，反而会快速喝，所以应极力避免这样的行为。）

正确的应对：

介护人："这个不是吃的东西哦。你还好吧？"

（清楚冷静地处理。必须先与医师取得联系，并在介护人的帮助下将异物从体内排出。然后，要按照养老院的规则程序与老人家属取得联系，并立即采取相应的其他措施进行救治。）

场景8 食纸尿裤

在痴呆症专门病房里，白色的棉絮在地板上星星点点地散落着。介护人从照护站前开始，将棉絮一一捡起后发现有一位失语症老人。

老人："……"

（闭着嘴咀嚼着，正在吃着什么东西。）

> 介护人："您正在吃什么呢？"
>
> （让老人张开嘴，刚要看时，老人"嗯"地一下咬紧牙关，怎么也不让介护人看自己吃的是什么。在不得已的情况下，介护人戴着手套用开口器将老人的嘴掰开并检查嘴里的东西）
>
> 老人："啊……哦……"
>
> （老人吐出了像落在地板上的棉絮团一样的东西）
>
> 介护人："这是什么？"
>
> （介护人观察一番后发现原来是纤维团。老人一边笑着一边将手伸进裤子里撕扯着什么，原来是将纸尿裤撕碎了。）

场景的理解：

当痴呆症发展到重度阶段时，老人往往会出现失语症状。并且，由于慢慢地断绝了与外界的沟通，行为异常更加突出。在异常行为中也存在着威胁生命安全的行为，那就是异食。特别是在老人吃身上携带着的物品时，介护人常常是不能及时发现的。好在，该老人发生异常行为时并没有故意地做出掩饰等举动，所以很容易地被介护人发现了。

在日常生活当中，老人有时会发生把装饰养老院走廊的花瓶里的花给吃了，把树叶当成蔬菜吃掉等行为。这些异食行为都是因介护人照看不周而引起的。所以，短时间、间隔地对老人进行安全确认是很有必要的。因为异食的东西在体内会发生变化，有时还会膨胀，所以有时需要给老人洗胃。如果老人经常发生这样的异食行为的话，即使老人不情愿也有必要给老人穿上"拘束衣"。这样做时，我们应按照养老院的规定去做，还应充分地获得老人家属的理解。

考虑要点：

- 重度痴呆老人的安全确认应由介护人负责。
- 应有异食行为的处理方法或预案。

不好的应对：

介护人："这是纸尿裤不能吃。好了，不允许吃了！"

（告诫了老人，但是该行为并没有立刻停止。介护人必须对老人的安全负责。医务人员的协作和信息交换的频度可以左右老人的安全。）

正确的应对：

介护人："……先生，请将玩物交出来。"（沉着冷静地应对，并对老人吃的东西进行确认检查。）

场景 9 伸手抓别人的食物吃

老人们坐在桌子前等待着开饭，自己的食物还没有端过来就去别人的盘子里抓食物。

介护人："××饭菜马上就来了哦！"

（稍微不留神。）

老人：……

（老人话也不说就抓起旁边人的食物吃起来。）

场景的理解：

老人分辨不出自己或他人的食物的区别，是认知能力低下的中等程度表现。

伸手去抓别人盘中的食物是因为老人越来越难以控制自己的欲望或行为，即由于肚子饿产生的一种本能的捕食行为。在这种时候，我们要理解老人用手抓别人的饭是在某种程度上不得已的行为，要避免强制性制止老人的行为。在这种情况下，等老人自己的食物端过来时，我们可以采取把老人的食物与刚刚被老人抓过的食物对换的对策，或者考虑将老人的座位与他人的座位之间空一个位子等。

欲动障碍大多是老人健康的时候无法想象的行为，虽然会让周围的人很惊讶，但因为是痴呆症老人，也可以得到理解，在不给别人添麻烦、安全的范围内可以让老人做自己想做的事情。

考虑要点：

●首先跟踪观察被抓食物老人的反应。

●不要强制性制止抓食的老人，如需要强行制止时，需要向老人指出正确做法。

不好的应对：

介护人："你干什么！"（什么也不说就打老人的手。）

正确的应对：

介护人："××您的食物马上就好了哦。"（一边阻拦老人的手一边安抚他。）

老人：……

（当老人不顾介护人的阻拦，还伸出手的时候，要直接与老人搭话以引起他的注意。）

※ 欲动障碍

属于情绪化的行为，如吃饭、排泄、性行为等，在正常的社会生活中会被一定的道德规范所约束。重度痴呆症老人的理解力和判断力水平低下，有时尽管是个优秀的社会公民，但在丧失了社会规范意识之后，也会按自己的想法做出一系列有悖常理的事情，如抢食吃、随地大小便等。虽然有些老人可能在病前就有这类性格，但老人病情的恶化也会加重此种症状。根据个体差异，需区别对待。

场景10　散步没有得到满足时，可能会徘徊

老人："为什么让我停下来？我想散步，为什么不行？为什么不行？"

（散步没有得到满足时，赌气去了小卖店。）

老人："喂喂，你卖的小食品过期了。"

介护人："没问题，您就放心吧。"

（让老人看食品包装袋的食品保质期，老人确认好后就开始想要去外面活动。）

老人："我想去外面，去散步！"

场景的理解：

老人焦躁感上升，由于严重的记忆障碍，总是会提出一些固执的要求。例如，即使在吃饭的时候，老人若是想出去走走，就必须出去走走，允许老人出去走走心情平静下来之后，回来时已经过了吃饭的时间，甚至已经到了下一次吃饭的时间了。

对于这种情况的老人，不仅要配备介护人，还有必要建立一个设施来监护老人。根据介护人的引导，当老人提出无理要求时，不要顺应老人的体内时间，要学会转移老人的兴奋点及暴力性问题行为的倾向。

老人有想去外面走走的冲动时，往往会因为往返徘徊而迷路，此时介护人要尝试陪老人短时间地散步，使老人的心情平静下来。

认定自己的工作。老人保健设施楼层的打扫工作结束之后，对于想去散步的老人，可以让老人在楼层内活动以代替散步。在老人到处走时，介护人想要让老人回来，即使以"到吃午饭的时间了或到文体活动的时间了，快回来吧"这样的方法来干预老人的活动，有时也是完全无法阻止老人的。介护人若如此反复，就会使老人更加兴奋，甚至导致其做出攻击性行为。

考虑要点：

● 考虑老人体力的消耗，陪老人散步时，时间要适度。

●对于老人最在意的事情，不要口头回答，要用实际的东西来证明进而回答老人的问题。

不好的应对：

介护人："再等一会，一定带你去。"（这样的约定可能不会被老人接受。）

正确的应对：

介护人："那我们去散步吧！"（决定去外面散步，悠闲地转一转之后，介护人开始准备下一个活动。）

场景11　不停地从床上捡东西

在床上爬来爬去，在床上用手指头捡东西。即使没东西可捡，手也在重复捡东西的动作，同时发出声音；有时在梦中也会重复这个动作。有时候白天吃饭喝水时，一会也停不下来做捡东西的动作，并开始进入到自己的幻觉世界里。

场景的理解：

如果认知障碍从中度变成重度的话，神智昏迷也会变得频繁，与周边的世界隔绝进入自我世界的情况会常常发生。即使没有从床上下来，老人的眼睛也能看到任何非常小的东西，像小虫子等，会一直以为自己看到了会动的东西。要考虑该症状是否与精神疾病相关；另外，因白内障致使视力变差，也会把垃圾等当成漂浮物。

根据幻觉和视功能障碍的影响，需要考虑请医生进行必要的诊治。对于介护人来说应把老人的健康与安全放在第一位。

为了治疗神志不清，邀请老人参与娱乐活动。这种活动给老人带来的心情转换对于改善病症也有一定的效果。

考虑要点：

●确保老人的安全并管理老人的健康。（特别要注意跌倒与坠床。）

●考虑因疾病引发视功能障碍的可能性。

●考虑精神疾病导致行为异常和幻觉的可能性。

不好的应对：

介护人："掉了什么东西吗？很脏的，不要弄了。"

（慎用像这样的否定老人行为价值的话。）

正确的应对：

介护人："什么东西掉了吗？"（并且帮助寻找。）

经常进行询问，观察老人意识模糊的程度；为防止老人脱水，进行饮水与进食的管理是必要的。另外，为了改善神志障碍，需要设置转换老人心情的音乐鉴赏或舞蹈表演的文艺活动。

※ 案例：

坐在车座上的老人，用手指擦拭车窗上的污点并敲打，手指用力地磨来磨去。与他沟通时，老人只说："啊……"且停不下来自己的动作。老人坐在桌子前，一直在刮木头桌子上凹陷的地方。在固执地坚持自己动作的同时，老人的意识开始模糊，无法与外人进行沟通。请参照前述案例的程序方法练习本案例。

三、二便时容易发生的情况

场景1　失禁1（尿床）

尽管老人有尿意也有可能去厕所排泄，但是因为他们不知为何紧张，所以就在睡梦中失禁了，或者是意识不到自己已经失禁。

介护人："你裤子湿了，怎么回事啊？"

老人："不，没有啊。"

场景的理解：

因为老人想做什么就做什么，尽管出现了糟糕的情境，介护人也不应武断地做出老人"失误"的结论。

高龄痴呆症老人出现功能性的尿失禁机会增多，有时要不停地更换弄脏的衣服。如果处于轻度阶段，虽然自己可以把衣服换下来，但是自己不能清理弄脏的地方，随着痴呆症病情的发展，小便失禁的情况会越来越明显。

由于病情进展，老人已经意识到失禁了但控制不住，又爱面子，所以只要找到不会失误的，且对于自己说得过去的理由敷衍一下就行了。由此看来，不伤害老人的自尊是很重要的。

做好失禁的预防，对老人定时进行提前如厕的诱导，或者确认他们的排泄节奏并对此进行确认和评价，最好是制订一个由团队协商共同执行的对策。

考虑要点：

● 了解老人失禁的原因。

● 不要立即做出主观性的判断。

● 把握时机（一般间隔每2小时1次）对老人进行如厕的诱导。

不好的应对：

介护人："说了那么多次，你要想去厕所的话就告诉工作人员！"

（在老人失禁的时候对其横加指责是非常不妥的。）

正确的应对：

提前对老人进行如厕的诱导。

介护人："时间到了，该换新的东西了。"（这样说完在老人同意后就进行如厕诱导）

最好是老人不再沉默寡言，变得健谈了，也就能传达失禁的信息了。

场景2　失禁2（不会使用厕所）

反方向坐到马桶座上大小便，弄脏马桶周围。

介护人："坐的方向好像反了。"

老人：……

场景的理解：

痴呆症老人的记忆力、思维减退，有时会出现执行机能障碍。想要做一个动作时，关于动作顺序的一部分会变得模糊或者失去（可能发生了意念性失用或意念运动性失用）。然而并非老人所有的行动都有缺陷，所以没必要采取突然行动的对策。要准确理解老人不会的地方，并想出只弥补这一部分的对策是最好的。

老人即使知道厕所在哪，也会忘记一连串动作中的一部分。领老人去厕所时，与其说"请去厕所"不如一起行动，或者护理员谦让老人先行到洗手间，护理员随后跟着，主要是不要伤害失禁老人的自尊心。

考虑要点：

● 考虑失禁的具体原因。

● 讨论预防失禁的方法。

不好的应对：

介护人："你坐反方向解手，马桶外边都弄脏了。"（理所当然的态度会伤害老人。）

老人："讨厌（生气了）！"

正确的对应：

在厕所里写或画上脚的方向，采取能帮助老人坐到正确的位置上的方法。

介护人："请看一下脚的方向再坐下。"

※ 要注意的信息

排泄失败会因多种多样的情况发生，例如老人把垃圾箱当成厕所，介护人需要撤去垃圾箱，不给老人制造这样的机会。另外，如果出现老人将脏东西和尿布藏起来的情况，介护人可以通过经常检查来解决问题。还有如果出现老人鼓捣尿布等情况，介护人有必要探讨一下出现这类问题的原因。

同时介护人要经常注意老人的健康状态，例如皮肤发痒，有无便意等问题，以及研究分析其产生的原因。虽然在老人那得到一些信息，但仍会出现照顾不周的地方。在责备老人之前要考虑照护是否得当，老人有何用意，这样的态度很重要。

四、表现强迫性怀疑时的情景

场景 1　纸巾盒被偷了！

老人："纸巾盒怎么没了，明明昨天刚买回来的，是谁拿了吧！"（生气的表情。）

场景的理解：

痴呆症老人的物品被盗妄想症是被害妄想症中的典型症状。如果怀疑钱被家人偷了的话，不论是怀疑儿媳、孩子、孙子都会让家庭关系恶化。虽然家人也明白这是生病的原因，但是如果受到老人的怒火或攻击的话，也会相当疲惫。信赖关系一旦出现裂痕，是很难愈合的。

上面提到的情况是，老人忘记纸巾盒是家人拿来的，不过之后就想起来了。这种情况下，为了不让老人更加生气，首先要附和老人的控诉，老人也会慢慢冷静下来。类似这样的细小琐碎的事，如对用完的垃圾、价值很低的东西都要大吵大闹，这些表现是痴呆症的特征。

考虑要点：

●思考减少老人不安的对策。

●被偷也是不见的表现。可以找一些东西作为代替品。

不好的应对：

1. 介护人："是不是您的家人拿了呢？"（类似这样的，应该避免假设一些即使是事实也会使家庭关系恶化的例子。）

2. 介护人："又来了，是不是你弄错了？"（责怪老人的态度是不恰当的。）

正确的应对：

介护人："是这样的吗？那么，请用这里的纸巾盒。你的纸巾盒我去找找看。"

老人："这样的话我就放心了。麻烦你了。"

（要推测那些说东西被偷的老人的心情，如果感觉老人对东西不见的事很吃惊、感到不安的话，安抚老人的情绪是很重要的。）

※ 物品被盗妄想

指认为自己的东西被其他人偷拿走了。表现为不仅仅是认为平时使用的东西被偷，也包括有价值的物品（自家的房产证、存折等）被偷。另外，在医院里看到别人使用和自己相同杯子的话，就说他人的杯子是自己的。也会由于忘记了已经把东西给出去了，而坚持说是被别人偷了，不认为是给出去了。

场景 2　钱包被盗

钱包被偷了。

场景的理解：

妄想症中金钱和财产被盗的妄想症尤为复杂，也成为人际关系恶化的主要原因。虽然老年痴呆会产生记忆缺失，但是不安感强烈的老人会一直纠缠不休地认为自己的财物丢失了。另外，老人因怀疑自己财物丢失而向养老院中的介护人及家庭护理员发怒，对于介护来说也会产生影响。

对于此类情感异常行为症状强烈的老人来说，药物疗法是必要的。另外，对于介护人来说，老人的投诉或不满程度，以及与工作人员之间关系的变化都应给予重视。对于介护人来说，这些老人不仅仅是患者，随着时间的推移更应该把他们当成家人来对待。

对于老人来说，以下应对办法会让他们信服。出现以上症状的一定是重症阶段，想要完全脱离此症状是非常困难的。

考虑要点：

●介护人或他人首先应该找到被告知不见的东西。

●他人即使能够强忍这种场合，也要力争获得老人的信赖。

不好的应对：

介护人："什么？我不知道你在说什么。"

无视的态度会使老人的症状恶化。

正确的应对：

1. 介护人："是这个吧。在这里。真的太棒了！"

2. 介护人："××，我们一起去找吧。首先你出去过吗？"

（如果有记性很差的老人，跟他一起出去散散步、聊聊天等，用别的事情来转移老人的注意力。）

虽然老人患有记忆障碍、容易不安，但是老人被责骂也会感觉非常痛苦。如果从被责骂的一方来说，与其思考为什么老人会说出那么过分的话，不如认为是老人把介护人当作自己身边最亲近的人，且在情感上最信赖的人的证据。老人会留有一些判断立场和状况的能力，根据这一点，尝试做一些努力，对改变情感异常行为有积极作用。但是，老人向邻近的人或者专业介护人告状，破坏彼此之间信赖关系的情况也有发生，必要的话可让心理治疗师等专业人员介入。

场景3　陈述1——有人说我的坏话

> 老人："介护人，那个人好像是在说我的坏话。"
>
> 介护人："是谁啊？你听到了？"
>
> 老人："没有，我虽然没听到，但是我就是知道。因为不是那样才奇怪呢。"
>
> 介护人："哪里奇怪啊？"
>
> 老人："那个人明明说了我的坏话，怎么没人相信我？"

场景的理解：

　　痴呆症患者会毫无根据地、因别人的表情变化等，产生受害的感觉。他们的不安感很强，会产生愤怒、甚至攻击性行为，介护人要尽可能地稳定老人的情绪。如果老人不想与周围人的关系恶化的话，就要考虑合理的理由，或是尝试间接地发泄愤怒。一般多见于老人并没有亲自询问他人是否说了自己的坏话，而是直接向介护人陈述。

　　理解老人的不安是建立在某个原因之上的，对于老人所处的不稳定情绪，能让老人冷静下来是很必要的。当老人有明显的痛苦却解决不了的情况，也要考虑适当的药物治疗。

考虑要点：

- ●寻找产生负面情绪的原因。
- ●改变话题，以免陷入连锁的负面情绪。

不好的应对：

　　介护人："你那样说别人的话，会被讨厌的。"

　　（轻视老人的不安情绪，容易增加老人对介护人的不满情绪，使老人与介护人的关系恶化。这是依赖关系损坏的原因。）

正确的应对：

　　1. 介护人："别着急，您去问问吧！"

　　（确保与老人在一起的时间，确认老人内心的不安。与此同时，确认负面情绪产生的主要原因，或者是否有原因不清楚的被害情感，有必要研究一下负面情绪与什么相关。）

　　2. 介护人："这么说来，马上就到歌曲集会的时间了。我们一起去吧。"

　　（为了不使老人陷入连锁的负面情绪，用转换话题的方法，诱导老人心情转移到愉快的活动中去。）

★ 场景4　陈述2——有人捆住了我的身体

　　老人："到了晚上总是有人进来。"

　　介护人："进来的是谁啊？"

　　老人："不认识的人。他把我捆住，我哪也去不了。你今天要把他赶走啊！"

场景的理解：

　　怀疑被害的痴呆症老人，诉说视幻觉中的人物。对老人来说，视幻觉是能捕捉到的真实体验，介护人如果轻视这一现象的话，会失去与老人之间的依赖关系。但是，如果持续倾听老人的视幻觉和妄想，并且不加正确解释的话，易使老人的异常思维加重，不安感增强。老人由于恐惧和别人不理解自己而产生孤独感，就介护人而言，与其理解疾病的症状，还不如着眼老人心理方面的照护，避免老人生活上出现混乱。

考虑要点：

●不要把视幻觉认定成是虚假的事来搪塞老人，应进一步理解老人感知到的恐惧的心理。

●要注意如果继续倾听老人的视幻觉和妄想，而不加以正确开导的话，会加深老人的异常思维。

●考虑老人是否有孤独感和生活中的混乱。

不好的应对：

介护人："不可能有人进来的！你没必要担心。"

（虽然所说的话被认真听取了，但是老人希望自己因感觉到发生了异常的现象而感到恐惧的事能被理解。介护人要做到，让老人不迷失应该理解的东西。）

正确的应对：

1. 介护人："虽然我觉得没有人来，但是我今晚也会认真看守的，请你放心吧。"

（首先要倾听老人的主张，然后向老人说明，自己任何时候都在附近，招之即来。）

2．介护人："晚上睡觉的时候，吃了安眠药再睡吧。"（按医嘱使用药物。）

※ 路易小体型痴呆

路易小体型痴呆是因在老人的中脑和大脑皮质上出现了被Lewy发现的路易小体而患有的病症。主要症状表现是幻视、妄想、反复跌倒或失神，以及短暂性的意识丧失。如老人夜里感觉自己飞离地面了，对着镜子谈话，或者做些儿时玩耍的动作。

场景5　喝很热的茶

介护人："好，给您茶，还很热啊，小心喝啊！"

介护人："知道了。"（刚说完，但马上就开始喝。）

老人："啊呀……！"（马上把热水放到桌子上。）

老人："为什么给我喝这么热的水！"（开始生气。）

场景的理解：

这是日常中经常会看到的画面。但是，这些日常中的画面会有些细微的不同，家人和老人的心情会产生差异，老人说话似乎正常，但是固执且乱放东西，有时老人意识不到对方是家人这一情况。

在痴呆症的初级阶段，老人理解能力开始下降，有时做事前不考虑结果，就开始付诸行动。特别是，当痴呆症老人开始怀疑的时候，老人想要做什么事情的时候，介护人要有所准备（例如"把热水放凉"），不应该等到老人指示你来做时才做或才想解决。每一个行动，需要介护人预先认真地考虑，才能完成。

考虑要点：

●老人出现持续奇怪的反应时，介护人应该考虑其是不是得了痴呆症。

●当场提议解决办法是最好的。

不好的应对：

介护人："不是跟你说过了吗，说过了还生什么气啊，自己再倒一杯吧。"

（这些话不知不觉间就很容易说出口，与痴呆症老人相处时不易融洽，所以与老人接触时要多多观察，就容易体谅老人的言行了。）

正确的应对：

介护人："啊呀，对不起，等茶凉了再给您好了，我去给您换一杯。"

（当场提议解决办法是最好的。）

五、不会使用工具（混淆或分不清楚物品）

场景1 搞混鞋和包

洗澡前准备换洗的衣物，但是没有装入准备好的装衣物的手提袋中，而是把手提袋套在脚上，坐上轮椅准備走。

> 介护人："××，穿上鞋啊！"
>
> 老人："我穿鞋啦！"（实际上没有穿鞋。）

场景的理解：

患上认知症的老人，随着病情的加重，会做一些健康人看来很怪异的行为，而且做的次数会增多。

老人将袋子和鞋混淆，这种行为是由于丧失了正确认识物品的能力。在他的记忆中，只有框架的记忆。他把鞋这个概念误认为"穿戴"动作，而把袋子当成物品"鞋"来理解，这是语言概念中意思记忆障碍的一种。

这个时候，要想纠正老人已经形成的语言错误意思，需要很大的耐心。看到老人做错的时候，不要忙着马上纠正，而是要先观察一下老人的情绪，然后根据他的心情来选择应对方法，并对老人的错误可能导致的风险进行预测，作为一种信息来留存。

考虑要点：

●首先，要反复慢慢说明发生错误的情景。

●如果想要否定对方语言的错误含义，先接受一下老人的话语，分析看看错误在哪里。

●要观察老人的情绪反应。

不好的应对：

介护人："没有人会把手提包当鞋穿上！快点脱下来！"（不由分说地指出老人的错误容易伤及老人的自

尊心。）

正确的应对：

　　介护人："那个不是鞋啊，是装换洗衣物的袋子。"
（慢慢地，让老人有意识地听取你的说明。）

　　老人："说什么呢？这就是鞋！"（口气变得强硬。）

　　（介护人要照顾到老人激动的情绪，可以暂时用手拿
着换洗衣物和鞋，让老人穿着手提袋走，走的时候让老人
看到自己手中拿着的衣物和鞋。）

　　介护人："没有装换洗衣物的袋子啊？"

　　老人："那你放这里吧。"（脱下脚上穿的袋子递了
过来。介护人顺势将另一手拿的鞋子放在他脚下，他就会
无意识地穿上鞋。）

⭐ 场景2　把杯子放到马桶里面

　　老人喝完水后。有时就会把杯子放到床边的便携式
马桶里面；也有的痴呆症老人想要接电话的时候，他们
会来到床边把马桶的盖子打开。

　　介护人："××女士，这个杯子怎么成这样了呢？
你把它放到马桶里了吧？"

　　老人："我不知道唉！"

场景的理解：

　　对于老人的反应，根据他们的认知能力程度可以分为
以下三种。①确定自己做不到；②尽管他们明白自己做不

到却不理解为什么；③不明白自己为何做不到。

在两餐之间的饮水时间，将喝水用的杯子放在老人的床头柜上，这样老人自己喝水就更方便了。但是，在介护人不能立刻打扫的时候，老人应该只是想收拾某一小块地方。对于老人来说，也许只是要清理眼前便携式马桶的里面；如果老人有收集癖好的话，那么这种倾向将更加强烈。与其说是有目的的隐瞒，倒不如说是本人带着这样的心情，事先清理过，当然也要考虑使用场合不当的，那种判断是模棱两可的。

处于这种程度的老人行动的失败，多数是因为介护人的疏忽。

考虑要点：

●根据痴呆症的程度采取不同的措施。

●在病情严重的情况下，老人行动的失败是介护人的照顾不周所致。

不好的应对：

介护人："你怎么做那样的事，真麻烦，以后不要给弄脏了哦！"

（尽量避免责备老人的行为。）

正确的应对：

介护人："非常抱歉，我清理晚了，下次您结束后请告诉我一声。"

（或者是，如果不明白老人的意思，每次都确认是怎么一回事也是必要的。）

场景3　向花盆、垃圾箱里撒尿

老人向放置在走廊的花盆里排尿。

介护人："哎呀，××先生，这儿不是厕所哦。"

老人："我实在憋不住了。"

介护人："那就去厕所吧。"

老人："我尿完了。"

场景的理解：

一旦痴呆症由中度转为重度，老人不能正确处理二便的情况就更加严重，他们就更不会选择合适的场所。尤其对于那些尿便失禁的老人，在他们不知道去哪排便的时候，注意他们大小便是有必要的。

在这种情况下，老人对所谓厕所这样场所的理解就会出现偏差，所以发生了所描述的情况。或者老人很容易将养老院的厕所与家庭内的厕所搞混。在离他们较近的地方配置厕所是非常必要的，一旦附近没有厕所，老人因为害怕失禁就会尽快地排便。他们在不向任何人询问的情况下，就会找自己认为合适的场所排便了。

因为老人有便意和尿意的情况下，由自己决定是否排便对他们来说是首要的，所以为他们建造一个能够随时排便的场所是非常重要的。

考虑要点：

●知道厕所的位置吗？

●附近有厕所吗？

不好的应对：

介护人："下次再这样就没办法了！"

（介护人不做这类问题的研究，护理滞后。）

正确的应对：

介护人："厕所是什么样的呢？"

（首先确定一下老人对厕所这样的场所是否理解，在老人不理解的情况下，为了能就近配置厕所，要考虑一下老人床的移动与便携式厕所的使用情况等。）

场景4 用牙刷来梳头

介护人："该刷牙了哦！"

——对老人进行早晨护理的时候，老人用牙刷来梳头。

介护人："请刷牙！"

——老人摇摇头，表现出不理解介护人在说什么的样子。

场景的理解：

每天老人依然习惯性地做日常生活中的各种动作，尽管老人的痴呆症症状较重，但他们能够做的事依然很多。症状进一步加剧后，他们就逐渐分不清工具的用途了。虽然这位老人手里握着牙刷，但用错了地方。这个虽然是习惯的一系列连贯动作，但是老人却忘记了牙刷的功能。

　　介护人演示给老人看用牙刷刷牙的动作，只要以刷牙这个动作为契机，老人也就会进行模仿。此外如果老人的痴呆症程度很重，时常叫喊不停，介护人要研究一个可以让他停止的办法，需要留心观察分析。

　　老人这种叫喊和行动提示，可能是引起老人行为异常的原因，或者是纠正错误动作的线索。

考虑要点：

　　●为老人做一些引导的动作。

　　●分析失败的原因。

不好的应对：

　　介护人："你怎么忘了刷牙的方法我不是叫你梳头！"（指出老人的错误。）

正确的应对：

　　介护人："好的，就这样刷。"（说话的同时，向老人演示刷牙这个动作。）

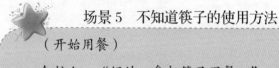

场景5　不知道筷子的使用方法

（开始用餐）

介护人："好的，拿起筷子用餐。"

场景的理解：

　　一般而言，老人会使用筷子的，只是上了年纪手指灵活性下降，而痴呆症老人不同，细致动作的记忆受损后，他们不能更好地使用筷子。这样的话，就不要拘泥于让老人灵活使用筷子就餐。对有障碍的高龄者来说，勺子也是必需品。在这个阶段，不要束缚于习惯或规范性的就餐动作，想办法获得吃饭的愉快感更重要。

得了痴呆症，即使感觉不到空腹感或吃饭的满足感，吃饭也可以带来心理的安定。那就意味着，吃饭也是重要的关怀方式之一。每天吃饭是不停在补充营养，因此需要注重调整适应老人的饮食，准备有趣的食谱。

考虑要点：

●痴呆症老人不能顺利地使用筷子。如握着筷子扎碗里的食物，不吃饭搅拌食物，好像在"玩"。

●不知道筷子的使用方法，判断不能吃饭的行为。

不好的应对：

介护人："对筷子使用不熟啊，那么，我喂你吃吧！"

（想办法让自助器具变少，尽可能避免介护人在短时间内帮助老人进食的方法。）

正确的应对：

介护人："使用方便的勺子来代替筷子，请试一试！"

（提供容易握着或改良过后的自助餐具等，营造舒适的氛围，安静的吃饭环境。）

※ 吃饭的自助器具

筷子虽然是国人熟悉的器具，但随着手指机能的下降，痴呆症老人使用筷子变得很难。使用方法变难后，可以用筷子挑食物吃，使用叉子将食物叉起放入口中，也可以使用粗把柄的叉子和勺子，把大小合适的橡胶软管套在把柄上，或用毛绒编制成柄套，想办法不让它滑落。为强化老人对餐具的记忆，可在老人专用的物品上写下名字，放入专用的袋子里。

场景6　不使用拐杖走路

介护人："到了喝茶的时间了。"

老人："我知道了！"

（从床上起来，不使用拐杖站起来走路。）

介护人："忘了拐杖？"

老人："啊，不需要拐杖！"

（一边说一边跌跌撞撞地走着。）

场景的理解：

老人虽然习惯使用拐杖走路，但痴呆症恶化后还是会忘记使用拐杖。

这样的事多发生在痴呆症初期到中期阶段，尤其在80岁以上的痴呆症老人中经常出现。

与患者打招呼，有的老人感觉回应很麻烦，或者讨厌问候。即使老人讨厌，但与安全相关的事情也应该进行反复说明。另外，介护人提示的口气要和蔼谨慎。

考虑要点：

●安全第一。

●时常提醒老人使用拐杖。

不好的应对：

介护人："说了多少遍，明白了吗，还是受伤了！"（批评的语调有相反的效果。）

正确的应对：

介护人："跌倒的话很麻烦，请使用拐杖。"（传达对老人的关心。）

※ 使用道具失败的例子

打电话时虽然拿着话筒，但拿反了，老人因为听不到声音而生气；虽然说拿反了，但老人认为是电话坏了。不使用电视遥控器开关，因为太吵而敲打来让电视消音。在家里，像这样的事不会被批评，家属会有耐心的说明，言语温和了就不会伤老人的自尊心。

场景7　不会使用剪刀

老人："剪刀借我用下呗？"

介护人："你要剪刀做什么用啊？"

老人："剪一下药包。"

介护人："好的，给你。"

——拿到了剪刀却忘了怎么用，用手握着剪刀在药包上扎来扎去。

场景的理解：

　　用剪刀来裁剪物品，这是正常人都具有的能力，一般包括正确的手势训练和肢体记忆（幼儿期以来的动作积累），但是由于记忆的丧失，导致痴呆症老人忘记手势和动作，即使还记得剪刀的名称和意义却忘记了实际的使用方法，这种实行机能的丧失往往伴随着忘记了工具的名称与意义，导致老人的生活行动狭小化，随着这种恶性的蔓延，痴呆症老人的生活动作会变得越来越少。

　　此外，介护人无意识的行为也有造成危险的可能性。为了避免剪刀造成伤害，要判断有没有将其交给老人的必要，为了减少老人的安全隐患，介护人加强工具管理是必须的。

考虑要点：

　　●根据工具的用途，确认老人能否正确使用。

　　●如果不能正确使用，且容易成为隐患的工具，就不能交给痴呆症老人。

不好的应对：

　　介护人："太危险，不能给你！"（要避免说出对老人的行为具有负面评价的话语。）

正确的应对：

　　介护人："我来帮你剪吧。"（像这样回应并帮助老人，并不需要向老人强调剪刀很危险。）

※ 值得注意的工具

什么样的工具都有成为安全隐患的可能，尤其要严格管理交给痴呆重病老人的工具。缝衣针、水果刀、圆珠笔、纸张等都很危险。交给老人的纸和笔要视情况而定，如果是重症病房的老人，一定要在监护下使用。

场景8　忘记关闭煤气

介护人："呀，有奇怪的味道。"（发现厨房充满白烟。）

介护人："谁没关闭煤气啊？"（赶忙走进厨房，关闭煤气。）

老人："怎么了？"（很镇定。）

介护人："没怎么，奶奶刚才使用煤气了吧？"

老人："没有啊。"

介护人："刚才奶奶烧水了吧，忘记了吗？"

老人："……"

场景的理解：

这是健康的人也会发生的情况。但不同的是，假如对方是个失去记忆的长者，老人自身就会失去自信，觉得是不是自己的一时糊涂，于是只好承认自己忘了。健康的人在这种情况下道个歉就好了，但如果身患痴呆症，这种情况就会时有发生，不承认做过的事情在与家人相处时就容易出现摩擦与不理解，甚至会导致不和谐。

为了让危险性尽可能地变小，可以为老人制订遵守规则，尽可能地让老人减少负担和不安的规则是最理想的。要注意有时这些约定只会让老人更加闷闷不乐，所以尽可能不要大范围地改变老人的生活方式，更不要单纯地限制和禁止老人的活动。

特别是在家的情况下，不要转移问题，把问题一个一个解决的介护方法是很重要的。

考虑要点：

●与让老人知道为什么会忘记相比，要首先考虑让老人减轻不安的方法。

●亲属应该制订老人应遵守的与危险活动密切相关的规则。

不好的应对：

介护人："下次奶奶就不要用煤气了，很危险，您有可能糊涂了。"

（说出像"糊涂了"之类的用词，会在老人心中留下深深的伤痕。另外，使用制约、禁止一类的话语，会给人孤独感。对于痴呆症老人来说，情绪上最糟糕的孤独感就是从家人中开始的。）

正确的应对：

介护人："下次开始由我来管理煤气吧，要使用煤气的话跟我说哦。"

（应使用像这样尽量回避让老人有负担和不安感的表

达，日常中相互信任是必要的。如果互相间很直率互助，在痴呆症初期你就会成为一个让老人感到舒适的介护人。）

场景9 忘记拉起轮椅手刹

老人："谁来帮帮我！谁来帮帮我！"

——老人坐在轮椅上高声喊叫，想让轮椅靠近床的一侧，手抓着床铺想要站起来，但是因为没有拉起轮椅的手刹，老人一站起来轮椅就会移动，另外，由于老人身体重心的移动也无法重新坐回轮椅上。

介护人："轮椅一直在动，固定一下吧。"

老人："对不起，我总是会弄成这样。"

介护人："因为您没有拉起轮椅的手刹，所以轮椅才会动哦。"

场景的理解：

尽管向老人强调过多次应该注意的事项，老人还是会忘记。介护人如果一味地责怪老人不仅会引起老人的不安，还会损坏其与老人之间建立的信任关系，即使老人出现健忘的症状，也要想办法保证老人的安全，这就是介护人的责任。在轮椅上安装一个铃儿来确认老人的移动，也是护理的一种方法。介护人掌握危险隐患和应急状况的处理方法是非常必要的。

考虑要点：

●设法避免危险的发生。

●不要责怪老人会忘记一些事情。

不好的应对：

介护人："啊！你又忘记拉手刹了，都和你说了多少次了。"（说责怪的话。）

正确的应对：

介护人："在这样的情况下，手刹变得很重要，是不是更容易拉起呢？"（把轮椅手刹设置得明显一些，并经常提醒老人不要忘记使用。）

认知症老人由于无法判断危险而行动，例如跌倒、从床上滚下的高危险行动模式，介护人对特定时间段和目的性活动（如想喝水，想去厕所，担心要洗的衣服等）的把握，以及练习应对预想中发生的状况是非常必要的。根据情况的不同，介护人可适当降低床的高度，为了让老人平躺舒适可预先铺上靠垫或调整床头的高度。

六、面容失认或情感需求错位

⭐ 场景 1　将每天来探望的儿媳妇误认为妻子

在儿媳妇前来探望时，老人做出握着儿媳妇的手喊着妻子的名字等动作。

老人："孩子妈，我昨天也一直等着你了"

儿媳妇："爸爸，我是你儿媳妇！你不认识我啦？"

场景的理解：

老人有时会忘记了自己的真实年龄，回到了自己二三十岁的时候,就连想法也变成了自己年轻时候的样子。渐渐不能理解妻子年事已高这件事，对于妻子与自己的关系这件事也失去了记忆，而把与自己亲切谈话的儿媳妇误认为自己的妻子。

在这种情况下，首先要对儿媳妇说明老人产生面容失认的原因来得到儿媳妇的谅解。也可以根据重症程度的不同，对老人进行适应现实环境的训练，如可以让老人对着镜子注意自己的容貌，或者让老人看儿子和儿媳妇的照片进行确认等。

待老人情绪稳定下来，再慢慢地、不厌其烦地向老人说明情况。

考虑要点：

●要对被误认且正在尴尬不已的当事人说明理由，得到谅解。

●根据场合对老人进行适应现实环境的训练。

不好的应对：

介护人："不对！那是你的儿媳妇，你弄错了吧！"

（直截了当地对老人进行否定的方法是不可取的。）

正确的应对：

儿媳妇："您是想念妈妈了吧?"

（家人在了解老人的情况之后，被误认后并不能只感到困惑，而是需要作出一些回应，使老人的心理状态稳定下来。）

※ 面容失认带来的悲叹

一旦失去记忆后，所有见到的东西都好像是第一次看见一样。特别是近期的记忆遭到损害，老人把时间追溯到记忆深处，即年轻时的自己，那么实则身处现实世界的老人就会很难理解自己与周围人的关系。为了能与自己想象中的世界靠近一点，老人可能就会对年轻人怀有亲近感；同时对陌生人也会感到不安，而且对于自己不认识对方却很亲切地接近自己的人，也会抱有怀疑的态度。现实中，家人遇到这种情况时，会是怎样的一种心情呢？自己从老人的记忆里消失了，反过来说和自己失去了老人是一样的心情，是人生的部分丧失，这样的丧失会给人带来一种接近死别的悲伤。

★ 场景2　认定介护人是自己的妻子或恋人

老人："喂，这是我的未婚妻哦，最近要结婚了哦。"（把介护人介绍给家人。）

老人的妻子："啊……"（妻子一脸复杂的表情。）

介护人："××老人，会被您老婆看见的哦。"

老人："老婆，是谁啊？我不认识这个人。"

场景的理解：

老人将照顾自己的工作人员认定为是与自己关系亲密

的人，或是把介护人当作妻子或恋人等行为，也是认知能力低下造成的。由于理解能力的降低，对自己年龄的认识也变得模糊了。尤其是忘了自己伴侣的重症老人，其家人的关怀和说明是非常重要的。家人一旦得知老人一生构筑的所有美好时光都失去了，就会陷入深深的悲痛之中。失去了和老人深厚的感情是让人没有办法接受的，对于在这时出现假的妻子或恋人也会有愤怒的情绪。为了不让家属产生不愉快的情绪，介护人让有关被误认的事得到家属理解也是非常重要的。

有时，老人情绪不安、家人又不经常来探望，为了稳定老人的情绪，介护人被误认的假定身份也会起到很大的作用。无论如何，在老人没有对介护人或工作人员做出过分行为的范围内，解决问题才是最重要的。

考虑要点：

●关于一直被误认的事情，要先得到老人家属的理解。

●在不为难的基础上，用毫不在意的态度去照料老人。

不好的应对：

介护人："太不像话了！不可以开这样的玩笑啊！"

（虽然在当时的情况下也会看到这种应对方法，但这种场合下挖苦老人是不好的。为了不让老人对现实发生的复杂又悲伤的事情感到心痛，介护人应谨言慎行。）

正确的应对：

介护人："您是有妻子的吧！"（用温和的语气向他说明。）

老人："是吗？"

介护人根据老人的情况做出相应的对策，以免使老人产生混乱。

⭐ **场景 3　像惧怕陌生人一样惧怕来会面的儿子**

老人的儿子前来探望。

老人："哎，这是谁啊？今天什么都不需要了，我也没有钱哦！"

介护人："是您的儿子啊，和您长得很像呢！"。

老人："我的儿子才没有这么大岁数呢！　快点走吧！"

介护人："您的儿子是叫×××吧？"

老人："为什么这个人一直待在这里？快点走！"

（脸上出现了愤怒的表情。）

场景的理解：

在痴呆症持续恶化时，老人因记忆障碍而想象自己时间逆转回到过去的情况增多。例如，好像回到了自己最光辉的年代，如孩子、小学生或者中学生时期。这样一来，现实中已经80岁的老人在面对已经50岁的人时，不能理解他竟然是自己的孩子。告诉老人事实之后，老人会因无法接受这一事实而感到愤怒或沮丧，使老人陷入了孤独。当老人自己意识到可能是自己弄错了时，会进一步加深老人的孤独感。

因老人在现实生活中与家人的关系慢慢疏远，我们应考虑老人在逐渐失去自我时的孤独感，给予痴呆症老人精神方面的关怀，也要体谅家属在失去珍贵的亲人时的悲痛，不管哪一方面，亲切的关怀或安慰是很重要的。

考虑要点：

●当老人表现出愤怒的情绪时，可以判断是老人不想接受这件事，要遵循老人本人的意愿。

●如果家人能够理解的话，就试着配合老人的话进行照护。

不好的应对：

介护人："您这样说的话，家人该有多难过啊，好不容易过来看您的。"

（如果介护人站在家属的立场上回答老人的话，就会加剧老人的不安，让老人感到没面子，变得沉默不语。）

正确的应对：

1. 介护人："那么就请您先回去吧？"

（虽然老人本人的情绪是第一位的，但是和失落的家属分享他们的想法和痛苦也是很重要的。）

2. 介护人："这位先生是来看望您的哦！"

（如果家人了解老人的情况，有时也会结合老人的内心世界与老人进行对话。）

场景4　抱住护士

一位患有重度听力障碍、语言障碍并伴有偏瘫拄拐的痴呆症老人，在日常生活中由于走路不稳常常需要坐轮椅。该老人与其他入院者一同看电视时突然走出去，躲在柱子后面。护士为了给他检查体温，从侧面接近他。这时老人丢掉拐杖，不出声地抱住了护士。

介护人："您干什么啊？"

（不由得大声喊出。）

老人："啊……嗯……"

（想说些什么但什么也说不出。）

场景的理解：

这位具有攻击性行为的痴呆症老人在接受药物治疗后进入平稳阶段。在该阶段温柔的声音和关心会成为诱因，并引发老人抱住介护人的问题行为。老人因为在其进行攻击性行为时受到家人和周围人的严厉制止，使其失去了自我存在感。所以这时，介护人不要过度地对老人做出与温柔、亲和等有关的行为。

受侵犯的介护人首先应意识到自己会受到情绪的影响，这一点是很重要的；在此基础上，应始终表现出冷静、不介意的态度。根据情况，可以说些类似"这样做不合适"等话语。

考虑要点：

●应先考察该行为是否属于性骚扰范畴。

●如果该行为是老人向他人表示亲近的话，介护人应在合乎情理的范围内选择正确的处理方法。

不好的应对：

介护人："你认为你这样做好吗？要流氓啦！"（应极力避免非理智的叫喊和呵斥等行为。）

正确的应对：

介护人："如果有什么话要说的话，我们到那边说吧！"（尽可能心平气和地引导。）

介护人是以有尊严的职业身份与老人进行接触的。特别是年轻的介护人，在遭遇到异性所做出的意想不到的行为时会感到害羞。即使老人所做出的行为是由疾病引起的，介护人也会感到害羞。尽管如此，介护人应对这种状况进行预测，不要给老人创造契机，还应提前掌握应对方法。

另外不要将工作上的事情埋藏在心底，应与同事和上司进行商谈，怀着愉快的心情去工作是很重要的。对于介护人来说，虽然不断地调节负面情绪是很有必要的，但是比起不安或敏感的情绪，我们更应该把自己锻炼成具有丰富且健全人格的介护人。

性骚扰行为与凌辱行为相似，所以有必要考虑受害者的情感和与社会性相关的问题。不论是在老人家中还是在养老院，痴呆症老人的有些行为是很可能被认为是性骚扰行为的。介护人大多数为女性，老人对介护人做出的暴力言行属于社会性的问题，所以管理者对工作人员进行精神支援是很重要的。因为这样的经历会对受害者产生严重影响。所以工作场所应当明亮，以及无论何时都有可以商谈的场所，以防止问题的恶化。

场景 5 在单人床上入睡的两个人

早上在养老院巡查时。

介护人："××先生，测血压了，该起床了。"

（一边说着，一边拿掉毛毯，这时发现男性老人××先生与女性老人××女士，面对面、手牵手地一起躺在床上。）

场景的理解：

在养老院，由于老人之间的模拟恋爱和认错人等行为的发生，有时可以看到两个人在一起，关系密切。然而不能一概地将所有亲密的行为都断定为性欲行为。老人与社会环境相远离和孤独感增加是引起该行为的原因之一。当老人在与伴侣或家人不能经常见面，甚至忘了家人何时来看望的情况下，会感到孤独和寂寞。这是老人想要被别人关爱时直接的情感流露。对于严重痴呆的老人，这不仅是情感需求的问题，也有道德规范淡化或丧失的问题，总之比较复杂。

我们不应简单批判性地看待痴呆症老人的行为，当发生这样的行为时，应该一边观察周围的情况，一边坦然自若地与老人交流，最好不要强制引导老人返回自己的房间。

考虑要点：

● 当遇到性行为发生时，不要慌张，应了解具体的情况。

● 应保持沉着冷静，编造理由，把老人引导到自己的房间。

不好的应对：

介护人："×× 女士，您在干什么呢？赶快起来，不知羞耻这样做的话，不好哦。请赶快起来，起来！"（应避免完全否定该行为以及催促老人离开。）

正确的应对：

（对女性老人说）

介护人："那边正在找您呢，您能过去一下吗？"（有礼貌地引导。）

场景6 对伴侣提出强烈的陪伴要求

在痴呆症病房住院的男性老人回家参加孙子婚礼的前一天，老人的妻子来到养老院并找介护人商量。

老人妻子："是关于明天我丈夫外出参加婚礼的事，在傍晚婚礼结束后，我丈夫可以回到医院吗？"

介护人："哎呀，好不容易回家，至少让他在家住一晚，您觉得怎么样？"

老人家属："虽然我这样说不好，但是如果我丈夫不在家的话，我会感到很轻松的。在家的话，我会很疲惫的。"

介护人："那可能是因为看护很累吧。"

老人家属："并不是，像打扫大便、小便这样的事还算可以。在这之前，我丈夫暂时回家时，因为我太疲惫了就在客厅睡着了，后来被丈夫叫回了卧室，因为是夫妻，没办法只好回卧室睡了。但是只要两个人单独在一起就会变得不安。"

场景的理解：

在实际的看护过程中，过度工作和老人的异常行为会使看护者感到疲惫，特别是看护家属背负着不被他人所知的苦恼。此外还可能存在着连夫妻间也不能言明的痛苦，妻子对丈夫过度的性要求和压力感到不安，这是其中的表现之一。虽然存在着连男性也不能承受的看护疲劳，但是无论从哪一方面来说，比起女性的要求，男性的要求更会对妻子产生伤害。目前关于性问题所开放的咨询窗口不是很多。

在患有痴呆症的情况下，可能会因疾病使夫妻间原本存在的问题很难被解决，因此，妻子常常会有不满的情感。医务人员能与老人家属建立信赖关系，让老人家属倾诉苦恼是很有必要的。即使不能解决问题，但是倾听老人家属的苦恼，也会减轻一些家属的心理负担。

考虑要点：

●应意识到老人是痴呆症病人。

●应理解家庭中人际关系的复杂性。

不好的应对：

介护人："因为医师已经吩咐过了，老人可以在外过夜，请让他在家睡一晚吧。虽然太太您可能有其他事情，但是您丈夫一定会很高兴的。"（虽然有时站在老人的立场上进行协调是很有必要的，但是与其现在考虑问题的优先性还不如实际一些。）

正确的应对：

介护人："是这样啊，那么，医院会依照家属的要求来处理的，请您放心。"（首先，灵活的应对是很有必要的。在与家属谈论老人的病情及药物治疗效果的同时，还应注重修复老人与家属的关系。）

七、环境变化引起的不悦

场景 1　吃饭时不起床

老人：……（在床上睡觉。）

介护人："该吃饭了，快点起床吧！"

老人："不想吃饭。"

场景的理解：

痴呆症老人因为脑萎缩导致发生全身动作能力低下的情况，特别是痴呆症初期时会有抑郁的症状，但很难被认为是抑郁表现，所以早期鉴别抑郁症会很难。

抑郁症和行动性低下同时发生，会使有规律的日常生活变得很困难，如有的人会说出悲观的话，并陷入混乱的状态。为了缓和老人的心态，应用抗抑郁药物疗法也是很重要的。

在老人精神错乱的时候，对身体能力的帮助比语言更有效果。此外，吃饭和排泄时，在合理的范围内要允许老人放慢速度。

老人的精神抑郁状态会对身体动作状态产生影响，会加速各器官机能的下降，此时要警惕老人是否有脱水或营养不足等现象。

考虑要点：

●介护人要理解老人当时的感情活动。

●此外也要尽量排除其他突发疾病。

●此时不能太强硬地要求老人起床。

不好的应对：

介护人："吃饭时间已经订好了，和大家一起去吃吧。"

老人："你太烦了。"（生气了。）

介护人："不吃的话下次可没有了哦！"（威胁的态度。）

正确的应对：

介护人："一会吃吗？如果您没问题的话，是可以的。"（暂时放下时间，用短促的声音反复说。）

离开曾经住的地方或离开家人而住院的老人，也有人不知道自己的状况而不知道自己正在干什么，感到困惑，其中一个重要的原因是老人对机构介护人或周边陌生人的不信任。因为未建立起彼此间的良好人际关系，老人才会变得烦躁和痛苦。本案例的介护人选择某个天气晴朗的时间，帮助老人散下一直扎起的头发，帮老人化好妆然后带老人到外面吃饭，老人从那天后变得愉悦起来，不再赖床了，不久后就出院了，显然，有时改变一下发型和外表，老人的心情也会变得很开朗。

场景2　突然改变环境时会闭门不出

介护人："没有食欲吗？"

老人："就这样，不吃死了更好！"

场景的理解：

突然换到一个新的环境时，老人会很难融入那个集体。这一情况下需要做的是，让老人通过日常生活中与介护人的接触建立一对一的关系，慢慢地变成朋友。另外，对于老人的兴趣爱好可事先了解一下。为了转换心情而放歌曲，与老人散步、唠家常都是使二者成为好朋友的途径。

　　另外，老人最初入住养老院时，陌生的环境会让老人感到不适，情绪波动，甚至导致对整个环境的厌倦。如果这种情况持续下去，会引起老人失眠、烦躁不安、食欲不振等。所以，管理者应该将养老院全员如何照料、抚慰老人作为日常工作来规范。从入住初期开始，就应该关注老人的心态变化，引导老人适应环境。譬如，如老人睡觉时，护理人员在旁边守护一下，让老人感到温馨和安全。另外，要鼓励亲属经常来探望老人，会减少老人的失落感。

　　当知道自己有认知障碍时，老人的食欲会减退，这会使家人很担心，并会希望老人能通过住院来改善营养和提高活力。但是，老人会变得做什么都感到麻烦，不吃饭，而且开始拒绝技能训练和洗澡。家人会说"如果不吃饭就不让你回家"这样的话来刺激老人。

考虑要点：

●寻找有没有能改变老人心情的兴趣。

●从本人和家人那听取老人有没有担心的事。

●有没有人能使老人打开心扉说话，以便收取有效的信息。

不好的应对：

　　介护人："不吃的话不能回家哦！"（威胁的态度更会被老人拒绝。）

正确的应对：

介护人："有讨厌的事吗？"

老人："因为被家人抛弃了，所以感到很孤独。"（请求与儿子、孙子见面。）

介护人："还有其他担心的事吗？"

老人："莉莉（宠物狗）每天都自己待在家里。"（因为老人担心宠物，介护人向医院取得特批，让老人透过窗户看一下莉莉，从那以后，老人的笑容回来了，说话次数也增多了。）

老人入住养老院，即使有孩子来看望，但是对于新环境的变化还是不能适应。要把对于老人比较重要且熟悉的家具、日用器具、照片、床上用品等生活用品一起拿来。让老人适应并习惯视觉的刺激是非常重要的。另外，特别是养老院，要事先决定一位负责人在老人因迷路而感到不安时，能尽快想到对策，最重要的是建立彼此的信赖关系。

场景 3　要求回家

老人："我要回家，给我开门！"

（纠缠不休）

介护人："您知道您的家在哪里吗？"

老人："不知道。"

场景的理解：

老人忘记自己已经住院的事实；另外，患有"傍晚症候群"的老人一到傍晚，就会出现想要回家的现象。老人由于短期记忆障碍，会经常忘记自己刚刚说过的话、做过的事，对于老人的回家要求，介护人与老人进行推迟决定的谈话是很有效的；但是，对于有一定理解能力的精神状态较好的老人，有可能会被其追问："你刚才不是说，已经和家里联系了吗？"所以这种方法并非在任何情况下都适用，用推迟决定这一理由应结合每个老人的不同情况，必须被老人认可。

"想回家"虽是老人自己的要求，但是老人对于具体要去哪里还是很彷徨的，随后常常出现徘徊的情况，回家要求强烈的老人，徘徊的可能性会更高，仔细的看护是非常重要的。

考虑要点：

●考虑可以让老人认可的或说得过去的推迟决定的方法。

●万一无法摆脱纠缠，一定要认真传达给家属，找到沟通解决的办法。

不好的应对：

介护人："我要说多少次你才能明白，这里不能让您回家，这是规定！"（虽说是事实，但是要避免一味地向老人说明规则。）

正确的应对：

1. 介护人："那么一小时后就送您回家，请您等一下。"

老人："好的，知道了。"（不久老人就忘记了刚才的约定。）

2. 介护人："医生和我说一会要来做说明，因为是很重要的事，所以您能再等等吗？"

老人："好的，我再等等。"

场景4　没完没了地走了48个小时

老人："不好了，老奶奶不见了！"

介护人："您知道她去哪了吗？"

老人："今天早上起来就没有看到她，她好像还和往常一样去散步了，但是不见了，她去哪了呢？被子都凉了，可能早上很早就出去了。"

介护人："总之，先报警吧，向警察说明她是认知症老人比较好。"

第二天，警察打来了电话，老人从××区走到了×××区，一直被派出所的警察保护着，老奶奶步行走了数十千米，只穿了一只鞋，身上穿着睡衣。

老人："老奶奶，你怎么到这来了？大家很担心你啊。"

场景的理解：

认知症老人在家疗养自然是最好的，但有些老人有重度徘徊的表现，在家疗养会变得困难。若老人散步时有习惯路线话，在同一个路线内可能会往返徘徊，这不会成为问题。但是突然有一天，老人因某个原因走了和以往不同的路线就会迷路。

老人迷路是因为认知障碍，所以介护人留心老人弄错目的地及因散步途中想事情而迷路是非常必要的。但不能因此就要禁止老人外出，认知症老人的徘徊不会持续太长时间，在这期间要利用社会的各种资源来战胜这种困难。

考虑要点：

●要觉察到此时老人自己也很慌乱。

●要考虑到以后老人再迷路时的应对方法。

不好的应对：

介护人："您要出去必须得和我们说啊，您这样大家会很担心你的。"

一般会不自觉地对老人这样说，但是要避免让老人变得孤独，避免站在家人的立场上同老人这样说话。

正确的应对：

介护人："您没有受伤吧，是不是累了，喝杯茶好不好？"

此时老人身心疲惫，还没明白到底发生了什么，感到很孤独，所以非常想要安全感，水分和食物有可能也没有得到及时补充，对老人脱水等症状的身体检查是非常必要的。

场景5　独自乘车下错了站

一位住在城市内养老院的老人想要回到自己的故乡，自己乘公交车回去下错站了。多亏了路上遇到好心人，在列车员的帮助下，他又重新回到了自己的家。

——访问看护站的紧急呼叫处。

家人："介护人，爷爷不见了，快报警吧！"

介护人："怎么了？"

家人："进了最近车站的检票口，不知道坐了去哪的车了。"

介护人："他带钱了吗？"

家人："没有！"

介护人："最近才从外县乡里搬过来的，还有谁住在那里，有向那边打听过吗？"

家人："爷爷自己一个人是不能出去的啊，没有钱，也不知道该坐哪一趟车。"

——第二天，家乡附近的派出所打来电话，家人去把老人接了回来。

家人："前几天真是给你们添麻烦了，爷爷你你看，让介护人担心了吧。"

场景的理解：

痴呆症老人会不知不觉就去了陌生的地方。应该是老人对于熟悉的地方有着强烈的思念，靠着斑驳的记忆片段勉强支撑着走出了家门。老人虽然有记忆障碍，但是一些自己不想忘记的具有象征意义的事情或是话语会在脑海里存留很长时间。对于思乡的痴呆症老人，应给与他们关怀。让我们多关心老人在仅剩不多的人生中的喜悦，共同分享这深切的思念之情吧。在子女面前，老人被批评了，为了顾虑家人的感受，通常都保持沉默，体谅家人的心情，但他们也希望得到家人的亲近。更重要的是应该检查照护管理上的不足。

考虑要点：

● 无论如何也要考虑老人想要回家的心情。

● 注意不要让老人有孤独感。

不好的应对：

介护人："家人很担心你啊，我也很担心啊。"（介护人和家人把过错强加给老人的言行，进一步加深了老人的孤独感。）

正确的应对：

介护人："家乡怎么样啊，见到熟悉的人了吗？"（回顾老人的喜悦。）

老人："是啊，是好朋友呢……"

介护人："下次也可以再去见朋友哦。但是要先和家里人打招呼哦。"（贴近了老人的心情。）

八、忘记生活动作（失用现象）

场景1　不知道脱衣服

（为了让老人洗澡而催促老人换衣服）

介护人："脱掉吧。"

——老人在介护人一再的催促下，会更加强烈地拒绝脱掉衣服，已经脱掉的袜子也会再重新穿上。看到介护人看着自己。

老人："你在干什么？"

场景的理解：

即使知道换衣服的目的和意义，认知障碍的老人脱掉衣服也会感到不安。如果老人不知道为什么要换衣服的话，脱掉自己的衣服会让他更加不安。因而，老人会固执地不换衣服。

因为老人有不安的心情和认知障碍的症状，所以介护人要传递好的情绪（脱掉衣服比较好）给老人，老人感受到你传递的情绪后情况会变好。当老人认知混乱不在状态的时候，要用循环渐进的说话方式与老人沟通。

考虑要点：

●即使是忍受这种场景，为达成目的也可以暂时停止。

●在老人听你说话时进行说明。

不好的应对：

介护人："行了，快脱衣服吧！"

老人："不要！"

（请不要强行将老人的衣服脱下。）

正确的应对：

介护人："现在要洗澡了，我们应该怎么做呢？"

（在老人什么都不做的时候，跟老人进行沟通。）

老人："这样啊，那我就把衣服脱掉吧。"（为洗澡做准备。）

另外一些细微的举止也会给老人的心情带来良好的影响。例如介护人微笑着与老人进行沟通，用清爽的声音问"你睡得好吗？""去散步怎么样？"等，全神贯注地与老人进行沟通，不会让老人感到不舒服。要想让别人的心情变好，首先要让自己的身心状态达到最好。

场景2　不能自己换衣服

——老人把裤子套在头上，把运动衫的袖子套在腿上，怎么都是一种做不到自己换衣服的状态。

介护人："怎么了？我来帮你吧。"

——老人呼吸急促，把腿伸到了袖子中，有一点点的兴奋，但并没有意识到错误；看了一下衣服的样子，会把套在头上的裤子拿下来，但是运动衫不知道怎么穿才好。

场景的理解：

记忆与认知障碍会导致错误的行为。看到衣服的时候，不知道衣服是用来做什么的。最初忘掉穿衣服的顺序的情况比较多，称为更衣失用症，如肌肉麻痹、协调障碍或感觉障碍，而使运动记忆功能下降或丧失，表现为功能缓慢、笨拙，甚至不能理解指令而完成动作。忘记了穿衣是干什么的，为意念性失用，而不知如何穿衣为意念运动性失认症。

初期，在穿衣服时只进行了一步就不知道接下来做什么。告诉老人"把手放进去""把头放进去"，他就能好好地穿衣服。但是，慢慢地，有些地方老人会连续地把手放进去拿出来；有些地方，即使是告诉老人这样做他也不知道要怎么做。在这个时候，为了不伤害老人的自尊心，要尽量避免使用"做不到"这样的具有否定情感的词汇，而应使用"我帮你吧""这能把手伸过去吗？"等具有请求意义的语句，要想办法帮助老人把衣服穿上。

考虑要点：

●尽量自然平和地对待老人的行为。

●让老人先把衣服脱下来，再考虑怎么穿上。

不好的应对：

介护人："为什么要踩着运动衫，是不知道怎么穿衣服吗？"（一定不要用"做不到"这样强调性的词。）

正确的应对：

1. 介护人："先脱下来，换另一件容易穿的衣服吧！"（要选择不会限制老人关节活动的衣服，自然地或不要强行帮老人换衣服。）

2. 介护人："不好意思，顺序弄错了，要弄清顺序，能脱下来一下吗？"（穿衣和脱衣这两个过程都可能发生困难。在穿着的时候帮助老人找到正确的顺序，并与老人进行沟通是必要的。）

场景3 不知道穿衣顺序

洗完澡，老人开始穿衣服，虽然手里拿着内裤、睡衣，但是不能穿衣服，即使这样，也不问别人。

介护人："怎么样了？"

老人："正在穿。"

（一边这样说，结果还是穿不上。）

场景的理解：

虽然知道穿衣服，但是不知道先穿哪一件。在不断摸索中，老人会记起某些事，但老人也明白了不断摸索这件事很辛苦。自己先穿哪一件比较好，选不出来时老人会感到焦虑、易怒。随着时间的流逝，老人会希望在适当的时候有人给予提醒。

一旦得了痴呆症，老人就不能选择适当的衣服，搞不清穿衣顺序。穿衣动作，不仅是衣服的选择与顺序、系纽扣等复杂动作，了解身体各部分之间的关系也很关键，实际上它是复杂日常生活动作中的其中一个。得了痴呆症，像这样复杂的动作会变得困难。此外，由于身体可动性变低，老人会有意回避衣服的穿与脱，这也是避开洗澡的理由之一。

考虑要点：

●看清不能做的部分是什么。

●尽可能提醒但让老人独立完成。

不好的应对：

介护人："不快点的话，会感冒，不会的话请说！"

（手忙脚乱是不好的，介护人全部帮忙的话，老人是不能自立的。）

正确的应对：

介护人："先穿内衣！"

老人："是的是的，我现在开始穿。"

（如果有时间的话，开始教穿衣服；接着进行之后的动作。）

※ 穿、脱衣服时的窍门

衣服穿、脱障碍的表现是不一样的，不能一概而论。随着衰老与手指灵活性机能的下降，需要用力摁扣的动作变得很难，因此使用带有扣边的纽扣也是一种办法。拉链的提钮需要拉力，虽然不难，但要保证拉得顺畅，拉链的提钮要大些，与拉链要大小相同。衣服的肩宽与袖口要足够大，最好是能套头的。

场景4　不知道进餐的顺序

介护人："请用餐！"

老人："好的。"

（虽然这样说，坐下后也还是不进餐。）

介护人："怎么了，请用餐，有不喜欢吃的东西吗？"

老人：……

（怏怏怩怩。）

虽然没有开始吃饭，但可以看出老人不会用餐，介护人搭讪的同时给予其提示。

场景的理解：

即使介护人把饭菜摆到桌子上，也有的失智症老人不会进餐（该行为类似更衣失用症），这种情况属于生活动作的失用症。譬如，过去老人自己是会吃饭的，而现在老人神志清楚，知道该吃饭了，却不知怎么吃饭，忘了吃饭的动作，或者不能按指令做，但有的时候却能下意识地自己把饭吃完（称作"意念运动性失用"，参阅本书基础部分）；也有的老人对桌子上的饭菜视而不见，不理解现在该吃饭了，没有"吃饭"的概念或意识（称作"意念性失用"），也不会独自吃饭，这种情况就更严重了，需要介护人分析老人的认知功能障碍特征，区别对待或引导老人来适应各种场面。

介护员在就餐前的寒暄是必要的，接下来应该继续引导老人用餐的意识，尽可能把老人自己完成吃饭作为介护的目标。但是，接下来的护理员寒暄话语不恰当，就适得其反了。

不好的应对：

介护人："不想吃啊？不想吃的话，那就收拾吧！"（会使老人失去用餐的乐趣）

正确的应对：

介护人："请使用筷子！"（用寒暄的话语作为开始的行动。另外，即使这样老人也不能开始就餐时，介护人应该做相同的动作给予提示，老人会在记住之后再进行动作。）

场景 5　只吃眼前的食物

介护人："请用餐。"

老人拿着筷子开始用餐，但是只吃眼前的食物，或者只是吃掉自己碗中一部分饭菜，好像忘了另个一部分，更不太注意其他一侧的饭菜。

场景的理解：

一般情况下，这会发生在眼睛的焦点不对称的高龄者身上，但是对话时老人注意力的下降，被认为是判断痴呆症的关键。要考虑半侧空间忽略、视野缺损等疾病的可能性。怎样才能注意到另一侧的饭菜呢？能把注意力转移到食物的范围内吗？对于范围外的食物，介护人如何转移老人的注意力是照护的要点。

另外，介护人由于判断失误，帮助不能自己吃饭的老人后，好不容易老人能够自己吃饭了，但过后仍又变得不会吃饭了。

不好的应对：

不考虑问题是由什么引起的，使用"不能挑食！"等话语，不避开否定的话语。

正确的应对：

介护人："看，这个小碟子里的东西，看上去也很好吃的样子，请用餐。"

吃饭过程中进行交谈，更换碗的位置也是很重要的（参阅本书第4章第2节"注意障碍的康复"的内容）。

另外，对痴呆症老人来说，首先备餐的事很难。如迷失方向的老人不能去购买食材，记忆障碍者不能烹饪，对操作的顺序、食材的加工等没有概念。老人并发脑梗塞的话，用菜刀切东西的力气会变弱。烹饪实际上是很难的日常生活动作。有可能的话，介护人在准备阶段，力所能及地和老人一起做洗菜、和面、切菜等操作。

场景 6　不知道吃药的方法

> 吃饭之后是吃药的时间，介护人递给老人装有药的胶囊和数个药片的盒子，或容易撕开的药袋。
>
> 介护人："请吃药。"
>
> 老人："好的。"
>
> （虽这样说，张着手掌，不能进行吃药的动作）

场景的理解：

不服药的理由是不知道药是什么，不知道药的作用。老人不知道吃药的方法要考虑各种各样的原因，因为不是单纯的食物，可能会不知所措。

痴呆症老人没有意识到自己生病了，即使意识到也不理解吃药的必要性，特别是因为明显知道药不是食物，或者药难吃，就都会拒绝。这种情况下，介护人一边进行易懂的说明，一边帮助老人吃药；还是不想吃药的话，在甜点之前想办法让老人完成吃药也是可行的。另外，因为对副作用的了解不多，服药后，介护人也应观察老人一段时间。

考虑要点：

●研究哪种方法、哪些时机老人容易吃药。

●考虑老人不吃药的理由。

不好的应对：

介护人："你什么都不会做吗？吃药也不会吗？"

（像这样说，老人就可能认为自己什么都不会做。）

正确的应对：

1. 老人不知道如何撕开药的封口，介护人可递给其剪刀来拆开或者帮着老人撕开。

介护人："请吃药。"（一边递药一边递水，在旁边守着。）

2. （老人对食物的关心很强烈。）

介护人："吃了之后，就可以吃甜点了！"（像这样说很有效。）

对介护人来说，重要的护理是确认老人吃药。吃了药后，因为味道很苦，老人也有可能会吐出来。一般饭后服药，如果老人对药物本身抗拒的话，在用餐时服药也是无可避免的。根据药的药性来判断服药时间。

九、言语沟通障碍

⭐ 场景 1　自发性话语困难（运动失语症）

介护人："早上好，吃饭了吗？"

老人："……"

——虽然点着头却一副不安的样子，左顾右盼，好像在找什么东西一样。

介护人："您吃饭了吗？"

老人："吃……饭……"

场景的理解：

痴呆症老人的失语症与构音障碍不同，构音障碍是指发声肌群的运动障碍而导致的话语困难，痴呆症老人的失语症是脑的语言中枢萎缩与功能丧失造成的话语困难。

这种情况就是老人虽然能够理解介护人说的话，却不能自发地组织语言并说出；但其有时具有复述的能力，可以用简短的话语进行回答。由于老人想说说不出，可能经常会急躁，介护人要用简短的话语叮嘱安抚，知道老人的所想才能与其进行交流。

介护人温暖的问候、随和的态度，能够鼓励老人发声的恢复，从而进行交流；反之，用消极的训斥否定老人，会导致老人不愿与之交流，使老人陷入混乱。

考虑要点：

●贴心的问候却得不到老人回应的时候，要分析具体原因。

●如果发现老人话语变少，可以怀疑其有失语症的可能。

●用简短的话语，细心地和他进行简单对话和日常寒暄。

不好的应对：

1. 介护人："我说的是早饭，吃过了吗？"

如果像这样在未理解老人想法的情况下重复同样的问题，老人可能因说不出话而无视介护人，也可能因为无法跟介护人沟通而慌张。

2. 介护人："什么！？您刚才说什么！？"（不要说刺激老人的话。）

正确的应对：

介护人："吃过饭了吗？好吃吗？"

老人："……吃。"（他有可能是在重复"好吃"这两个字，尽管他不能清楚地说出，但这样的交流却是可行的。）

场景2　说些与现在无关的话语（失语症）

这是一个重症病房中的案例，一个曾当过数十年教师的老人，行走时仿佛徘徊，日常说话交叉手臂，用手指人的样子都像教师一样。

老人："……然后……大概……这样。"

场景的理解：

痴呆症一旦恶化，就会丧失与他人沟通的能力，重症老人日常生活中的行为如同机械式的反反复复，与此同时，休息时也仿佛在徘徊一样，经常会说一些意义不明的话语。

比如说，从老人话语的前后逻辑中能感觉到他就像是在给学生讲课一样，指人的时候就像是提问一样。老人的内心世界就像是穿越回到了过去的某一时代，与现在分离，而他自己也仿佛封闭在内心世界并乐在其中，随着时间的推移，其说出的话会越来越让人听不清、听不懂，最后连表情都没有了，变得沉默。

由于老人对他人问候的应答会越来越少，逐渐变得孤独，所以，"你好啊"之类的话语能唤醒老人内心世界的声音，温和的态度是必要的。

考虑要点：

●老人的日常行为如果不具有实际危害性，可静待观察。

●深陷内心世界的老人与现实中的介护人沟通困难，要学会理解老人。

不好的应对：

介护人："你现在说的，是以前教学生时的事吗？"（介护人假装去理解老人，并较真地和老人讨论其说话的内容或是向其询问，这都不是好的办法，这样的态度容易激怒老人。）

正确的应对：

介护人："早上好，今天天气不错啊！"（活泼、自然地跟老人打招呼）

※ 痴呆症老人的结局

痴呆症重症病房中也有一些老人在临终时出现到处徘徊或易激怒等症状，老人这些好动、易怒的行为也许是因为身体上的不适，但是，随着大脑的萎缩变性，身体也逐渐虚弱，有时甚至在上厕所坐下的一瞬间、出门散步的一小段时间里，静静地，呼吸消失了。所以，介护人对待临终的病患更要格外用心。

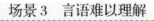

场景 3　言语难以理解

　　老人："啊……喔……"

　　（一脸痛苦地向你倾诉。）

　　介护人："怎么了？"

　　老人："啊……喔……"

　　（因表达不出含义而痛苦。）

场景的理解：

　　老人时常说些意义不明的话语，虽然看起来很想说话的样子，但因为介护人听不懂，自然也无法回答；有时又像是把自己想说的说出来了，但话语却不具有什么具体的含义，平静下来的时候，有时会很快地说出类似"谢谢"的简短的话，老人这是把自己脑中残存的一点记忆全部拿出，虽然说出了一句没有条理的话，但这句话的背后是具有很深的含义的。

　　介护人能做的，就是尽量不要让老人说话，安静、温和地对他微笑，用身体语言来告诉他要好好休息。

考虑要点：

●确认使老人痛苦的原因是否是其他疾病。

●确认老人所说的自己能否理解。

●怎样用话语外的方法向老人传达你对他的关心。

不好的应对：

1. 介护人："要是有什么想说的，慢慢地说出来试试看！"不论你多么亲切地说，老人也会对此感到无奈。

2. 使用示字版，一个字一个字地指出来。

对待这种老人，示字版属于禁忌，尤其是面对焦躁易怒的老人，更要慎重使用。

正确的应对：

（把躺着的老人从床上扶起。）

介护人："是不是有点不舒服？来测一下体温吧！"

——老人平静下来，让你测体温。

介护人："体温正常（做出没关系的表情，微笑）很好（点头），好好休息吧（微笑）！"

老人："谢谢。"

要多使用让人舒适的身体语言来与老人沟通。

场景4　无法说出自己的需要

一个老人来到介护人中心煞有介事地说出以下内容。

老人："我，粉，阿一他……"

介护人："慢一点，不用急。"

老人："库尼特……拉诺拉……库尼。"

场景的理解：

言语障碍分为语言流畅性困难找词困难、构音障碍、复述障碍等。其中有一项是指老人只会用一些其他人听不懂的术语来表达自己所想或提出要求的情况。

　　而这些术语介护人也是听不懂的，不理解老人的要求自然也无法回答，这时要根据老人的表情、语言的前后逻辑、生活中的必需品等方面来推测，预判老人的要求是很重要的，当介护人慌张地说出"不知道"的时候，会让老人更慌张，介护人要沉下心，温和地对待老人，力求事态的稳定。其实，老人大概都是在表达自己的痛楚、诉求及生理需求之类的东西，值得注意的是，老人也会一脸纠结地用错了词，表达了与自己所需不同的意思。

考虑要点：

　　●从话语之外的内容了解老人所需。

　　●向老人说明的时候尽量结合肢体与语言。

不好的应对：

　　介护人："诶！你说的我不懂啊！"（不可马马虎虎、草率了事。）

正确的应对：

　　介护人："这样啊，原来如此。"（尽量运用具有肯定含义的词语，由于老人的诉求大多都是类似肚子饿了、上厕所了、难受了之类的，所以介护人对老人的日常作息时间、生活习惯要详细了解。）

十、不懂得维持身体平衡

⭐ **场景1 认为不使用拐杖也没问题**

> 老人："我自己去卫生间也行！"
>
> 介护人："现在自己行走有些困难啊，保险起见，用呼叫铃叫我吧。"（因为一直用拐杖行走。）
>
> 老人："谢谢，那么，到时叫你。"

场景的理解：

痴呆症老人并发脑梗塞时，出现偏瘫而导致身体失去平衡，走路时身体大幅度地摇晃，摔倒的危险性增高。老人在行走的时候，鞋后跟会重重地落在地上，好像要摔倒一样。

痴呆症老人对自己目前的健康状况不了解，依然会有"想要走的愿望"，此时介护人只是回避危险、单方面宣布"禁止老人自己行走"等的约束应该尽量避免。另外，借用床的护栏和传感器垫等看护用品的方法来避免老人摔倒的风险也是必要的。排便时，不必一定在卫生间，也可使用便携式卫生间，这样能将老人的生活圈在介护人的视野里，让其移动也变得容易。

考虑要点：

● 老人能依靠自己的力量走路很关键。

● 必须注意危险的情况。

不好的应对：

介护人："××，不可以这样啊，摔倒了怎么办？"
（这样的话语经常能听见，但是如果老人不能理解就没有意义。另外，老人恢复健康的期待感也会被剥夺。）

正确的应对：

介护人："××，一起走吗？"（行走时，介护人在老人一侧陪伴，替老人拿着拐杖在旁边一起行走，遇到危险的情况老人自己会小心，也许会用到拐杖。）

场景2　从马桶上起立时摔倒

高龄老人乘轮椅去卫生间，介护人这时在门帘外等待，根据老人的声音、水的声音来判断情形。

介护人："××，没事儿吧？"

老人："……"

介护人："怎么样了？"

——打开门帘进入，发现老人屁股着地摔倒在马桶边，判断为从马桶上站起时摔倒了。

场景的理解：

老人要认识到自己从马桶上起立时会有危险。在卫生间从坐姿状态站起时，体重的平衡会移动，为了修正平衡，腿和腰上的肌肉力量很重要。以这种形式来思考一下摔倒的情况：对健康的人来说，每天都在做这个动作，所以不难；但对于体力和肌肉力量衰退的老人来说，失去平衡的时候必须有支撑物来支撑。如果老人对于自己容易摔倒这件事十分理解的话，当自己要摔倒时就会有所防备；而理解力低下的痴呆症老人，在这种姿势下不能推测出怎样会失去平衡，另外在失去平衡时也不知道怎样重新站起来。

即使老人在站起时有所准备，但因为痴呆症的种种特征，老人在站起时依旧存在着危险。对于之前征象的所有情况，介护人使用眼睛来观察、始终不离开老人身边是很必要的。在这种状况下，介护人会被迫做很多困难的判断，所以随时了解老人，构筑信赖的关系，才能保证安全地帮助老人排泄。

考虑要点：

●用眼睛观察，寻找所有的危险线索。

●理解从马桶上站起这个动作的危险性。

不好的应对：

介护人："啊呀，糟糕，请站起来。"（像这样使用责备的语气询问，反而会给老人造成不安。）

正确的应对：

介护人："哪痛啊？能站起来吗？"（使用沉着镇定的声音询问，这种声音表现出的是"这不是什么大问题"，能够让老人镇静下来，避免造成混乱。）

在日常生活中，造成老人摔倒的危险因素较多，如在床的周围活动、在室内坐在马桶上、起立的同时穿脱裤子、排泄、起立性低血压、人多拥挤、地上湿滑等，特别是在贫血、脱水等生理不稳定的状况下，跌倒的风险率更高。

场景3　翻过床的栅栏摔倒

在养护机构里有很多痴呆症老人的症状获得改善，到就寝的时间，吃了安眠药后就寝，在床头桌上面有起床时呼叫的铃。

听到摔倒的声音，但是没听见铃响，介护人慌忙去查看。

介护人："没事吧，能站起来吗？"

老人："啊……疼……"

判断老人是从床的栅栏上翻过来，摔倒在床边。

介护人："做梦了吗？"

老人："嗯，吃饭吧，我饿了，有什么吃的吗？我还没吃饭呢。"

介护人："还是晚上哦。"

场景的理解：

痴呆症老人在安眠药的效果减轻后会逐渐醒过来，毫不在乎是在夜间，也不管能不能走路就起床，自己随心所欲地行动，会在饥饿的情况下求助。

晚上的时候，老人总是有饥饿感，另外需要补充水分，肚子里有东西时会感到镇定。同时，需要观察老人是否有脱水的症状。如果有茶等温热的饮料，会让老人恢复镇静。另外，如果老人无法入睡，陪伴老人说话片刻，也会让老人的心情稳定下来。

考虑要点：

●首先看老人有没有受伤，确认身体状况。

●与老人沟通确保不要再发生同样的事，安抚老人的情绪。

不好的应对：

介护人："不通知我起床是不行的，为什么不按铃啊？"（如果介护人只关心自己的行动，那么就发现不了老人的问题。）

正确的应对：

介护人："喝点茶行吗？"

老人："啊，也好。"

在夜间，昼夜逆转的老人经常会因饥饿感而求助，特别是在白天喝水和吃饭少的情况下。介护人要想着为老人及时补充水分。

场景4 上楼梯不知道扶栏杆

患有痴呆症的老人在走带有扶手的楼梯时，也不抓扶手，在家里也经常这样。

介护人："奶奶，不抓扶手会摔倒哦。"

老人："没事的。"（一边说一边踉跄地走。）

介护人："看，危险啊。"

场景的理解：

衰老使老人手的灵巧性和握力都有所下降。有的认为上楼梯时抓扶手是一件麻烦事，有痴呆症的话更会认为抓扶手麻烦，觉得自己不抓扶手上楼也没问题。

随着认知机能低下，判断能力也会下降，危险的情况会屡次发生。这时，介护人要根据老人的状态及体力来判断在哪个阶段提供帮助。如果老人有一定的理解能力的话，对家人或者介护人来说，向老人说明风险是有一定效果的。但是，因为老人很快就会忘记，所以有必要每次都用稳定的语气来劝说。

考虑要点：

● 让老人知道有人在照顾她，给予老人安心感。

● 每次有危险时都要耐心地劝说。

不好的应对：

介护人："摔倒了吧，怎么劝说都不行。"（如此，介护人以自身利益为主的想法会无法与老人构筑信赖关系。）

老人："……"（这样让老人焦躁的对话，特别在老人进行动作时要注意避免使用。）

正确的应对：

介护人："我在下面看着，您慢慢上楼梯。"（让老人知道你照顾他方式，让老人安心行动。另外，劝导老人上下楼使用电梯也可减少摔倒的风险。）

在家介护老人的家人或介护人，每天注意痴呆症老人的一举一动是很辛苦的，这是一件需要大量精力和体力的工作。持有稳定的心情和包容的心态来对待这件工作是最理想的；每天的工作不可能不积累压力，在这个时候，哼哼自己喜欢的歌，设法让自己的心情放松，整个人柔和下来。

十一、冲动、攻击性行为

场景1　发怪声，挥起椅子

患者："啊……"

——突然，老人一边发出喊叫声一边举起椅子，打算把椅子扔向别人。

介护人："××先生，您怎么了？请把椅子放下。这样很危险。"

患者："太吵了，太吵了！！！"

（虽然没有像是能引起老人那样举动的原因，但他却说别人的声音太吵了。）

场景的理解：

老人由于脑部的病变而产生了幻听，听到了"有人在抱怨我"等实际上并不能听到的声音，由此引起的老人的极度不安便成了老人做出暴力行为的原因。另外，"为什么不让我回去呢"，因为不明白自己为什么住院，想回家却回不去的窘境也是可能的原因。每位老人都会有突发性的愤怒表现，处于兴奋的状态时更易出现变得暴力这种现象，尤其是在男性中常常出现，而在女性中的特征则是能言善辩和言辞激烈。

如果这种情况发生了的话，首先介护人要装作若无其事地将周围的危险物品和人员撤离，虽然也有极少数的情况，老人会根据幻听的内容而自己逐渐冷静下来，但是在老人已经将手里的东西抛出去的情况下，为了避免暴力行为继续下去，介护人应马上采取让几个人对老人进行压制的应对方法。根据当时的情况，有时也会按照医师的处方使用镇静剂等使老人冷静下来。总之，希望大家不要把老人当成坏人来对待。

考虑要点：

● 首要的是确保自己和周围人的安全。

● 沉着地叫来其他的工作人员，同时也要用平稳的语调和老人搭话。

不好的应对：

介护人："××先生，你不可以那么做。"（指责老人的行为的话，会使老人更加激动。）

正确的应对：

1. 介护人："××先生，你想喝点茶吗？"（提出能够改变心情的邀请。）

因为老人在激动的情况下，口干也是可以想到的事，所以这也是一个应对方法。

2. （在曾有过幻听病史的情况下。）

介护人："××先生，你听到什么了？请等一下哟，我也来听听看。"（对老人自称可以听到的声音表现出"感兴趣"，以缓解老人的激烈情绪。）

场景2　掀翻餐桌

介护人："开饭了！"

老人并没有吃饭而是把饭桌掀翻了。

喂老人吃饭的话，老人便把饭向介护人吐出来，还用手把饭推开。即使是饿了，老人也不接受任何食物，表现出一副易怒的言行。

场景的理解：

随着病情的加重，老人伴有智力水平下降、空腹感减退、用语言表达不出自己的欲望等各种各样的症状，饮食介护也变得困难起来。只有在老人不再想吃自己喜欢的食物时，介护人才帮忙换成其他的食物，因为确实有些老人饮食嗜好发生了改变。因为年龄大了，食量也减少了，所以作为营养补给的两餐之间的点心是必要的，想吃甜的东西的话，或许将它作为零食比较好。另外，因患有痴呆症，有的老人会回到年轻时的生活习惯。去除老人大概会喜欢清淡的饮食或者口味重这一固定观念，敏感地觉察并应对老人嗜好的变化是必要的。但是，老人正在治疗糖尿病等病症的情况下，介护人就要十分注意饮食的时间和餐量。另外，老人因为有某些欲望而掀翻餐桌时，其中也有很多是和饮食事项无关的要求，所以吃饭前一定要预先上完厕所等，让老人的注意力集中在用餐上。

考虑要点：

●因为在不生病的前提下，即使持续的偏食也不会马上搞坏身体，所以可以给老人吃想吃的食物。

●不要认为"不吃饭就是任性"。

●将掀翻饭桌等行为理解成不满意。

不好的应对：

介护人："没有其他的食物。"

介护人以自己的利益优先，用"没有其他的食物"等这样的话来威胁老人是不可以的。

正确的应对：

介护人："豆沙面包想吃吗？"

老人点点头。

介护人："豆沙面包拿来了。"

豆沙面包拿出后被老人吃了。在那之后，老人吃面包时总是夹着果酱和豆馅等甜的东西一起吃，同时也把饭吃了。

场景3 虐待宠物

在自己家中。老人在谈话期间，对从旁边经过的宠物猫说"过来，过来，过来……"后，开始用棒子打它。猫虽然想逃走但被抓了，老人继续殴打它。

介护人："怎么了？"

老人表情严肃起来，目不转睛地沉默着，正处于怒气上冲的样子，没有停止行为。

介护人："××，××！"

（叫住老人的同时，制止老人的手。）

老人："是。"

（老人长长地叹了口气，脸通红，也喘着粗气。）

场景的理解：

痴呆症的症状继续发展的话，即使是平时平稳生活的老人也会突然之间，不符场合地表现出意义不明的愤怒。像这样异常的愤怒表现，它只是痴呆症老人焦虑不安的原因之一。为了了解老人的症状，介护人有必要找别的机会耐心地听取老人内心世界发生的变化。

另外，老人也会把因不能具体地说出和无法解释自己内心的感触而产生的痛苦，转化为愤怒的感情表达出来。被诊断出患有痴呆症的老人，虽然会因一些事而有易怒的表现，但是要明白那并不是老人人性本身的表现。

老人由于病症而难以抑制内心，做出此类举动。老人回忆着自我忍耐的痛苦，如果解除周围包围着的关系的话，就可能缓解这种痛苦。老人的病情持续恶化或病情严重时，与医生合作给老人吃对症的药物，能够在一定程度上控制住病情。

考虑要点：

● 痴呆症老人失去人性的思考而有易怒的表现。

● 为了把握病情，在别的恰当机会中试着询问老人。

● 病情严重的时候，也要考虑药物疗法。

不好的应对：

介护人："住手！不许乱来！"（大声怒吼的话，反而有使老人更激动的危险。）

正确的应对：

1. 介护人："有什么担心的事吗？"（听取事情发生的诱因，可以排除的话，尽可能地应对。）

2. 介护人："小猫现在还活着，你再击打它的话，它会死的。"（冷静地告诉老人事实。因为这是现实中可以理解的事，所以有很大的可能性能够阻止老人的行为。）

十二、意识低下或精神恍惚

⭐ **场景1　白天精神恍惚（白天精神失常）**

老人白天在床上翻来翻去，起不来；即使起来了也是无精打采。说话前言不搭后语、大小便失禁的情况时有发生。

介护人："××，吃饭啦！"

老人："啊……，哦……"

场景的理解：

与时间无关，老人有时表现为无法从床上起来，有时回应的声音含糊不清。老人还醒着，但是不清楚老人正在想些什么，如果就这样错误地放置不理，会有精神失常的症状发生，介护人应对老人多加注意。这种症状不外乎意识模糊或昏迷的发生，即使是鼓励打气也起不到效果。应掌握老人神志昏迷的程度，并根据老人意识恢复的情况，多多注意老人的言行。如果老人家属及介护人认为并说出"不会是糊涂了吧"，这会对老人造成伤害。虽然老人不清楚别人说话的内容，但是老人在这个时候也会感觉到大家"悲伤的心情"。

实际上，老人来回走动的事情也会发生，应在床上插上栅栏，防止老人坠床。老人无法吃饭时也应补给营养。不要在老人身边放置危险物品。健康管理与安全保障是重要的。

考虑要点：

● 设法弄清老人是在睡觉，还是精神失常。

● 在老人失常的状态下应保证他的健康与安全。

● 由于老人感到不安，所以应说一些让其安心的话。

不好的应对：

介护人："什么？就是个盆子响，好好睡觉吧。"

正确的应对：

介护人："不用担心，一会就消停了，好好睡觉吧。"（因为老人自己意识混乱，所以介护人有必要说一些让老人放心的话。）

请医生协助诊治，判断预防。

精神失常是与药物影响和病情转变有关的。介护人要一直跟老人说话，不然其看起来就好像在打瞌睡。另外，在交谈中，老人会问一些与交谈内容无关的问题。当老人听到"这和我们说的没有关系"时，老人自己并没有注意到这些。清醒和睡眠时，老人的视觉和情感等方面都会显现出意识低下。

⭐ 场景2　夜间头脑昏沉（夜间精神失常）

夜晚零点在养老院中巡视时，介护人发现老人起来要越过床上的栏杆。

老人："呜……"

介护人："××，怎么了？"

——老人的手被抛在床外面，手上挂着东西。老人也没有回应，眼睛半睁着，手上一层层地缠着呼唤铃的线。

场景的理解：

夜间并不是要起来，也不是睡着了，这种像要打瞌睡的状态就是精神失常。与白天的情况不同，夜间表现得像是睡着了一样，不容易被察觉到，介护人应该多多注意。

如果老人想要动的话，要防止老人从床上掉下来，拿掉容易造成危险的线等比较安全。为了能够随时知道老人从床上下来往外走，可放置有传感功能的装置，如鞋垫传感器、视频监护器，让老人在方便介护人观察的范围内活动等。

首先要与老人说一些能让其感到安心的话，并确保老人安全。发生精神失常的时候，特别应该注意老人的健康问题。

考虑要点：

- 要鉴别是在打瞌睡还是夜间精神失常。
- 确保周边安全。
- 健康管理。

不好的应对：

介护人："××，怎么了？是打瞌睡了吗？清醒一下。"（不根据老人的真实情况解决问题，很容易发生事故。）

正确的应对：

介护人："××，没事吧？我在你旁边，请休息吧。"（把老人说的事情放在心上，尽量说让老人放心的事情。同时，加强风险防范。）

※ 夜间精神失常的参考案例

- 入住养老院的老人，因为白天很正常地度过一天，晚上9点一过，会有老人闭着眼睛大喊"啊——谁来救救我！"老人的室友也会很迷惑。首先要把老人移到大的房间，介护人在旁边做一些简单护理，在最短的时间内靠近老人，并努力让老人感到安心：要叫老人的名字，并触碰老人的身体，告诉老人时间和地点。

●××老人刚入住养老院时，面对介护人主动搭话，他也不言语。晚上在走廊找门想出去，因为大门有人看守或者锁死了，老人半夜在走廊里徘徊未能入睡。第二天发现房间的窗户被打开了，老人坐在地上。原来他从窗户跳出去了，幸亏是一层楼，没有伤着。介护人问他："从窗户跳出去，多危险啊！"他说："屋子里有味。"实际上屋子里没有异味，介护人说："我们给您打扫一个新房间，你放心吧！"后来调整了房间，老人再没有发生跳窗户的情况。此后，养老院为各居室修建了安全护栏。

●××老人（89岁）凌晨3点突然敲女儿房间，大声叫"快起床，外边打起来了（此时屋外有汽车的隆隆声和灯光），帮我拿包，快跑啊！日本鬼子进城了！"女儿急忙起床，一看，老人家穿了许多衣服，不知什么时候收拾了五六个包裹堆在走廊。女儿想：这平平安安的，跑什么呀！女儿没有斥责老人，耐心解释："日本鬼子已经被打败了，现在是新中国，你放心睡觉吧！"老人被安抚睡着了。仔细了解这位老人，他确实经历过战争年代，夜里可能出现幻觉。

●××老人（86岁）某天夜里猛地坐起来，把正要入睡的老伴吵醒，"快看！墙上有人走动。"说完就拿着枕头与墙壁对打起来（实际上是幻觉或是谵妄），打累了又睡着了。老伴吓得一宿没敢动弹。第二天又一切正常，问他夜里怎么了，答"挺好哇！"完全忘记了夜里发生的事情。

场景 3 不明白检查的目的

老人："啊，我现在要去哪里啊？"

介护人："去做检查啊。"

老人："什么检查？我身体很好啊！"

介护人："拍X光片，今天早上说过了。"（有时说X光片会不明白。）

老人："没听见，魂不会被取走吧？"

场景的理解：

在痴呆症的初期，可以注意到老人会忘记几分钟前和十几分钟前发生的事。交代过的事、用餐、排泄等许许多多日常发生的事都会忘记，这属于短期记忆障碍。健康人的忘事，只要提示一下事情的起因，就会想起来；即使很模糊，但会承认过去的事实。但是痴呆症的特征是及时提示事情的起因，也会否认那样的事实，也就是说，连模糊的记忆碎片也没有留下。

短期记忆，即短期的时间感觉是对"过去"无具体位置而产生的感觉。如今天早上用餐的内容，昨天外出的事，用语言能说明的内容。而对于痴呆症老人来说，没有事实是"真实的"，无论怎么回忆，最后都会以无效而结束。对待短期记忆障碍的老人，不要批评他们的记忆障碍，应该采取不伤害老人自尊心的回答。

考虑要点：

- ●不必强调老人忘记的事。
- ●不伤害老人自尊心。
- ●详细、慢慢地说明和交流。

不好的应对：

介护人："忘记我说过的事了吧，不要担心，跟我走吧！"（即使跟老人说了也没用，这样的态度会伤害老人的自尊心。）

正确的应对：

介护人："这么晚才跟你说明，很抱歉，魂魄不会被取走，也不会痛，请尽管放心吧！在拍X光片时，可能是你一个人，你可能会感到不安，但一会就拍完了。"（用介护人的过失来说明这件事。）

附录

一、简易精神状态检查（MMSE）量表

要求每项都必须检查，正确为1分，错误或不理解为0分

	提问内容	积分	
1. 时间、地点定向	1. 今天是星期几？	1	0
	2. 今天是几号？	1	0
	3. 现在是几月份？	1	0
	4. 现在是哪一年？	1	0
	5. 现在是什么季节？	1	0
	6. 咱们现在是在哪个省？	1	0
	7. 咱们现在是在哪个城市？	1	0
	8. 咱们现在是在哪个城区（街道）？	1	0
	9. 咱们现在是在什么地方？	1	0
	10. 这是第几层楼？	1	0
2. 记忆力	问："现在我说三样东西，请您重复一遍并记住。"		
	11. 皮球	1	0
	12. 国旗	1	0
	13. 树木	1	0
3. 注意和计算力	现在请您算一算		
	14. 100−7=？	1	0
	15. 93−7=？	1	0
	16. 86−7=？	1	0
	17. 79−7=？	1	0
	18. 72−7−？	1	0

447

	提问内容	积分
4. 短时记忆	问："刚才我让您记了三种东西，现在请您回忆一下是哪三种东西？" 19. 皮球 20. 国旗 21. 树木	1　0 1　0 1　0
5. 命名	简洁、清晰地说出："这是什么东西？"（描述或用手比划均不得分。） 22.（检查者出示手表）这个东西叫什么？ 23.（检查者出示铅笔）这个东西叫什么？	1　0 1　0
6. 复述	24. 我说一句话，我说完以后您重复一遍，好吗？"大家齐心协力拉紧绳。"	1　0
7. 阅读理解	25. 拿出一张写有"闭上您的眼睛"卡片给被测试者看，并说："请您念一念这句话，并按上面的意思去做。"（念对了，并有闭眼睛的动作才给分）	1　0
8. 语言理解力（三级命令）	我给您一张纸，请您按我说的去做，我说完后再开始。"用右手拿着这张纸，双手把它对折起来，放在您的左腿上。" 26. 右手拿纸 27. 双手对折 28. 放到左腿	1　0 1　0 1　0

续上表

	提问内容	积分
9. 书写	29. 指着纸的背面，"请您写一个完整的句子，要有主语、谓语，什么内容都可以。" （由受试者自己写，语法、标点、拼写错误可以忽略）	1　0
10. 图形临摹	30. 指着图，"请您照着这个样子把它画下来。"（必须画出10个角，2个五边形，交叉图形呈四边形，方可得分。线条不滑、图形旋转可以忽略） 	1　0

合计（最高分：30分）

注：本检查要求在10分钟内完成；第5题和第3题应间隔3分钟。评定总分共30分，划分痴呆的标准：文盲≤17分，小学程度≤20分，中学程度（包括中专）≤22分，大学程度（包括大专）≤23分。

二、认知能力检查（CCSE）量表

　　该量表内容与MMSE类似，但增加了倒背数字、物体分类、类比和反义词等测查内容，这在短小的量表中比较有特点。在痴呆的诊断方面，因与MMSE在信、效度和敏感、特异性方面相似，故近年应用不够普遍。

序号	检查内容	评分	
1	今天是星期几？	1	0
2	今天是几号？	1	0
3	现在是哪一个月份？	1	0
4	今年是哪一年？	1	0
5	这儿是什么地方？	1	0
6	请说出8、7、2这三个数字	1	0
7	请倒数刚才的数字	1	0
8	请说出6、3、7、1这四个数字	1	0
9	请听清6、9、4三个数字，然后数1至10，再重复说出6、9、4	1	0
10	请听清8、1、4、3四个数字，然后数1至10，再重复说出8、1、4、3	1	0
11	从星期日倒数至星期一	1	0
12	9+3=？	1	0
13	再加6=？（12+6）	1	0
14	18-5=？	1	0
15	请记住这几个词，等一会儿我要问你："帽子、汽车、树、26。"	1	0
16	快的反义词是慢，上的反义词是什么？	1	0
17	大的反义词是什么？硬的反义词是什么？	1	0

序号	检查内容	评分	
18	橘子和香蕉属于水果类，红和蓝属于哪类？	1	0
19	5分和2分都是什么？	1	0
20	我刚才让你记住的第一个词是什么？（帽子）	1	0
21	第二个词是什么？（汽车）	1	0
22	第三个词是什么？（树）	1	0
23	第四个词是什么？（26）	1	0
24	100−7=？	1	0
25	再减7=？	1	0
26	再减7=？	1	0
27	再减7=？	1	0
28	再减7=？	1	0
29	再减7=？	1	0
30	再减7=？	1	0
合计（最高分：30分）			

注：满分30分，≤20分可诊断患痴呆。

三、阿尔茨海默型痴呆的诊断标准（NIA-AA 2011）简介

——美国国家老龄化研究所和阿尔茨海默病学会推荐

（一）全病因所致痴呆的诊断标准：核心临床标准

痴呆的诊断包括不同的严重程度，从最轻度到最严重阶段。出现以下认知或行为（神经精神性）症状时，即可诊断为痴呆。

1. 不会从事曾经熟悉的工作或日常活动。

2. 功能和执行力较以前的水平有所下降。

3. 不能用谵妄或重要的精神病进行解释。

4. 认知机能障碍。

①患者和知情人提供的病史。②通过临床精神状态检查或神经心理学检查进行客观的认知评价，来检查和诊断认知损害。③如果常规病史和临床精神状态检查不能提供足够的诊断依据，则进行神经心理学测试。

5. 认知或行为障碍，至少应包括以下其中两项。

①获取和记忆新信息的能力受损、重复提问或谈同一话题、忘记放个人物品的地方、忘记事件或约会、在熟悉的路上迷路。

②推理和处理复杂任务的能力受损、判断力差、对可能遇到的危险理解力差、不能理财、决策能力差、不能安排复杂的或有序的活动。

③视觉空间能力受损，症状包括：识别面孔或常见物品困难，或即便视力良好也无法找出直接看到的物体，不能操作简单工具或正确穿衣。

④语言功能受损（说话、阅读、书写）的症状包括：说话时难以想起常用词汇或表示犹豫，说话、拼写和书写错误。

⑤人格、行为或举止改变，症状包括：无典型特征的情绪波动，如激越、没有积极性或主动性，淡漠、缺乏动力、社交退缩、对从前活动的兴趣减弱、失去同情心、强

迫或偏执行为、有悖社会的无理行为或冲动行为。

痴呆与MCI鉴别诊断的主要依据是工作或日常活动是否受到明显干扰。应该由专业临床医生根据每名患者的具体情况，并从患者及知情人处获得关于患者日常事务的描述，来做临床判断。符合上述1～5情况时，可查下述项目，如果符合（1）、（2）、（3）的全部特征，可确诊阿尔茨海默病（AD）。

拟定的AD痴呆分类：

①很可能AD痴呆。

②可能AD痴呆。

③很可能或可能AD痴呆伴AD病理的生理过程。

※ 前两类适用于所有临床情况；第3类目前只适用于研究目的。

（二）很可能AD痴呆：核心临床标准

患者有以下情况即可诊断为很可能AD痴呆：

符合上述全病因所致痴呆的诊断标准，另外具有以下特点：

（1）起病隐匿；在数月至数年间逐渐起病，而非在数小时或数天内起病；

（2）报告或观察到认知变差的明确病史；

（3）在以下几类病史或检查中，有初始和最重要的认识障碍.

①遗忘表现：该为AD痴呆最常见的综合征表现。障碍

包括学习和对近期所学信息的回忆障碍。如前所述，至少还应在其他一个认知领域有认知障碍的证据。

②非遗忘表现：

a 语言表现：最重要的是词汇提取障碍，但还应存在其他认知领域障碍。

b 视觉空间表现：最重要的是空间认知障碍，包括物品失认症、相貌识别障碍、组合失认及失读症，还应伴有其他认知领域障碍。

c 执行障碍：最常见的是推理、判断和解决问题能力障碍，但还应存在其他认知领域障碍。

（三）如有以下证据之一，则不能诊断"很可能AD痴呆"

（1）明显合并脑血管疾病，且认知症的发病或恶化时间均与脑卒中病史与认知障碍的起病或加重吻合；或存在多发或广泛梗死或重度脑白质高信号负荷；

（2）除痴呆本身特征外，还有路易体痴呆的关键特征；

（3）有行为变异型额颞叶痴呆的主要特征；

（4）有语义变异型原发性进行性失语症或非流利/语法错乱变异型原发性进行性失语症的主要特征；

（5）伴随其他活动性神经疾病或非神经性合并症或使用对认知有明显影响的药物的证据。

注：所有符合1984版美国神经系统、语言交流障碍、卒中研究所及老年性痴呆相关疾病学会阿尔茨海默病诊断

标准（National Institute of Neurological and Communicative Disorders and Stroke-ADRDA）NINCDS-ADRDA "很可能AD" 标准的患者也都将符合本文给出的很可能AD痴呆的现行标准。

（四）确诊 "很可能AD痴呆" 的两个条件的解读

1. 很可能AD痴呆伴逐渐衰退证据

对于符合很可能AD痴呆核心临床标准者，有认知衰退的证据可以更加确定疾病所代表的活动是进行性病理过程，但并不能提高此为AD痴呆生理过程的肯定性。

很可能AD痴呆伴逐渐衰退证据的定义如下：根据知情人提供的信息及按照正式的神经心理学评价或标准精神状态检查进行认知测试，通过连续评价发现认知进行性衰退。

2. 致病性AD基因突变携带者的很可能AD痴呆

对于符合很可能AD痴呆核心临床标准者，如果存在致病性AD基因突变的证据（APP、PSEN1或PSEN2）就可以更加肯定疾病是由AD病理改变所致。工作组指出，如果载脂蛋白E基因 ε 4等位基因携带者的特异性不强，则不属于此类范畴。

（五）可能AD痴呆：核心临床标准

患者有以下情况可诊断为可能AD痴呆：

1. 非典型病程：非典型病程符合AD痴呆有关认知障碍性质的核心临床标准，但其中认知障碍为突然起病，或者没有认知进行性衰退的详细病史或客观证据。

2. 病因学混合表现：病因学的混合表现符合AD痴呆的所有核心临床标准，但有（1）明显合并脑血管疾病，且认知症的发病或恶化时间均与脑卒中病史与认知障碍的起病或加重吻合；或存在多发或广泛梗死或重度脑白质高信号负荷；或（2）除痴呆本身特征外，还有路易体痴呆的关键特征；或（5）伴随其他活动性神经疾病或非神经性合并症或使用对认知有明显影响的药物的证据。（注：所有符合1984版NINCDS-ADRDA"很可能AD"标准的患者也都将符合本文给出的很可能AD痴呆的现行标准。）

痴呆综合征的基础是AD病理生理过程。但是现阶段，我们不支持将AD生物标记物用于常规诊断目的。对这一限制有以下几个原因：（1）核心临床标准具有很好诊断准确性，可用于多数患者；（2）为确保生物标记物诊断标准设计的合理性还需进行更多研究；（3）各地生物标记物的标准化不够；（4）在社区医院生物标记物的获取受到不同程度的限制。

表1 结合生物标记物的AD痴呆诊断标准

诊断分类	AD致病的生物标记物的可能性	Aβ (PET或CSF)	神经无损伤 (CSF tau、FDG-PET、结构性MRI)
很可能AD痴呆 根据临床标准	无意义	无、矛盾或无法确定	无、矛盾或无法确定
伴有AD病生理过程的3级证据	中等	无或无法确定	阳性
	中等	阳性	无或无法确定
	高	阳性	阳性
可能AD痴呆（非典型临床表现）根据临床标准	无意义	无、矛盾或无法确定	无、矛盾或无法确定
伴有AD病生理过程的证据	高但不能排除继发病因	阳性	阳性
非AD所致痴呆	最低	阴性	阴性

注：AD，阿尔茨海默病；Aβ，淀粉样-β；PET，正电子发射断层成像；FDG，氟代脱氧葡萄糖；MRI，磁共振成像。